Windemuth/Schweer/Schmidt/Bongers
Psychohygiene

Dirk Windemuth
Ralf Schweer
Bettina Schmidt
Achim Bongers

Psychohygiene

Ein Lehrbuch für die Altenpflege

BELTZ

PsychologieVerlagsUnion

Anschrift der Autoren:

Dr. Dirk Windemuth
Klinik Bavaria
An der Wolfsschlucht 1-2
01731 Kraischa

Ralf Schweer
Klinik Bavaria
An der Wolfsschlucht 1-2
01731 Kraischa

Bettina Schmidt
AWO
Lucy-Romberg-Haus
Wiesenstr. 55
45770 Marl

Achim Bongers
Rheinische Landesklinik Bonn
Kaiser-Kral-Ring 20
53111 Bonn

Lektorat: Karin Ohms

Wissenschaftlicher Beirat der Psychologie Verlags Union:

Prof. Dr. Walter Bungard, Lehrstuhl Psychologie I, Wirtschafts- und Organisationspsychologie,
    Universität Mannheim, Schloß, Ehrenhof Ost, 68131 Mannheim
Prof. Dr. Ernst-D. Lantermann, Universität Kassel, GH, FB 3, Psychologie,
    Holländische Straße 56, 34127 Kassel
Prof. Dr. Rainer K. Silbereisen, Friedrich-Schiller-Universität Jena, Institut für Psychologie,
    Lehrstuhl für Entwicklungspsychologie, Am Steiger 3, 07743 Jena
Prof. Dr. Hans-Ulrich Wittchen, Max-Planck-Institut für Psychiatrie,
    Kraepelinstraße 10, 80804 München

Die Deutsche Bibliothek – CIP-Einheitsaufnahme

Psychohygiene: ein Lehrbuch für die Altenpflege/Dirk Windemuth ... –
Weinheim: Beltz, PsychologieVerlagsUnion, 1996
    ISBN 3-621-27318-2

Umschlaggestaltung: Dieter Vollendorf, München
Herstellung: Goldener Schnitt, Rainer Kusche, Sinzheim
Druck und Bindung: Druckhaus Thomas Müntzer, Bad Langensalza
Printed in Germany
Gedruckt auf säurefreiem Papier

©.1996 Psychologie Verlags Union, Weinheim

ISBN 3-621-27318-2

Inhaltsverzeichnis

EINLEITUNG

Das vorliegende Buch stellt Theorie und Praxis der Psychohygiene im Rahmen der Altenpflegeausbildung dar. Das erste Kapitel befaßt sich theoretisch mit der Psychohygiene und klärt den Begriff, indem u.a. auf die Geschichte Bezug genommen wird. Vereinfacht kann gesagt werden, daß praktische Psychohygiene gleichbedeutend ist mit Maßnahmen, die die psychische Gesundheit erhalten oder wiederherstellen.

Im zweiten und dritten Kapitel werden zuerst psycho-soziale Belastungen, denen Altenpflegerinnen und Altenpfleger sowie alte Menchen ausgesetzt sind, beschrieben. Konkrete Maßnahmen zum psychischen Gesundheitsschutz werden in den jeweils folgenden Abschnitten der Kapitel aufgeführt. Sie stellen zuerst den theoretisch-psychologischen Hintergrund der Maßnahmen vor. Anschließend wird erläutert, wie sie vom Leser eigenständig Schritt für Schritt durchgeführt werden können. Bei der Auswahl der Programme wurde darauf geachtet, daß sie in den Bereich der Altenpflege passen und daß ihre Effektivität nachgewiesen ist.

Die Programme des 2. Kapitels richten sich an die Altenpfleger selbst. Sie stellen Hilfen dar, um mit bestimmten Problemen im Berufsalltag besser umgehen zu können. Ein Selbstsicherheitstraining findet dort ebenso Platz wie beispielsweise ein Programm zu Streßbewältigung.

Die Programme des 3. Kapitels sind auf den psychischen Gesundheitsschutz alter Menschen ausgerichtet. Sie sind so beschrieben, daß die Altenpflegekraft sie zusammen mit einem oder mehreren alten Menschen gleichzeitig durchführen kann. Der Altenpfleger wird somit zur Fachkraft für die Psychohygiene des alten Menschen.

Alle Programme des zweiten und dritten Kapitels stellen eigenständige Einheiten dar. Das bedeutet, daß auch jeweils der theoretische Hintergrund erläutert wird. Dies führt teilweise zu Überschneidungen in der Darstellung des Hintergrunds. Um jedoch das Ausmaß an Wiederholungen zu begrenzen, wird teilweise auf genauere Erläuterungen verzichtet und auf andere Abschnitte verwiesen. So ist gewährleistet, daß das Buch nicht vollständig gelesen werden muß, falls nur einzelne Programme durchgeführt werden sollen. Die Autoren wünschen sich, daß möglichst viele Programme durchgeführt werden und zum Erfolg führen!

1. BEGRIFF UND GESCHICHTE DER PSYCHOHYGIENE
(Ralf Schweer)

Kommen Altenpflegeschüler zum ersten Mal mit dem Begriff *Psychohygiene* in Berührung, so tritt nicht selten ein gewisses Erstaunen auf. Was hat Psychologie mit Hygiene zu tun? Welchen Nutzen hat das Fach im Rahmen der Altenpflegeausbildung?

Das Unterrichtsfach *Psychohygiene* ist im Lehrplan für die Ausbildung von staatlich geprüften Altenpflegerinnen/Altenpflegern ein fester Bestandteil. Es wird an den Ausbildungsinstitutionen ausdrücklich als Fach *Psychohygiene* unterrichtet oder gehört neben den Fächern Psychologie, Soziologie, Gesprächsführung und Geragogik zum Fach *Angewandte Gerontologie.* Auch die Eckdaten für die Ausbildung ab 1995, die die Dauer der schulischen Ausbildung von zwei auf drei Jahre verlängern, sehen das Fach *Psychohygiene* weiterhin vor. Das gegenwärtige Stundendeputat in den einzelnen Altenpflegeschulen beträgt etwa 50 Unterrichtsstunden.

In krassem Gegensatz zu der Wichtigkeit dieses Faches steht die Uneinheitlichkeit der Annahmen darüber, welche Inhalte in diesem Unterricht abgehandelt werden sollen und auf welche Art. Unterrichtsbücher des Faches *Psychohygiene* existieren nicht. Nur in psychologischen Altenpflegebüchern finden sich kurze Kapitel darüber.

Im folgenden wird der Begriff der *Psychohygiene* aus seiner historischen Entwicklung heraus betrachtet. Hierbei ist darzustellen, daß Psychohygiene mehr sein kann und muß als eine praktische Disziplin ohne jede Theorie. In diesem Zusammenhang werden einige theoretische Ansätze vorgestellt und erläutert.

Dieses Kapitel verfolgt das Ziel, das Fach *Psychohygiene* für Altenpfleger transparent zu machen. D.h. konkret: Es soll gezeigt werden, daß Psychohygiene mehr ist als ein sogenanntes "Laberfach", das Alltagsprobleme aufgreift und durch einfache Diskussionen zu lösen versucht. Für die Leser dieses Buches soll ersichtlich werden, daß es effektive und inhaltlich begründete psychohygienische Verfahren gibt, die problem- und zielorientiert Konflikte des alltäglichen Lebens lösen bzw. verbessern helfen.

Psychohygiene als Unterrichtsfach muß für den Auszubildenden so gestaltet werden, daß die erlernten Bewältigungsmechanismen aufgenommen und in die alltägliche Lebenspraxis umgesetzt werden. Psychohygiene hat die Aufgabe, dem Altenpfleger *funktionales* und *intentionales* Wissen zu vermitteln. D.h., ein Altenpfleger muß wissen, wodurch ein störendes Verhalten erklärt werden kann (funktionales Wissen), um darauf hin durch spezielle Interventionen ein belastendes Verhalten bewältigen zu können (interventives Wissen) und seine Aufgabe, die Altenpflege, wieder uneingeschränkt wahrnehmen zu können. Psychohygiene ist also in dem Sinne nichts anderes als ein Erlernen von Lebensbewältigungsstrategien, der gerade in einem belastenden Beruf wie der Altenpflege eine bedeutende Rolle zukommt.

Psychohygiene - Geschichte und Begriffsklärung

Psychohygiene an sich, verstanden als *seelischer Gesundheitsschutz,* findet sich nicht erst in der wissenschaftlichen Psychologie. Schon Frühvölker suchten sich durch Spiel und Tanz oder durch Beschwörungen vor Krankheiten zu schützen und ihre Gesundheit zu erhalten. Der Beginn der modernen Psychohygiene wird in der Literatur mit Erscheinen des Buches von Clifford W. Beers "A mind that found itself" (dt. 1941) festgemacht. Eigentlich interessierte sich Beers für die Resozialisierung psychisch Kranker, jedoch hatte sein Buch eine derart starke Rezeption in der Fachwelt, daß es als Auslöser der psychohygienischen Disziplin gesehen werden muß. Psychohygiene, damals in den USA propagiert, hatte das Ziel der Prävention und der Behandlung von psychischen Störungen.

Im deutschen Sprachraum ist die Ausbreitung der Psychohygiene auf die Psychiatrie zurückzuführen, die sich um die Nachbehandlung entlassener Patienten sorgte. In diesem Zusammenhang gründete der deutsche Psychiater R. Sommer im Jahre 1924 den deutschen Verband der Psychohygiene. Die Nationalsozialisten führten die Psychohygiene in die Rassenhygiene über, ein Vorgang, der bis heute wenig Beachtung findet. Es ist sicher eine Überlegung wert, ob aus diesem Wissen heraus nicht ein anderer Begriff adäquater wäre. So existiert im englisch-amerikanischen Raum der Terminus *mental health,* also geistige Gesundheit.

Die weitere Entwicklung im deutschen Sprachraum wurde vor allem durch Heinrich Meng in den 40er Jahren dieses Jahrhunderts vorangetrieben. Er verfügte über Erfahrungen mit körperlichen Symptomen bei psychischen Auffälligkeiten (Organneurosen, Konversionshysterie) sowie der Kenntnis der Freudschen Psychoanalyse. Beides machte er sich in seinem Konzept der Psychohygiene zu Nutzen. Meng sah die Aufgaben der Psychohygiene auf drei Ebenen verteilt:

- ✎ Psychohygiene im Dienste des Gesunden
- ✎ Psychohygiene als Faktor in der Psychotherapie und Resozialisierung
- ✎ Psychohygiene als Aufgabe bei der Sanierung von Störungen innerhalb der Gesellschaft.

Psychohygiene im Dienste des Gesunden bedeutet, daß das Individuum selbst präventive und stärkende Maßnahmen ergreift, um die psychische Gesundheit wieder herzustellen oder/und sie zu erhalten. Für die Psychohygiene des Kranken ist ein professioneller Helfer vorgesehen, der kurative oder rehabilitative Behandlungen (Interventionen) unternimmt. Unter der Psychohygiene der Gesellschaft versteht Meng das Eingreifen meinungsbildender Eliten, beispielsweise in der Form, daß bestimmte kurative und rehabilitative Interventionen durch Gesetze erlassen oder aber durch intensive Beschäftigung in das Alltagsleben der Individuen eingehen (Gesundheitsvorsorge als Psychohygiene).

Das Anliegen dieses Buches ist es, vor allem den ersten Punkt zu betonen, nämlich den utzen der Psychohygiene für den einzelnen gesunden Menschen. Alle vorgestellten Programme haben deshalb präventiven und unterstützenden (supportiven) Charakter. Meng war der Ansicht, daß die Aufgabe der Psychohygiene vor allem in der Behandlung und Vorbeugung von Neurosen begründet ist:

> "Sie [Die Psychohygiene; d. V.] will das Kind, den Heranwachsenden und den Erwachsenen vor den vermeidbaren neurotischen Störungen der Arbeits-, Liebes-, Berufs- und Lebensfähigkeit schützen. Sie will lehren, unvermeidbare Störungen in ihrer Nachwirkung produktiv auszuwerten."

Mit welchen Mitteln und Verfahren Psychohygiene betrieben werden sollte, wird allerdings aus Mengs Schriften nicht deutlich. Mengs Verdienst bleibt es, die Psychohygiene in ihrer Entwicklung vorangetrieben und sie als Praxis und Lehre vom seelischen Gesundheitsschutz umschrieben zu haben. In der Folgezeit, also in den 60er und 70er Jahren, blieb es um die Psychohygiene eher still. Erst ab Mitte der 80er Jahre bis in die Gegenwart findet die Psychohygiene eine stärkere Aufmerksamkeit. Jedoch ist die Disziplin noch weit von einer systematisch orientierten Wissenschaft entfernt. Immer noch wirken die Nachwehen der frühen Psychohygiene. Die fehlenden Konzepte und das Bestehen auf einer praktischen Psychohygiene, die keiner Theorien bedarf, führen zu einem großen Durcheinander. Die letzten Entwicklungen versprechen dennoch, daß der Weg in die richtige Richtung geht. So schreibt Jörg Fengler, Professor an der Kölner Universität, daß die "Psychohygiene als Universalmittel" jede Prägnanz verliert. Dies meint, daß wenn Psychohygiene als Begriff für jede psychosoziale Intervention verwendet wird, sie an Wirkung verliert und zur Ziellosigkeit verdammt ist. Von daher ist es notwendig, daß Psychohygiene nicht nur praktische Disziplin ohne Methodik und Theorie bleibt, sondern durch Modelle und ausgewählte transparente, in ihrem Effekt belegte Verfahren für jeden anwendbar gemacht wird. Genau dieser Fehler wird in der psychohygienischen Ausbildung von Altenpflegeschülern häufig gemacht. Die Schüler lernen Verfahren kennen, die sie nirgends nachlesen können, die vermutlich noch aus der Erfahrung des Lehrenden hervorgegangen sind und zu denen es keinerlei Belege über die Wirkungsweise gibt. Häufig kommt der Unterricht nicht über Reflexionsgespräche hinaus, die sich zwar mäßiger Beliebtheit unter den Schülern erfreuen, bei denen jedoch das Ziel, die Schüler in Verfahren für den psychischen Gesundheitsschutz einzuführen, auf der Strecke bleibt. Genau dies sieht auch Fengler, wenn er sagt: "Wenn [...] man den Anspruch aufgibt, Psychohygiene auch als Methodik zu betrachten, so gerät der Begriff leicht zur Leerformel". Aus dieser Kenntnis heraus grenzt sich Fengler von Meng ab, indem er die Aufgaben der Psychohygiene in erster Linie bei den "gesunden Normalen" sieht. Hier soll sie Alltagsstörungen beheben und vorbeugen helfen. Psychohygiene soll kein Gegenspieler von professioneller Therapie sein, sie hat dort nur unterstützende (supportive) Funktion. Fengler kommt zu folgender Quintessenz für die Psychohygiene: "Psychohygiene ist zunächst eine vermehrte Aufmerksamkeit für diese kleinen seelischen Verschmutzungen, darüber hinaus aber auch die fortlaufende seelische Entrümpelung des Alltags oder, wie eine Kollegin es einmal sehr zutreffend ausgedrückt hat, ein tägliches seelisches Zähneputzen".

Bernhard Sieland (1985) versucht in seinem Artikel über individuelle Psychohygiene, eine theoretische Grundlage für die Disziplin Psychohygiene zu geben. Er sieht diese "als Aufgabe für jeden einzelnen [...], seinen seelisch-körperlichen Gesundheitszustand zu beobachten und zu fördern". Sieland versteht Psychohygiene nicht nur als praktische Disziplin, sondern auch als Forschungs- und Lehrgebiet. So geht es darum, die Entwicklung von Modellen seelischer Gesundheit voranzutreiben, gesundheitliche Belastungen aufzudecken, naive Theorien über Krankheit und Gesundheit zu erfassen sowie Lehr- und Lernstrategien für die Selbsterziehung, Ausbildung und Beratung zur Förderung individueller Psychohygiene zu entwickeln. Sieland versucht, individuelle Psychohygiene in Anlehnung an die Sprachentwicklungstheorie von Noam Chomsky (1965) zu erklären. Chomsky unterscheidet zwischen *Kompetenz*, also im Spracherwerbsprozeß erworbenem mentalen Wissen über die Muttersprache, und *Performanz*, dem eigentlichen Sprechakt, der durch die Kompetenz erst möglich wird. Sieland überträgt die beiden Begriffe in die Psychohygiene und versteht unter Kompetenz "Wissen, Wertungen und Fertigkeiten [...], die der einzelne bewußt abrufen und auf Auffoderung realisieren kann". Analog dazu wird Performanz als Verhalten verstanden, das erst durch die psychohygienische Kompetenz möglich wird. "Die alltägliche Performanz individueller Psychohygiene umfaßt Maßnahmen zur Feststellung und Förderung der eigenen seelischen Gesundheit, die der einzelne gewohnheitsmäßig praktiziert und/oder unterläßt".

Sieland folgert aus seinem Modell, daß eine systematische Psychohygiene auf der Kompetenz- und Performanzebene einsetzen muß, damit auf der einen Seite Kenntnisse psychohygienischer Verfahren, Selbstbeobachtung und die Verbesserung der eigenen Gesundheit gewährleistet sind, auf der anderen Seite aus diesem Wissen heraus problemorientiert gehandelt werden kann. Erst dann ist es möglich, psychische Gesundheit im Sinne von Krisenbewältigung und Lebensbewältigung zu praktizieren und auf weite Sicht leistungsfähiger zu werden.

Psychohygiene wird also allgemein verstanden als psychischer Gesundheitsschutz. An diesem Punkt erhebt sich die Frage, was seelische Gesundheit ausmacht und wie sie beschreibbar ist. Sieland stellt in Anlehnung an Becker (1982) drei Hauptkriterien seelischer Gesundheit vor: Wohlbefinden, Rollenbewältigung und Selbstverwirklichung. *Wohlbefinden* umfaßt den "Umgang mit den eigenen emotionalen Bilanzen", also die Frage, "Bin ich mit mir zufrieden?". Unter *Rollenbewältigung* wird der "Umgang mit verschiedenen Rollen und Lebensaufgaben" verstanden, d. h. wie komme ich mit den verschiedenen Rollen und Aufgaben, die ich habe bzw. bekleide, zurecht, wie bewältige ich sie? *Selbstverwirklichung* bezeichnet den "Umgang mit sich selbst, dem eigenen Körper, der eigenen Zeit, eigenen Werken, Bedürfnissen, Stimmungen, dem Lebensplan und Lebenssinn". Alle drei Kriterien stehen in enger Wechselwirkung zueinander, d. h. jedes der drei Kriterien ist Folge und Voraussetzung für die anderen beiden. Selbstverwirklichung wäre demnach erst möglich, wenn Rollenbewältigung und Wohlbefinden adäquat vorhanden wären. Der Ausfall eines Kriteriums kann nicht über einen langen Zeitraum kompensiert werden. Die seelische Gesundheit würde angegriffen und aus dem Gleichgewicht geworfen.

Daher ist es wichtig, alle drei Kriterien psychischer Gesundheit zu beachten und für jedes die entsprechenden psychohygienischen Interventionen zu wählen. Die im zweiten und dritten Kapitel beschriebenen Verfahren setzen deshalb auch in allen drei Merkmalen an. Während Selbstkontrollprogramme verstärkt das Wohlbefinden eines Menschen verbessern führen Selbstsicherheits- und Problemlösungstrainings zu einer verbesserten Rollenbewältigung. Streßbewältigungsprogramme und Entspannungsverfahren lassen sich eher dem Bereich der Selbstverwirklichung zuordnen. Diese scharfen Abgrenzung sind so deutlich natürlich nicht. Jedes Verfahren hat auch seine Wirkung bei den anderen Merkmalen, so daß diese Differenzierung relativiert werden muß.

Festzuhalten bleibt:

- Psychohygiene stellt eine sehr alte Disziplin innerhalb der Psychologie dar. Darüber hinaus ist Psychohygiene in den verschiedensten Kulturen schon von alters her betrieben worden.
- Innerhalb dieses Buches wird Psychohygiene auf die Bedürfnisse und Alltagsprobleme des gesunden, einzelnen Menschen bezogen. Sie hat die Aufgabe, dem Individuum zur seelischen Gesundheit zu verhelfen bzw. diese zu erhalten.
- Die Forderung nach einer theoretisch geleiteten Psychohygiene wird gestellt. Damit soll für das Unterrichtsfach in der Altenpflegeausbildung Transparenz und Nachvollziehbarkeit erreicht werden. Ineffektive, d.h. nicht überprüfte psychohygienische Verfahren, werden daher nicht in den Unterricht einbezogen.
- Im Sinne einer Theorienbildung wurde in Anlehnung an Sieland versucht, Psychohygiene mit den Begriffen *Kompetenz* und *Performanz* zu erklären. Psychohygienische Kompetenz ist demnach das Wissen um verschiedene Verfahren zur effektiven Problembewältigung. Performanz stellt die Ausführung der erlernten Verfahren dar. Sie ist eine aktive Maßnahme zur Erhaltung seelischer Gesundheit.

✎ Seelische Gesundheit wird hier verstanden als das Zusammenwirken von Rollenbewältigung, Wohlbefinden und Selbstverwirklichung. Alle drei Merkmale müssen zur Erreichung seelischer Gesundheit ausreichend vorhanden sein. Zur Förderung und Erhaltung seelischer Gesundheit verhelfen psychohygienische Verfahren.

Weiterführende Literatur

Becker, P. (1982). *Psychologie der seelischen Gesundheit*. Göttingen: Hogrefe.

Chomsky, N. (1965). *Aspects of the theory of syntax*. Cambridge, Mass.: MIT Press.

Fengler, J. (1983). Psychohygiene. *Gruppenpsychotherapeutische Gruppendynamik*, *19*, 166-173.

Meng, H. (1954). *Psychohygiene - Wissenschaft und Praxis*. Bd. II/IV. Basel: Schwabe. S. 473.

Schweer, R. (1995). Psychohygiene in der Altenpflege. Teil I-III. *Altenpflege*, (in Druck).

Sieland, B. (1985). Individuelle Psychohygiene für Selbsterziehung, Unterricht, Ausbildung und Beratung. In: M. Greuer-Werner, L. Hellfritsch & H. Heyse (Hrsg.). *Berichte aus Schulpsychologie und Bildungsberatung* (S. 207-217). Hamburg: Deutscher Psychologen Verlag.

2. PROGRAMME FÜR AUSZUBILDENDE

In diesem Kapitel werden vier Programme beschrieben, die in der Altenpflege Beschäftigte alleine oder unter Anleitung durchführen können, um
eigenes Verhalten zu verändern. Es wird empfohlen, mindestens ein solches
Programm im Rahmen des Psychohygiene-Unterrichts durchzuführen. Bei
einem möglichen Auftreten von Schwierigkeiten während der Durchführung
können dann Hilfestellungen im Rahmen des Unterrichts gegeben werden.

Ziel der Programme ist nicht nur, ein einzelnes Verhalten oder einen Ver-
haltensbereich zu verändern. Vielmehr soll erreicht werden, daß durch die
(mindestens) einmalige Durchführung eines Programms die Fähigkeit erworben wird, auch zu einem späteren Zeitpunkt dieses oder ein ähnliches
Verfahren selbständig anzuwenden. Das hat nicht nur den Vorteil, sich
selbst jederzeit helfen zu können. Darüber hinaus steigert das Wissen um
Möglichkeiten zur Lösung von aktuellen Konfliktsituationen die Fähigkeit,
Konflikte allgemein besser zu bewältigen.

Um die Verständlichkeit der Texte zu erhöhen und die eigenständige
Durchführung nach ersten Erfahrungen im Unterricht zu erleichtern, sind alle
vier Programmbeschreibungen einheitlich gestaltet. Sie beginnen im ersten
Schritt jeweils mit der Erläuterung des theoretischen Hintergrunds des Ver-
fahrens. Hier sollen jedoch nur die wichtigsten psychologischen
Hintergrundinformationen wiedergegeben werden, da sie ausführlicher im
Rahmen des Psychologie-Unterrichts behandelt werden sollten.

Im zweiten Abschnitt werden jeweils Anleitungen zur konkreten Programmdurchführung gegeben. Dieser Abschnitt stellt den Hauptteil eines
jeden Kapitels dar. Jedes Programm ist in einzelne Schritte gegliedert. Sie
sind immer nacheinander durchzuführen, weil die jeweils höhere Stufe die
unteren voraussetzt.

Danach folgt die Darstellung einer Auswahl von psychologischen Studien, die die Wirksamkeit dieser oder vergleichbarer Programme in verschiedenen Bereichen belegen. Diese Übersicht leitet über zu kurzen Informationen darüber, für welche Problembereiche das jeweilige Programm anzuwenden ist (Indikation) und wann eine Anwendung eher ungünstig ist (Kontraindikation).

Abgeschlossen werden die Kapitel mit einer kurzen Zusammenfassung
und einer Liste ergänzender Literatur. Sie beinhaltet sowohl einzelne Artikel
oder Bücher, die ausführlichere Anleitungen zur Programmdurchführung
geben als auch solche, die andere wichtige Aspekte des Verfahrens beleuchten.

Den Programmen vorangestellt werden Ausführungen zu psychischen
Belastungen in der Altenpflege. Sie sollen noch einmal die Dringlichkeit des
Psychohygiene-Unterrichts in der Altenpflegeausbildung verdeutlichen.

2.1 PSYCHISCHE BELASTUNGEN IN DER ALTENPFLEGE UND DIE NOTWENDIGKEIT DER PSYCHOHYGIENE
(Dirk Windemuth)

Jede Berufstätigkeit ist mit psychischen Belastungen und mit Streßempfinden verbunden. In einigen Berufen sind die Belastungen offensichtlich und viel diskutiert (z.B. in Manager-Berufen), von anderen Berufsfeldern sind sie weniger im öffentlichen Bewußtsein (z.B. Fließbandarbeit). Aber auch sehr monotone Arbeit, etwa am Fließband oder in der Produktion im Akkord, ist mit starker Belastung verbunden.

Der gesamte Pflegebereich, insbesondere aber der der Altenpflege, nimmt hier eine besondere Stellung ein. Teilweise extreme Belastungen erwachsen aus einer Vielzahl von Bedingungen im Berufsleben. Einige davon sollen im folgenden kurz aufgeführt werden. Sie betreffen das Aufgabenfeld, die Arbeitsbedingungen und die Interaktion zwischen Pflegepersonal und alten Menschen.

Belastungen, die aus dem Aufgabenbereich entstehen
Die Belastungen in diesem Bereich können stichpunktartig aufgeführt werden, weil sie dem Altenpflegepersonal ohnehin vertraut sind und darüber hinaus in Psychologiebüchern für Altenpfleger behandelt werden. Die Stichpunkte sind:

✎ Der größte Teil der Arbeitszeit wird auf die Grundversorgung defizitbedingter Bedürfnisse alter Menschen verwendet. Für nicht medizinisch-pflegerische Bedürfnisse bleibt deshalb wenig Zeit.

✎ Dementsprechend sind Erfolgserlebnisse selten. Die pflegerische Arbeit hat als höchstes Ziel, das normale Funktionieren des alten Menschen zu gewährleisten oder wiederherzustellen. Altenpflege besteht also überwiegend im Abbau oder Ausgleich von Defiziten. Auf Dauer wird aber durch das Erreichen des Normalzustands kaum Erfolg erlebt. Erfolge im herkömmlichen Sinne - etwas Überdurchschnittliches wird erreicht - sind im Bereich der Altenpflege nur Ausnahmen.

✎ Defizite erlangen somit die Hauptaufmerksamkeit in der Altenpflege. Grenzsituationen - Sterben und Tod - sind hier einbezogen. Die Konzentration auf Problembereiche ist belastender als die Konzentration auf angenehme Dinge.

Belastungen, die aus den Arbeitsbedingungen entstehen
In den meisten Einrichtungen sieht der Stellenplan zu wenig Personal vor (oder vorhandene Stellen werden nicht besetzt), um über die pflegerische Grundversorgung hinaus Altenarbeit leisten zu können. Die Zeit für den einzelnen alten Menschen ist sehr knapp. Der oben beschriebene Punkt der defizitausgleichenden Tätigkeit wird dadurch noch weiter verstärkt.

Neben dem allgemeinen Personalengpaß ist noch ein spezieller Mangel an qualifiziertem Personal festzustellen. U.a. dadurch, daß die Altenpflegeausbildung noch recht jung ist, stehen den meisten Einrichtungen nicht genügend speziell für die Altenpflege ausgebildete Fachkräfte zur Verfügung. Deshalb wird oft auf nicht oder anders qualifiziertes Personal zurückgegriffen. Eine berufsbegleitende Ausbildung zum staatlich anerkannten Altenpfleger wird nicht von allen Einrichtungen gefördert. Wenn dies der Fall ist, kann in der Regel jeweils nur ein Mitarbeiter berufsbegleitend die Schule besuchen.

Die Altenpflege sieht sich oft in einem Konkurrenzkampf mit anderen Pflegeberufen - insbesondere mit der Krankenpflege. Dabei geht es selten um wirkliche Inhalte, sondern vielmehr um die Frage, wer den besseren Status, das bessere Prestige hat. Der Ruf der Altenpflege ist zum gegenwärtigen Zeitpunkt nicht gut. Das macht sich auch in der Kommunikation mit Vertretern anderer Berufe während der Arbeit bemerkbar. Von Ärzten und Krankenpflegern werden Altenpfleger oftmals nicht ernst genommen.

Fast alle Altenpfleger arbeiten im Schichtdienst. Das bedeutet einerseits häufiges Arbeiten an Wochenende und in Blöcken von 12 Tagen, wobei noch mindestens zwei verschiedene Schichten über den Tag verteilt sind. Schichtarbeit in dieser Form hat nicht nur Auswirkungen auf das körperliche und psychische Wohlbefinden des Pflegenden; darunter hat in der Regel auch seine Familie zu leiden. Sie kann mit dem Pfleger nur jedes zweite Wochenende verbringen und muß sich auch im sonstigen Tagesablauf nach der jeweiligen Arbeitsschicht richten.

Belastungen, die aus der Interaktion mit dem alten Menschen entstehen
An dieser Stelle sei nur auf das Problem der Identifikation mit den Problemen alter Menschen verwiesen. Altenpfleger haben zwei extrem gegensätzliche Reaktionsmöglichkeiten, wenn sie mit den Problemen alter Menschen konfrontiert werden. Sie können sich damit identifizieren, sie also zu ihren eigenen Probleme machen; oder sie können eine grundsätzliche Abwehrhaltung zeigen und von den Problemen nichts annehmen. Zwischen diesen beiden Extremen bestehen viele Möglichkeiten, die sich in dem Ausmaß der Identifikation mit den Problemen unterscheiden. Im Psychohygiene-Unterricht konnte immer wieder die gleiche Feststellung gemacht werden: Je jünger die Auszubildenden sind und je weniger Erfahrung sie in der praktischen Altenpflege gesammelt haben, desto mehr neigen sie dazu, sich intensiv um die Probleme der alten Menschen zu kümmern. Mit zunehmender Berufserfahrung (und somit in der Regel auch mit zunehmendem Alter) nimmt die Bereitschaft zur Auseinandersetzung mit den Problemen der alten Menschen ab.

Keine der Lösungen scheint aber zur vollkommenen Zufriedenheit zu führen. Die Identifikation mit den Problemen bringt zahlreiche persönliche Einbußen für das Pflegepersonal. Sie beginnen damit, daß der Dienstschluß oft nicht eingehalten werden kann (wer sich intensiv um andere kümmert, kann sein Interesse nicht mit Dienstschluß abschalten). Sie enden oft in starkem Streßerleben, z.B. weil auch nach Dienstschluß die Probleme noch verarbeitet werden müssen. Streß kann aber auch empfunden werden, weil vielleicht die Arbeitskollegen unzufrieden sind (wer sich zu sehr um den Einzelfall bemüht, kann seiner gesamten pflegerischen Aufgabe nicht ausreichend nachgehen). Dadurch fehlt auch oft die Kraft, sich auch noch um die Probleme der Familie oder der Freunde zu kümmern. Distanzierung im privaten Bereich ist häufig die Konsequenz. Auf der anderen Seite sind Altenpfleger oft nicht zufrieden, wenn sie sich vor den Problemen ihrer zu betreuenden Menschen abschotten. Das nicht zuletzt deshalb, weil sie ihre Ausbildung einmal angefangen haben, weil sie mit Menschen zu tun haben wollten. Nun müssen sie erfahren, daß von ihren alten Idealen nicht mehr viel geblieben ist. Sie stellen fest, daß sie ihren Beruf oft wie einen Job ausüben. Diese Einsicht ist niederschmetternd.

Es ist schwierig, hier das richtige Mittelmaß zu finden. Wahrscheinlich ist es auch nicht möglich, auf zufriedenstellende Art und Weise immer in gleicher Weise zu reagieren. Sinnvoller scheint es da schon zu sein, von Fall zu Fall unterschiedlich vorzugehen. Dabei muß sowohl die persönliche Kraftreserve als auch die individuelle Notwendigkeit der intensiveren Betreuung berücksichtigt werden. Letztlich ist natürlich auch der organisatorische Rahmen für die Entscheidung von Bedeutung.

Eine ganze Reihe von Belastungsfaktoren für Altenpfleger wurden bislang aufgeführt. Abbildung 1 gibt darüber hinaus das Ergebnis einer Befragung zu Belastungsfaktoren für Altenpfleger wieder. Die insgesamt 40 Schülerinnen und Schüler im 2. Ausbildungsjahr in Düsseldorf wurden dabei aufgefordert, die drei größten Belastungsfaktoren, die sie in ihren Praktika erlebt haben, aufzuschreiben.

Interessanterweise nennen 33 der Befragten (also fast alle) ihre Kollegen als Belastungsfaktor. Das Personal scheint sich selbst am stärksten zu belasten. Etwas über die Hälfte der Befragten empfinden aber auch die Arbeitszeit (viel Arbeit durch wenig Personal, Schichtarbeit) als belastend. Etwas weniger als die Hälfte der Befragten nennen äußere Rahmenbedingungen ihrer Arbeit (schlechter Verdienst, körperliche Belastungen, schlechte Ausstattung mit Hilfsmitteln und sogar Gewalt im Team und unter den Heimbewohnern).

Anzahl der Nennungen

Belastungen, die das Pflegeteam betreffen:

- Unstimmigkeiten im Team: 18
- Unqualifiziertes Personal (auch Pflegedienstleitung
  und Heimleitung):   7
- Desinteresse des Personals: 2
- Mobbing, wenig Unterstützung durch Heimleitung und
  Behörden, kein Lob, wenig Flexibilität: 6

Belastungen, die die Arbeitszeit betreffen

- Wenig Zeit für die Bewohner: 10
- Verteilung der Arbeit auf wenig Personal: 8
- Arbeitszeit (Schicht, 12 Tage-Woche)   6

Belastungen, die die äußeren Rahmenbedingungen betreffen

- Geringer Verdienst   8
- Das schlechte öffentliche Bild von Altenpflegern
  und alten Menschen   3
- Schlechte Ausstattung mit Hilfsmitteln   2
- Körperliche Belastungen   2
- Gewalt im Team und unter Heimbewohnern   1
- Unklare Rechtslage: Was dürfen und was sollen Altenpfleger tun?   1
- Angehörige mischen sich in die Pflege ein   1

Sonstiges

- Schuldruck und geringe Ausbildungsqualität   2
- Grenzziehung bei Problemen, nicht abschalten können   2
- Burn out   3

Abbildung 1: Ergebnis einer Befragung von Altenpflegeschülern

2.1.1 *Burn-Out* als Konsequenz auf die erlebten Belastungen

Die bereits von den Berufsanfängern erlebten Belastungen bei der täglichen Arbeit bleiben nicht ohne Folgen. Die in den letzten Jahren bekannt gewordene und viel beschriebene Reaktion darauf bei vielen in helfenden Berufen tätigen Menschen ist das sogenannte *Burn-Out-Syndrom.* Es bezeichnet (wörtlich übersetzt) alle Symptome des Gefühls, ausgebrannt zu sein. Das bedeutet konkret: Personen meinen, in ihrem Beruf nicht mehr leistungsfähig zu sein und anderen Menschen allmählich immer weniger helfen zu können. Gleichzeitig steigt die Unzufriedenheit mit dem Beruf und er wird mehr und mehr zur unangenehmen oder sogar unerträglichen Pflicht. Daraus resultieren Konflikte mit motivierten Kollegen, die das Pflegeteam als uninteressiert und unflexibel bezeichnen. Körperliche Krankheitssymptome und überdurchschnittliche Fehlzeiten wegen Krankheit sind weitere Konsequenzen.

2.1.2 Psychohygiene als Hilfsangebot zum Umgang mit den Belastungen

Maßnahmen gegen solche Belastungen und zu ihrer Vorbeugung sind äußerst wichtig! Der Handlungsbedarf wird von Altenpflegeschülern immer wieder angemeldet. Aber wie können die Belastungen abgebaut werden? Eine Veränderung der Rahmenbedingungen ist oft nicht möglich. Beispielsweise werden sich die ungünstigen Arbeitszeiten für Pflegekräfte auch langfristig nicht grundsätzlich verändern. Pflegerinnen und Pfleger müssen also lernen, mit solchen Belastungen zu leben. Dieses Lebenlernen mit Belastungen ist das eine Ziel von Psychohygiene in der Altenpflegeausbildung und Altenpflege. Das andere Ziel besteht darin zu lernen, das Arbeitsumfeld möglichst weit zu verändern. Das ist mit angewandter Psychohygiene immer dann möglich, wenn die Belastungen aus dem Umgang mit anderen Menschen entstehen, wenn sie also aus dem ersten Punkt der Belastungsfaktoren aus Abbildung 1 resultieren. Zusammengefaßt können die zwei Ziele der Psychohygiene in der Altenpflege also wie folgt definiert werden:

✎ Die Reaktionen der Altenpfleger auf unveränderbare äußere Umstände sollen geändert werden, so daß diese Umstände nicht mehr als übermäßig belastend erlebt werden.
✎ Belastungen durch den Umgang mit anderen (Kollegen und zu betreuende alte Menschen) soll vorgebeugt werden. Bestehende Belastungen sollen vermindert oder sogar ganz abgebaut werden.

2.1.3 Bisherige Vorschläge zur Bewältigung von Belastungen
       in der Altenpflege

Obwohl das Fach Psychohygiene in der Altenpflege bislang stark vernachlässigt wurde, bestehen Vorschläge dazu, wie die Belastungen zu bewältigen seien. Sie stammen entweder aus Psychologiebüchern für Altenpfleger oder sind von Dozenten für die Altenpflege geäußert worden. Einge sollen im folgenden aufgeführt werden:

Selbstreflexion

Altenpfleger werden aufgefordert, über bestimmte Aspekte ihrer Berufs- oder Ausbildungssituation nachzudenken. Fragen zur Auslösung der Selbstreflexion können dementsprechend lauten: "Welche Situationen belasten Sie im Moment?", "Welchen Belastungen waren Sie im Praktikum besonders ausgesetzt?", "Welches sind Ihre größten Belastungen in Ihrer Ausbildung?" usw. Nach einer solchen Eingangsfrage bekommen die Auszubildenden unterschiedlich viel Zeit, um sich über die Fragen Gedanken zu machen.

Jede Form der Selbstreflexion ist zwar geeignet, eine gegebene persönliche Situation besser zu verstehen und Lösungen zu finden. Problematisch daran ist aber, daß zur Reflexion immer Distanz zu dem Gegenstand der Reflexion erforderlich ist. Selbstreflexion ist nicht geeignet für massive, stark belastende Probleme, weil gerade dann die Distanz zum Problem fehlt (das meint die Aussage, »jemand ist in seinen Gedanken verstrickt«). Selbstreflexion ist also zum Erkenntnisgewinn nur bei leichteren Probleme oder bei solchen aus der Vergangenheit geeignet. Es ist auch nicht ganz klar, was genau die Selbstreflexion für die Psychohygiene der Altenpflegeschüler bewirken soll und auf welchem Weg.

Verstehen der Berufsmotivation

Die Auszubildenden sollen versuchen zu verstehen, was die wahren Gründe dafür sind, daß sie den Altenpflegeberuf ergreifen wollen. Eine Eingangsfrage könnte sein: "Überlegen Sie, aus welchem Grund Sie Ihre Ausbildung zur Altenpflegerin oder zum Altenpfleger angefangen haben. Bedenken Sie dabei auch die Rolle, die Freunde oder Verwandte, Verdienstmöglichkeiten, Arbeitsplatzsicherheit usw. spielen." Eine Reflexion ist hier vielleicht möglich; was sie bewirken soll, ist jedoch genauso unklar wie im oberen Beispiel.

Muskelentspannung

Durch Entspannungsübungen soll Distanz zu beruflichen Problemen geschaffen werden. Dadurch kann u.a. ein positiver Effekt auf den Schlaf erzielt werden. Diese Empfehlung entspricht der häufigen Meinung, Entspannungsverfahren seien, wann immer (und wie immer) sie eingesetzt werden, als pädagogisch-psychologische Technik wirksam. Muskelentspannung ist ein wichtiges Verfahren, das zur Beseitigung von körperlichen Spannungszuständen herangezogen werden kann. Ohne eine Einbettung dieses Verfahrens in ein übergeordnetes, systematisch aufgebautes Programm ist es jedoch nur selten und nur zufällig hilfreich. Davon abgesehen gibt es auch Kontraindikationen, also Fälle, für die Entspannungsübungen eher schädlich als hilfreich sind.

Insgesamt ist sicherlich sehr fraglich, weshalb gerade diese Techniken als Maßnahmen der Psychohygiene in der Altenpflege eingesetzt werden. Weder ist klar, wie sie wirken sollen, noch ist klar, was sie eigentlich verändern sollen. Belege dafür, daß diese »Verfahren« in diesem Zusammenhang wirken, fehlen bislang. Es ist auch kaum anzunehmen, daß z.B. der dauernde Ärger über die fehlende Flexibilität von Kollegen und Heimleitung durch Selbstreflexion reduziert werden kann. Hier ist konkrete Handlungskompetenz erforderlich!

Aufgabe des zweiten Kapitels dieses Buches ist es, ganz konkrete Trainingsprogramme für Altenpfleger vorzustellen, mit denen die Belastungen im Beruf verringert werden können. Darüber hinaus sollen sie präventiv wirken, d.h. sie sollen auch helfen, daß die Belastungen erst gar nicht (oder nicht in dem sonst üblichen Ausmaß) entstehen.

2.1.4 Die Trainingsprogramme im zweiten Kapitel dieses Buches

Der Erläuterung des Zwecks der Trainingsprogramme des nächsten Kapitels soll eine andere Überlegung vorangestellt werden. Was geschieht mit einem Menschen, wenn er andauernden Belastungen ausgesetzt ist, ohne daß er dagegen etwas unternehmen kann? Dieser Frage ging ein amerikanischer Sozialpsychologe, Martin Seligman, nach. Er überprüfte diese Frage in einem Experiment mit Hunden. Eine große Anzahl von Versuchstieren unterteilte er in zwei Gruppen. Die eine Gruppe wurde in einen Käfig gesperrt und schmerzhaften elektrischen Strömen ausgesetzt. Die Hunde hatten keine Möglichkeit, diesen Stromschlägen zu entgehen. Einen Tag später setzte er die gleichen Hunde wieder in einen Käfig. Diesmal konnten die Hunde den schmerzhaften Reizen aber entgehen, indem sie einfach über eine kleine Hürde auf die andere Seite des Käfigs sprangen. Die andere Seite war nicht elektrisiert. Die Reaktion der Hunde war jedoch erstaunlich: Nachdem sie kurze Zeit im Käfig umhergelaufen waren, haben sie sich hingelegt und die Schmerzen widerstandslos über sich ergehen lassen. Die andere Gruppe von Hunden - sie war einen Tag zuvor nicht den unumgänglichen Schmerzreizen ausgesetzt - nutzte die Chance zur Flucht in den anderen Teil des Käfigs, in dem die schmerzhaften Reize umgangen werden konnten.

Die Erklärung des passiven Verhaltens der ersten Gruppe ist einfach: Die Hunde hatten gelernt, daß sie nichts unternehmen können, um den Schmerzen zu entgehen. Egal, was sie tun, die Schmerzen bleiben bestehen. Sie haben gelernt, hilflos zu sein. Seligman nannte das Ergebnis dieser Lernerfahrung *Erlernte Hilflosigkeit*.

Viele Situationen des täglichen Lebens gleichen der dargestellten Versuchssituation. Ein Mitarbeiter, der - egal was er tut - von seinem Vorgesetzten kritisiert wird, zeigt nach kurzer Zeit hilfloses Verhalten. Während er anfangs noch versuchen wird, unberechtigte Kritik abzuwehren und Anerkennung zu bekommen, wird er schon sehr bald seine Bemühungen einstellen und sich der Kritik widerstandslos aussetzen. Auch wenn er einen neuen

Vorgesetzten bekommen wird, wird er passiv bleiben und seine Bemühungen einstellen. Er hat gelernt, daß seine Anstrengungen sinnlos sind. Ein Schüler, der trotz allen Lerneifers keine guten Noten bekommt, zeigt ebenfalls hilfloses Verhalten. Bleibt ein solcher Zustand einige Zeit bestehen, wird er auch trotz eines Lehrerwechsels passiv bleiben. Dieses passive Ertragen von Geschehnissen, die scheinbar nicht beeinflußt werden können, begünstigen zudem die Entstehung von Depressionen.

Bislang ist es nur schwer möglich, Erlernte Hilflosigkeit oder Depressionen mit dieser Ursache erfolgreich zu behandeln. Viel einfacher ist es dagegen, dem Erlernen von Hilflosigkeit vorzubeugen. Wenn Menschen nur ausreichend lange Zeit die Erfahrung gemacht haben, daß sie die Geschehnisse um sie herum kontrollieren oder beeinflussen können, dann ist die Gefahr, Hilflosigkeit zu erlernen, sehr gering. Es gibt also die Möglichkeit der Immunisierung gegen Hilflosigkeit (s. Kapitel 3.2).

Für die Psychohygiene im Bereich der Altenpflege ist es also sehr wichtig, dem Erlernen von Hilflosigkeit vorzubeugen. Sie nachträglich zu reduzieren oder die Folgen (Depressivität) zu behandeln, ist sehr viel schwieriger. Konkret heißt das: Altenpfleger müssen möglichst früh, also schon in ihrer Ausbildung, lernen, daß sie den beruflichen Belastungen nicht passiv ausgesetzt sind, sondern daß sie über wirksames Verhalten verfügen, mit dem sie die Belastungen umgehen oder verringern können! Dieses Ziel zu erreichen ist die Aufgabe der Trainingsprogramme des folgenden Kapitels. Die Durchführung der Programme, die im nächsten Kapitel genau vorgestellt werden, soll im folgenden grob beschrieben werden.

2.1.5 Die Trainingsprogramme im zweiten Kapitel

Für die Psychohygiene in der Altenpflege könnte im folgenden eine ganze Reihe von psychologischen Programmen oder von anderen Maßnahmen beschrieben werden. Beispielsweise sind einrichtungsinterne oder -externe Weiterbildungsmaßnahmen geeignet, um bei der Vorbeugung des Burn-Out mitzuhelfen. Für das folgende Kapitel wurden vier psychologische Programme ausgewählt, die folgende Kriterien erfüllen sollten:

✎ Die Programme sollten dem Bedarf in der Altenpflege und in der Altenpflegeausbildung angepaßt sein.
✎ Alle Programme sollten nach einer kurzen Einweisung von den Auszubildenden selbst durchgeführt werden können.
✎ Die Wirksamkeit der Programme sollte überprüft und belegt sein.
✎ Schließlich soll die Gesamtheit der Programme ein möglichst weites Spektrum von Anwendungen umfassen.

Das Selbstkontrollprogramm
Ein Selbstkontrollprogramm (Kap. 2.2) bietet die Möglichkeit, Veränderungen eigener Verhaltensweisen selbst zu bewirken. Unter Verhaltensweisen

wird hier isoliertes Verhalten verstanden, also solches, das keine weiteren wichtigen Verhaltensweisen betrifft. Es ist z.B. geeignet, um die Häufigkeit freundlichen oder hilfreichen Verhaltens zu steigern oder die Anzahl täglich gerauchter Zigaretten oder die tägliche Kalorienaufnahme zu reduzieren. Es ist ungeeignet, umfassende Emotionen (Depressionen, Angst usw.) zu verändern.

Das Selbstsicherheitstraining

Das Selbstsicherheitstraining für Altenpfleger (Kap. 2.3) hat zum Ziel, angemessenes selbstsicheres Verhalten zu steigern. Es ist dies besonders Verhalten gegenüber Kollegen, Vorgesetzten und alten Menschen. Dazu gehört einerseits das Durchsetzen von eigenen Interessen in angemessener - also nicht aggressiver - Form; dazu gehört aber auch ein Training des angemessenen Ausdrucks von Emotionen wie Wut und Trauer. Ein in dieser Art erlerntes Verhalten erleichtert den Umgang mit anderen Menschen, beugt Konflikten mit anderen Menschen vor und kann im Konfliktfall die Härte des Konflikt verringern. Auch der Umgang mit Vertretern anderer Berufsgruppen (z.B. medizinisches und Krankenpflegepersonal) wird durch das Selbstsicherheitstraining erleichtert. Es berücksichtigt Gedanken und Gefühle einer Person in Situationen, in denen sie sich selbst(un)sicher verhalten.

Das Problemlösetraining

Mit Hilfe des Problemlösetrainings (Kap. 2.4) kann die Fähigkeit erworben werden, Probleme besser zu erkennen, zu verstehen und zu lösen. Es führt von der Analyse eines Problems (»Weshalb verstehe ich mich mit den Kollegen nicht?«) über das Aufzeichnen von möglichen Veränderungszielen hin zur Umsetzung der theoretischen Überlegungen in konkrete Handlungen zur Problemlösung. Es ist aber nicht nur geeignet für Probleme mit anderen Menschen, sondern auch für Probleme, die jemand mit eigenen Entscheidungen (also mit inneren Konflikten usw.) hat.

Die Streßbewältigung

Das Programm zur Streßbewältigung (Kap. 2.5) trägt der Tatsache Rechnung, daß viele äußere Gegebenheiten oftmals nicht oder nicht sofort verändert werden können (z.B. Personal- und Zeitmangel auf einer Station). Verändern läßt sich nur die Reaktion darauf, also die innere Reaktion auf die äußeren Gegebenheiten. Mithilfe des Streßbewältigungsprogramms soll eine angemessenere (und angenehmere) Reaktion erlernt werden. Dabei ist es wichtig, zuerst die Situationen zu erkennen, auf die man mit Streßempfinden reagiert. Auf dem Weg der Analyse der typischen eigenen Reaktionen auf Streßauslöser (innere Unruhe, Kopfschmerzen usw.) werden im Rahmen des Programms andere Reaktionsmöglichkeiten aufgezeigt. Diese werden durch das Programm erlernbar gemacht. Eine angenehmere Umgehensweise mit äußeren Streßfaktoren ist die Folge. Übermäßig starkem zukünftigen Streßerleben kann damit vorgebeugt werden.

2.2 SELBSTKONTROLLPROGRAMME
(Dirk Windemuth)

Der Begriff *Selbstkontrolle* ist sehr umfassend, sowohl im alltäglichen Sprachgebrauch als auch in der psychologischen Fachsprache. Im Alltag wird er oft gleichbedeutend gebraucht mit *sich zusammenreißen* oder *sich selbst disziplinieren (Selbstdisziplin).* Ganz klar ist nicht, was in der Alltagssprache unter *Selbstkontrolle* verstanden wird, was also jemand meint, wenn er sagt, daß er sich selbst (nicht mehr) unter Kontrolle habe.

In der Psychologie existieren auch zahlreiche Diskussionen darüber, was *Selbstkontrolle* eigentlich ist. In diesem Kapitel soll der Begriff deshalb etwas vereinfacht verwendet werden als *systematischer Versuch einer Person, eigenes Verhalten zu verändern,* z.B. den täglichen Zigarettenkonsum zu senken, die Häufigkeit der Mithilfe im Haushalt oder die tägliche Arbeitszeit am Schreibtisch zu steigern. Dieses Kapitel gibt Anleitungen zur Durchführung eines solchen Selbstkontrollprogramms.

2.2.1 Theoretischer Hintergrund

Den psychologischen Hintergrund der Selbstkontroll-Programme bilden ausschließlich lerntheoretische Gesetze. Unter *Lernen* wird dabei »eine tatsächliche oder mögliche Verhaltensänderung einer Person aufgrund früherer Erfahrungen« verstanden. Das heißt, daß eine Person sich aufgrund von Erfahrungen tatsächlich anders verhält (ein Kind äußert seine Bedürfnisse durch Worte, wenn es sprechen gelernt hat, und nicht mehr durch Weinen) oder aber die Fähigkeit zu einem bestimmten Verhalten erworben hat, ohne dieses regelmäßig auszuführen (z.B. wenn ein Kind gelernt hat, mit dem Fahrrad zu fahren). Von Lernen wird z.B. auch gesprochen, wenn eine Person ihren Zigarettenkonsum über längere Zeit reduziert (sie lernt, weniger zu rauchen) oder sich langfristig gesund ernährt (eine Person lernt Formen angemessener Ernährung). Von Lernen wird *nicht* gesprochen, wenn die Person *nur in einem Ausnahmefall* wenig raucht, vielleicht weil sie gerade krank ist und Zigaretten ihr nicht schmecken. Dann handelt es sich nur um eine kurzfristige Verhaltensänderung.

Somit ist das Ziel von Selbstkontrollprogrammen bereits definiert: Eine Person versucht selbständig, eigenes Verhalten langfristig zu verändern, indem sie neues Verhalten lernt. Um zu verstehen, wie ein solches Selbstkontrollprogramm funktioniert, ist ein kurzer Einblick in die Verursachung von menschlichem Verhalten erforderlich.

Welche Ursachen hat das Verhalten eines Menschen? Zur Beantwortung dieser Frage muß analysiert werden, welche Konsequenzen eine Person auf dieses Verhalten früher erhalten hat. Ein Schüler, der viel für die Schule lernt, wird zuvor angenehme Auswirkungen auf sein Lernverhalten erfahren haben. Ein Schüler, der wenig lernt, wird dagegen negative Wirkungen erfahren haben. Diese Konsequenzen, die eine Person in ihrer Vergangenheit auf ein bestimmtes Verhalten erfahren hat, bestimmen die Häufigkeit des Auftretens dieses Verhaltens in Gegenwart und Zukunft.

Verallgemeinert kann gesagt werden: Verhalten, das zu positiven Konsequenzen (Belohnungen) geführt hat, tritt in Zukunft häufiger auf. Verhalten, das zu unangenehmen Konsequenzen (Bestrafungen) geführt hat, tritt in Zukunft seltener auf. Ob eine Konsequenz von einer Person als Belohnung oder nicht oder sogar als Bestrafung erlebt wird, kann oft von Außenstehenden nicht gesagt werden. So kann ene gute Note in der Schule für einige Schüler eine Belohnung sein, anderen dagegen ist die Note gleichgültig. Wieder anderen ist es vielleicht sogar unangenehm, eine gute Note zu bekommen, weil sie fürchten, von ihren Klassenkameraden nun als »Streber« bezeichnet zu werden.

Zur Erklärung von menschlichem Verhalten ist eine Unterscheidung allerdings noch erforderlich. Es ist die Frage nach dem Zeitpunkt, zu dem eine Konsequenz auf ein Verhalten erfolgt. Fast jedes Verhalten hat nämlich sowohl kurz- als auch langfristige Konsequenzen. Dies wird an einem anderen Beispiel deutlich: Eine Person leidet an Übergewicht. Dennoch geht sie häufig essen, denn die unmittelbaren Konsequenz auf einen Restaurantbesuch sind für sie wahrscheinlich positiv: Sie empfindet die Atmosphäre als angenehm, trifft sich dort mit Freunden, das Essen schmeckt ihr gut usw. Die direkten Konsequenzen werden also als angenehm, als Belohnungen erlebt. Langfristig sind die Konsequenzen aber eher unangenehm, besonders durch die Gewichtszunahme wird der Restaurantbesuch bestraft. Wichtig für das Auftreten eines Verhaltens sind also insbesondere die kurzfristigen Konsequenzen.

Werden die beiden möglichen Konsequenzen also nach dem Zeitpunkt ihres Eintreffens aufgeteilt, ergeben sich die vier möglichen Konsequenzfolgen, die in Abbildung 2 graphisch veranschaulicht sind: Auf ein Verhalten kann kurz- und langfristig eine positive Konsequenz folgen - dies ist etwa dann der Fall, wenn eine Person Sport treibt, was ihr unmittelbar Spaß macht (direkte Belohnung) und auch langfristig zu allgemeinem Wohlbefinden und Fitness führt (langfristige Belohnung). Verhalten, auf das sowohl kurz- als auch langfristig Belohnungen erfolgen, wird mit sehr hoher Wahrscheinlichkeit in Zukunft häufiger auftreten.

Es ist aber auch möglich, daß eine Person nur negative Konsequenzen auf ein Verhalten erfährt. Dies ist etwa der Fall bei einem Kind, das aus Neugier die Hand auf eine heiße Herdplatte legt. Es wird durch Schmerz sofort dafür bestraft und auch langfristig wird dieser Schmerz für eine Bestrafung sorgen. Daß dieses Verhalten in Zukunft wieder gezeigt wird, ist somit sehr unwahrscheinlich.

Besonders häufig sind jedoch Konsequenzen, die sich widersprechen. Zuerst angenehm und später unangenehm sind die Konsequenzen im oben genannte Beispiel vom Restaurantbesuch. Da die kurzfristigen Konsequenzen stärker verhaltenssteuernd wirken als die langfristigen, wird das Verhalten in Zukunft wahrscheinlich wieder gezeigt. Wenn die Person sich nämlich

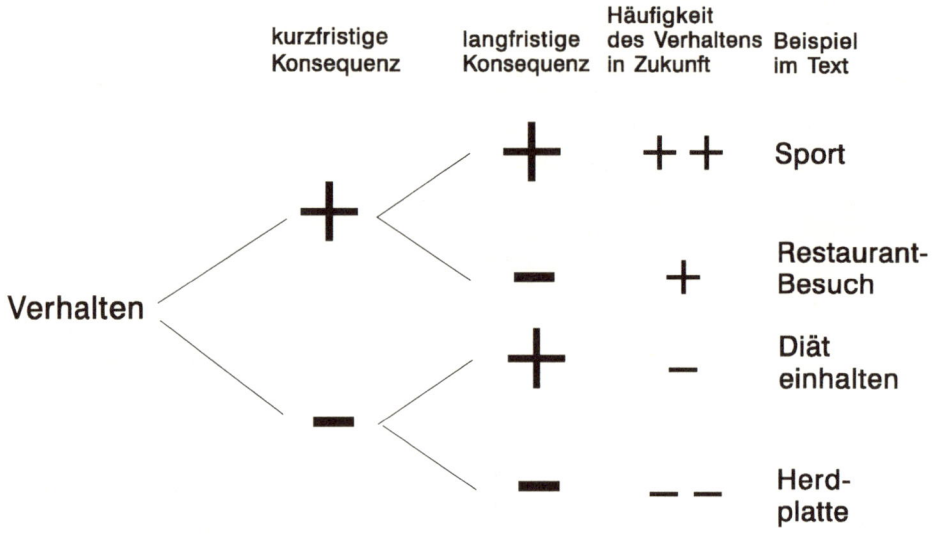

Abbildung 2: Bedeutung der Konsequenzen auf ein Verhalten für dessen Auftretenshäufigkeit

bemüht, eine Diät einzuhalten, erfährt sie genau entgegengesetzte Konsequenzen: Kurzfristig ist die Diät unangenehm (Hungergefühl), langfristig aber sehr angenehm (Gewichtabnahme).
Ein Verhalten, das jemand ändern möchte, wird in der Regel kurzfristig belohnt und langfristig bestraft - z.B. Rauchen (unmittelbarer Genuß, Gefühl gesteigerter Konzentration, soziale Anerkennung; langfristiges Unwohlsein, gesundheitliche Einschränkungen, finanzielle Einbußen usw.). Das gegenteilige Verhalten dagegen (also nicht zu rauchen) hat unmittelbar unangenehme Konsequenzen (Nervosität, Unwohlsein), langfristig aber positive (Stolz, Wohlbefinden). Aufgrund dieser Folge - erst Bestrafung, dann Belohnung - fällt es schwer, dieses Verhalten auszuführen. Das Ziel eines Selbstkontrollprogrammes ist es nun, diesen unmittelbar negativen Konsequenzen angenehme Konsequenzen hinzuzufügen, so daß auf das erwünschte Verhalten in Zukunft nicht nur langfristig, sondern auch kurzfristig angenehme Konsequenzen folgen. Nicht zu rauchen muß also nicht nur langfristig belohnt werden, sondern auch kurzfristig.
   Denkbar ist auch, das unerwünschte Verhalten sowohl kurz- als auch langfristig zu bestrafen. Dann würde dieses Verhalten ja auch nicht mehr auftreten. Eine Zeitlang wurde z.B. mit Alkoholikern tatsächlich so vorgegan-

gen, als ihnen das Medikament Antabus verabreicht wurde. Dieses Medikament hatte zur Folge, daß nach dem Genuß von Alkohol ein massives körperliches Unwohlsein auftrat. Inzwischen wird dieses Medikament aus vielen Gründen nicht mehr eingesetzt. Generell wird es in der Psychologie abgelehnt, Verhalten durch Bestrafung zu verändern, wenn andere Möglichkeiten zur Verfügung stehen. Ein Grund dafür besteht darin, daß durch Bestrafung alleine kein neues Verhalten erlernt wird. Verhaltensänderungen sollten durch Belohnung von erwünschtem Verhalten, nicht durch Bestrafung von unerwünschtem Verhalten erfolgen!

2.2.2 Die Schritte des Selbstkontrollprogramms

Das Selbstkontrollprogramm wird in neun aufeinanderfolgenden Schritten durchgeführt. Es ist wichtig, alle Schritte nacheinander durchzuführen! Die Schritte werden im folgenden einzeln beschrieben. Zur Erleichterung der Durchführung werden zu jedem Schritt Protokollblätter vorgegeben.

1. Schritt: Erstellen einer Liste von Verhaltensweisen, die Sie gerne verändern möchten

Bevor Sie mit dem eigentlichen Veränderungsprogramm beginnen, ist es erforderlich, daß Sie für sich selbst eine Liste anfertigen, auf der Sie angeben, welche Ihrer Verhaltensweisen Sie gerne verändern möchten. Führen Sie diese Verhaltensweisen in einem Satz auf, z.B. in der folgenden Art:

✎ Ich möchte nicht mehr (so viel) rauchen
✎ Ich möchte nicht mehr so schüchtern sein
✎ Ich möchte nicht mehr so ungeduldig im Umgang mit anderen sein
✎ Ich möchte gerne morgens früher aufstehen
✎ Ich möchte gerne im Unterricht aktiver sein

usw.

Nehmen Sie sich etwas Zeit und denken Sie darüber nach, welches Verhalten Sie persönlich gerne an sich selbst verändern möchten. Tragen Sie diese Verhaltensweisen dann auf dem Protokollblatt 1 ein (oder fertigen Sie sich ein entsprechendes Protokollblatt an), indem Sie die Sätze beginnen mit "Ich möchte gerne häufiger ..." oder "Ich möchte nicht mehr ...". Fahren Sie mit dem Programm erst dann fort, wenn Sie das Protokollblatt 1 vollständig ausgefüllt haben!

Ich möchte gerne häufiger ...

1. _____

2. _____

3. _____

4. _____

Ich möchte nicht mehr ...

1. _____

2. _____

3. _____

4. _____

Protokollblatt 1

---

2. Schritt: Auswahl und Analyse eines kritischen Verhaltens

Im folgenden ist es Ihre Aufgabe, aus den Verhaltensweisen von Protokollblatt 1 eine herauszugreifen, die Sie durch dieses Selbstkontrollprogramm verändern möchten. Bei der Auswahl sind allerdings zwei Punkte zu beachten:

✎ Das Problem sollte einfach und nicht tiefgreifend sein. Einfach bedeutet, daß es zu verändern ist, ohne daß sich weitere Verhaltensweisen auch verändern müssen. Nicht tiefgreifend bedeutet insbesondere, daß Sie keine emotionalen Probleme wie Verstimmungen oder Angst auswählen. Bei der erstmaligen Durchführung eines solchen Programms ist es wichtig, daß Sie sich nicht zu stark auf das Problem, sondern auch auf die Art der Durchführung konzentrieren können. Außerdem ist so die Wahrscheinlichkeit, daß Sie mit dem Verfahren ein Erfolgserlebnis haben, besonders groß. Lassen Sie komplexere Probleme vorerst aus und bearbeiten Sie diese zu einem späteren Zeitpunkt, indem Sie dieses Programm ein zweites Mal durchführen.

✎ Das Verhalten darf nicht unter die Kategorie "seltenes Ereignis" fallen und es muß kontrollierbar sein. Beipielsweise ist es ungünstig zu versuchen, die eigene Unfallhäufigkeit zu reduzieren, denn dies ist ein (in der Regel) seltenes Ereignis und das Auftreten ist nicht vollständig kontrollierbar. Risikoverhalten, das zu Unfällen führt, ist dagegen kein seltenes Ereignis und auch voll kontrollierbar. Achten Sie darauf, daß das Verhalten mehrmals täglich auftritt (wenn Sie es reduzieren wollen) bzw. auftreten soll (wenn Sie es steigern möchten)!

Bereits oben wurde gesagt, daß das Ziel von Selbstkontrollprogrammen ist, den unmittelbar unangenehmen Konsequenzen auf ein Verhalten angenehme hinzuzufügen. Es wird also **immer** versucht, ein Verhalten häufiger werden zu lassen. Wenn versucht werden soll, ein Verhalten in seiner Häufigkeit zu reduzieren, muß deshalb ein einfacher Trick angewandt werden: Es muß ein gegenteiliges Verhalten, das mit dem zu verändernden nicht vereinbar ist, in der Häufigkeit gesteigert werden. Dies sei an einem Beispiel verdeutlicht: Jemand beschreibt als sein Problem, daß er nicht mehr so viel streiten möchte. Streiten führt für ihn direkt zu Belohnungen (Dampf ablassen, innere Beruhigung), langfristig hat er aber ein schlechtes Gewissen. Statt dieses Streitverhalten direkt zu reduzieren, versucht er im Rahmen des Selbstkontrollprogramms, ein gegenteiliges Verhalten zu steigern. Dies ist höfliches Verhalten anderer Personen gegenüber sowie sachliche Konfliktlösung. Bislang sind die Konsequenzen darauf im ersten Moment unangenehm (weiteres Ärgern über einen ungelösten Konflikt oder über einen größeren Zeitaufwand durch eine sachliche und ruhige Konfliktlösung; Fortbestehen innerer Erregung), langfristig jedoch angenehm (kein schlechtes Gewissen, Harmonie). Durch das Selbstkontrollprogramm versucht er nun also, die Häufigkeit höflichen und sachlichen Verhaltens zu steigern, indem er den unmittelbar unangenehmen Konsequenzen angenehme hinzufügt. Je häufiger er anderen Menschen gegenüber freundlich ist, desto seltener kann er sich mit ihnen streiten. Das gegenteilige Verhalten von Rauchen kann einfach Nichtrauchen sein. Es kann auch darin bestehen, immer dann, wenn ein starkes Bedürfnis nach einer Zigarette besteht, Obst zu essen oder die Hände anders zu beschäftigen, z.B. durch das Spielen mit einem Bleistift. Psychologische Studien haben gezeigt, daß das Bedürfnis nach einer Zigarette schon recht schnell auch dann nachläßt, wenn jemand diesem Bedürfnis nicht nachgibt. Dieser Effekt kann im Selbstkontrollprogramm ausgenutzt werden, indem dieses "Vermeidungsverhalten" in seiner Häufigkeit gesteigert wird. Häufiger werden soll in dem Beispiel also das Verhalten "Essen oder mit dem Bleistift spielen immer dann, wenn ein starkes Bedüfnis nach einer Zigarette besteht".

Wenn Sie ein zu veränderndes Verhalten ausgewählt haben, das in seiner Häufigkeit reduziert werden soll, dann überlegen Sie sich nun ein Verhalten, das damit nicht zu vereinbaren ist und das Sie im Rahmen dieses Programms steigern. Formulieren Sie weiterhin das ausgewählte Verhalten so, daß es in seiner Häufigkeit oder Dauer objektiv zählbar ist - also z.B. die Anzahl der

Stunden und Minuten, die Sie mit anderen Menschen zusammen waren und in denen Sie sich mit ihnen vertragen haben oder in denen Sie zu ihnen höflich waren; die Anzahl der Situationen, in denen Sie einen Konflikt sachlich und ruhig gelöst haben; die Anzahl der Stunden und Minuten am Tag, in denen Sie wach waren (wenn Sie Ihre tägliche Schlafdauer reduzieren möchten) usw.

Überprüfen Sie Ihre Auswahl und Formulierung noch einmal auf die oben aufgeführten Regeln: Haben Sie ein Verhalten gewählt, das nicht zu komplex ist? Handelt es sich dabei um ein Verhalten, das mehrmals täglich vorkommt und dessen Auftreten Sie kontrollieren können? Ist es ein Verhalten, das Sie in seiner Häufigkeit zu steigern beabsichtigen bzw. haben Sie ein entsprechendes alternatives Verhalten ausgewählt? Haben Sie das zu steigernde Verhalten so formuliert, daß es zählbar oder meßbar ist? Dann tragen Sie jetzt in das zweite Protokollblatt Ihr ausgewähltes Verhalten ein und geben Sie an, welche Maßeinheit Sie zählen möchten.

Bevor Sie zum dritten Schritt übergehen, führen Sie für das ausgewählte Verhalten noch eine *Verhaltensanalyse* durch. Eine Verhaltensanalyse ist die Erforschung von Konsequenzen, die ein Verhalten aufrechterhalten (wenn es zu häufig gezeigt wird) oder das Auftreten verhindern (wenn es zu selten auftritt). Außerdem beinhaltet die Verhaltensanalyse die typischen Situationen, in denen ein Verhalten auftritt oder aber unterdrückt wird. Ihre Aufgabe ist also herauszufinden, in welchen Situationen Ihr Verhalten in der Regel auftritt und welche Konsequenzen auf dieses Verhalten kurz- und langfristig folgen. Tragen Sie das Ergebnis Ihrer Überlegungen in das Protokollblatt Nr. 3 ein. Wenn Sie bislang richtig vorgegangen sind, sollten Sie nach dem Ausfüllen des Protokollblatts folgendes feststellen: Das Verhalten, das Sie steigern möchten, hat langfristig mehr positive Konsequenzen als kurzfristig. Mit den unangenehmen Konsequenzen sollte es umgekehrt sein: Sie sollten häufiger bei den kurzfristigen als bei den langfristigen Konsequenzen aufzufinden sein. Überprüfen Sie, ob das auf Ihr Protokollblatt zutrifft. Sollte das nicht der Fall sein, gehen Sie die einzelnen Punkte dieses 2. Schrittes noch einmal der Reihe nach durch.

3. Schritt: Kontrolle des bisherigen Vorgehens

Der dritte Schritt dient der letztmaligen Kontrolle Ihres bisherigen Vorgehens, bevor im nächsten Schritt die eigentliche Programmdurchführung beginnt. Kontrollieren Sie,

- daß Sie eine Liste mit Verhaltensweisen zusammengestellt haben, die Sie gerne verändern möchten (Protokollblatt 1)
- daß Sie ein Verhalten aus dieser Tabelle ausgewählt haben, das Sie im Rahmen Ihres Selbstkontrollprogramms verändern möchten und das die angegebenen Bedingungen des 2. Schrittes erfüllt (Protokollblatt 2)

✎ daß Sie für dieses Verhalten eine Verhaltensanalyse durchgeführt haben
(Protokollblatt 3).

Mein ausgewähltes kritisches Verhalten, das ich durch das Selbstkontrollprogramm verändern möchte lautet:

Ich möchte gerne häufiger:

_____

Die Häufigkeit des Auftretens des Verhaltens messe ich in
(z.B. Stunden und Minuten):

_____

Protokollblatt 2

Wenn diese Bedingungen erfüllt sind, können Sie zum 4. Schritt übergehen
und Ihr persönliches Selbstkontrollprogramm beginnen.

Typische Situationen, in denen mein ausgewähltes Verhalten auftritt:

Kurzfristige Belohnungen: Kurzfristige Bestrafungen:

-------------------------------   -------------------------------
-------------------------------   -------------------------------
-------------------------------   -------------------------------

Langfristige Belohnungen: Langfristige Bestrafungen:

-------------------------------   -------------------------------
-------------------------------   -------------------------------
-------------------------------   -------------------------------

Protokollblatt 3

4. Schritt: Erhebung der Ausgangslage

Die Durchführung dieses Programmschritts nimmt eine bis zwei Wochen in
Anspruch. Das Ziel in diesen zwei Wochen ist die Ermittlung der durchschnitt-
lichen Auftretenshäufigkeit des ausgewählten Verhaltens vor Beginn der

Verhaltensänderung (*Grundrate* oder *Ausgangslage*). Ihre Aufgabe ist also, täglich genau zu zählen, wie häufig oder wie lange Ihr Verhalten, das Sie steigern möchten, tatsächlich auftritt. Wie lange sind Sie täglich wach (in Stunden und Minuten)? Wie häufig konnten Sie das Rauchen einer Zigarette durch Essen oder Spielen mit einem Gegenstand vermeiden? Wie lange waren Sie mit anderen Menschen zusammen und haben sich mit ihnen vertragen (genaue Anzahl der Stunden und Minuten)? Protokollieren Sie die Auftretenshäufigkeit Ihres Verhaltens über einen Zeitraum von mindestens einer Woche in der Art, die gleich beschrieben wird. Gehen Sie dabei äußerst genau vor. Wenn Sie Ihre Arbeitszeit am Schreibtisch verlängern wollen, ziehen Sie von Ihrer gemessenen Zeit jede Pause ab! Da Sie immer einen Wert für einen ganzen Tag protokollieren müssen, ist es sinnvoll, den Tag über auf einem kleinen Zettel entweder Striche zu markieren für jedes Auftreten des erwünschten Verhaltens oder aber einzelne Zeitetappen aufzuschreiben. Am Tagesende können Sie dann die einzelnen Werte zu einem Gesamtwert summieren.

Sie werden wahrscheinlich feststellen, daß die protokollierte Häufigkeit in den ersten Tagen stark schwankt. Vielleicht aber dauern die starken Schwankungen auch die ganze Woche über an, dann sollten Sie weiterhin beobachten und zwar so lange, bis Sie den Eindruck haben, die Häufigkeit hat sich nun einigermaßen stabilisiert.

Der Grund für diese Schwankungen liegt darin, daß alleine die Beobachtung eines Verhaltens schon leichte Veränderungen bewirkt. Wenn Raucher die Anzahl der gerauchten Zigaretten zählen und die Häufigkeit täglich schwarz auf weiß vor sich sehen, dann sind sie oft bestrebt, diese Anzahl möglichst gering zu halten. Der Grund dafür ist, daß Menschen versuchen, vor sich selbst möglichst gut dazustehen.

Um diesen Effekt schon optimal auszunutzen, ist es ratsam, sich die protokollierten Werte grafisch zu veranschaulichen. Dazu geht man folgendermaßen vor: Man zeichnet auf einem querformatigen A4-Blatt ein Koordinatenkreuz wie auf dem folgenden Protokollblatt 4. Die untere Linie (*X-Achse*) dient zur Kennzeichnung der Tage, an denen Sie Ihr Verhalten beobachtet haben. In ein Diagramm passen dementsprechend etwa 60 Tage, wenn Sie im Abstand von etwa 5 mm jeweils einen Tag eintragen. Auf die senkrechte Achse (*Y-Achse*) trägt man von unten nach oben steigend die möglichen Häufigkeiten des zu verändernden Verhaltens ein, beispielsweise die Anzahl der Minuten, die Sie an einem Tag am Schreibtisch gelernt haben. Die Abstände zwischen den Markierungen müssen gleich groß sein. Die oberste Markierung wird so gewählt, daß der größte erreichbare Wert, der zu vermuten ist, dort eingetragen werden kann. Der unterste Wert entspricht dem wahrscheinlich geringsten erreichbaren Wert. Wenn die Wachstunden gesteigert werden soll, liegt der unterste Wert wahrscheinlich bei 14 Stunden, der oberste bei 24 Stunden. Wenn Sie versuchen, Ihre tägliche Arbeitszeit am Schreibtisch zu steigern, liegt der unterste Wert bei 0; der oberste Wert liegt wahrscheinlich bei etwa 240 Minuten. Die aktuellen Tageswerte tragen Sie wie folgt ein: Suchen

Sie auf der X-Achse die Markierung für den Tag, an dem Sie mit Ihrer Beobachtung angekommen sind. Wenn Sie die Beobachtungen für den vierten Tag eintragen möchten, suchen Sie die Markierung auf der X-Achse für diesen vierten Tag. Gehen Sie von dort aus senkrecht so weit nach oben, bis Sie die Höhe erreicht haben, auf der die Y-Achse den entsprechenden Wert abbildet. Kennzeichnen Sie diesen Punkt mit einem kleinen Kreuz. Verbinden Sie anschließend das vorherige Kreuz mit dem neuen (wenn es nicht das erste ist). Auf diese Art entsteht eine Kurve als Maß für Ihr Verhalten.

Abbildung 3 zeigt dieses Vorgehen am Beispiel einer Person, die versucht, ihre tägliche Arbeitszeit zu verlängern. Während Sie mindestens eine Woche lang diese Grundraten erheben, können Sie bereits mit dem folgenden 5. Schritt beginnen.

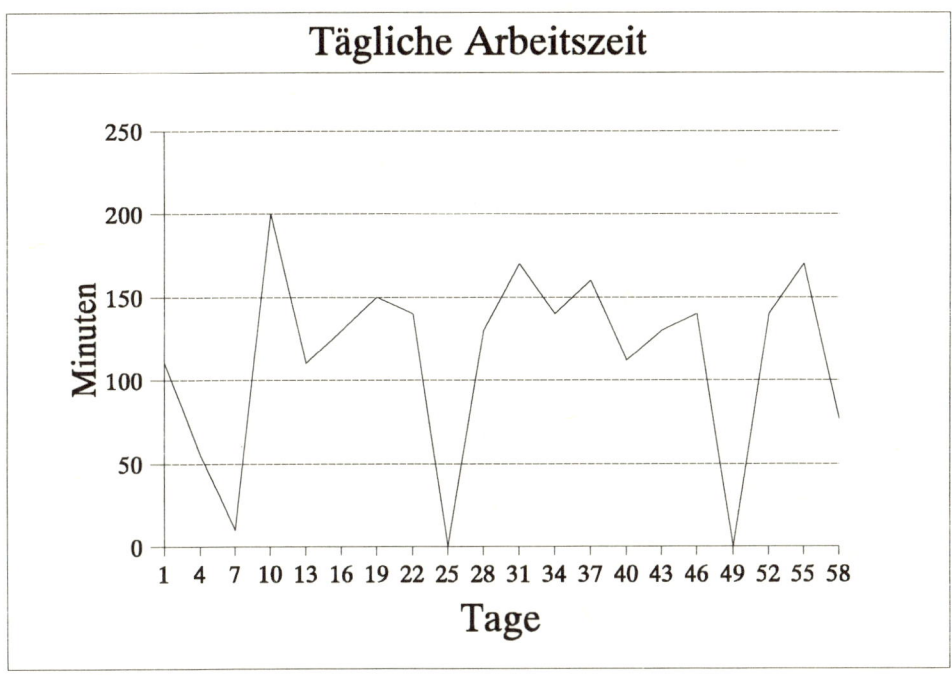

Abbildung 3: Darstellung der täglichen Arbeitszeit

5. Schritt: Auswahl und Wertschätzung von Belohnungen

Im folgenden müssen Sie für sich selbst festlegen, welche Ereignisse für Sie Belohnungen sind. Am besten fragen Sie sich einfach, was Ihnen alles Spaß macht, z.B. was Sie gerne essen, mit wem Sie sich gerne treffen, was Sie gerne unternehmen (Kino, Kneipe, Eisdiele …), mit wem Sie gerne telefonieren usw. Legen Sie eine Liste an, in der Sie mindestens zehn solcher Ereignisse aufführen. Wenn das geschehen ist, schätzen Sie für jede Belohnung ein, wie aufwendig es für Sie ist, diese Belohnung zu bekommen. Aufwand ist sowohl finanziell als auch zeitlich gemeint. Verwenden Sie dazu die kleinen Skalen, die auf Protokollblatt 5 für den zeitlichen und den finanziellen Aufwand angegeben sind. Wenn eine Belohnung Sie sehr wenig kostet, aber vielleicht extrem viel Zeit in Anspruch nimmt, geben Sie die Werte 2 und 7. Addieren Sie anschließend beide Werte und teilen Sie die Summe durch 2, so daß sie den Mittelwert bekommen (in dem Beispiel also $2 + 7 = 9$; $9 : 2 = 4,5$). Sollte keine ganze Zahl dabei herauskommen, runden Sie nach oben auf (im Beispiel ergibt das insgesamt also den Wert 5). Tragen Sie alle drei Werte hinter der Belohnung ein, wie es auf dem Protokollblatt an einem Beispiel vorgemacht wurde. Als Mittelwerte sind alle Werte zwischen 1 und 7 möglich. 1 heißt, daß eine Belohnung wenig Zeit in Anspruch nimmt und Sie nichts kostet (z.B. ein bestimmtes Lied von einer Cassette einmal hören); 7 bedeutet, daß Sie viel Zeit brauchen, um sich diese Belohnung zu geben und daß Sie dazu auch sehr teuer ist (z.B. ein Besuch in einem sehr guten Restaurant mit Freunden). Die Werte zwischen 1 und 7 kennzeichnen dementsprechend einen eher großen oder einen eher geringen Aufwand.

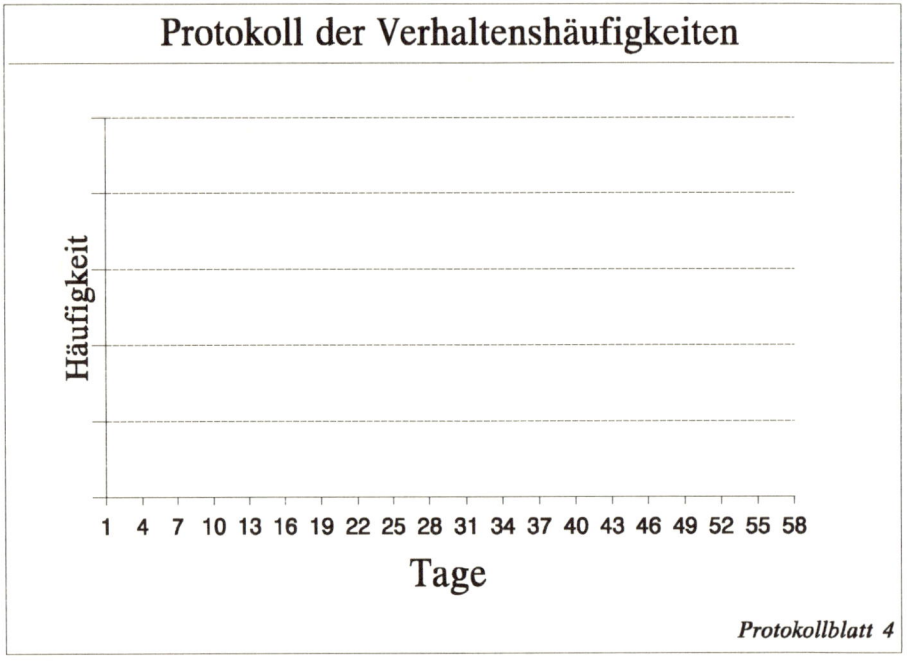

Die fertig ausgefüllte Liste ist erforderlich, um zum nächsten Schritt fortzuschreiten. Dann nämlich müssen Sie festlegen, wie oft Sie Ihr erwünschtes Verhalten zeigen müssen, um eine Belohnung zu bekommen. Sie werden dann auch feststellen, worin der Unterschied besteht zwischen dieser Form der systematischen Belohnung und der sonst im Alltag üblichen Form, die in der Regel keine langfristigen Wirkungen in der erwünschten Art zeigt.

Belohnung	Wert1	Wert2	Mittel
1.	....	....	....
2.	....	....	....
3.	....	....	....
4.	....	....	....
5.	....	....	....

Der finanzielle Aufwand für die Belohnung ist:

extrem klein	sehr klein	klein	mittel	groß	sehr groß	extrem groß

1 ---------- 2 ---------- 3 ---------- 4 ---------- 5 ---------- 6 ---------- 7

Der zeitliche Aufwand für die Belohnung ist:

extrem klein	sehr klein	klein	mittel	groß	sehr groß	extrem groß

1 ---------- 2 ---------- 3 ---------- 4 ---------- 5 ---------- 6 ---------- 7

Beispiel:

Belohnung	Wert1	Wert2	Mittel
1. Kaffee trinken zu Hause	2	3	2,5 (3)
2. Kinobesuch	6	6	6

Protokollblatt 5

6. Schritt: Einen Kontingenzvertrag anfertigen

In den theoretischen Ausführungen zu diesem Programm wurde erläutert, daß Menschen ein erwünschtes Verhalten meistens deshalb nicht zeigen, weil es unmittelbar zu unangenehmen und erst langfristig zu angenehmen Konsequenzen führt (oder umgekehrt: daß sie ein unerwünschtes Verhalten zeigen, weil es kurzfristig belohnt und nur langfristig bestraft wird). Ziel des Selbstkontrollprogramms ist es, dem erwünschten Verhalten auch kurzfristig angenehme Konsequenzen folgen zu lassen. Konkret heißt das: Sie bekommen unmittelbar, nachdem Sie das erwünschte Verhalten gezeigt haben, eine Belohnung. Wie dies genau geschieht, müssen Sie im sogenanten Kontingenzvertrag festlegen.

Zuerst zum Begriff *Kontingenz.* Kontingenz bezeichnet eine Abhängigkeit einer Belohnung von einem Verhalten. Genau diese Kontingenz soll durch das Selbstkontrollprogramm hergestellt werden: Sie sollen eine Belohnung **nur** dann erhalten, wenn Sie das erwünschte Verhalten gezeigt haben. Ohne das Verhalten ausgeübt zu haben, gibt es keine Möglichkeit, die Belohnung zu bekommen. (In diesen strengen Bedingungen besteht der Unterschied zwischen den alltäglichen *Erziehungsmaßnahmen* durch Belohnungen und Ihrem Vorgehen, denn im Alltag gibt es in der Regel viele Möglichkeiten, Belohnungen auch unabhängig von einem bestimmten Verhalten zu erlangen.) Die genaue Art dieser Kontingenz - unter welchen Umständen erhalten Sie wann welche Belohnung - wird im Kontingenzvertrag festgelegt. Das ist ein Vertrag, den Sie mit sich selbst schließen. Es ist wichtig, daß Sie diesen Vertrag wirklich schreiben und alle die Punkte, die im folgenden aufgeführt werden, dort ausführen (siehe auch den unten abgedruckten Mustervertrag):

✎ Vertragskopf mit Vor- und Zunamen
✎ Angabe des Verhaltens, das Sie in seiner Intensität steigern möchten
✎ Wie häufig/lange das Verhalten auftreten muß, damit Sie welche Belohnung bekommen
✎ Die Form der Verabreichung einer Belohnung
✎ Erklärung zu möglichen Vertragsveränderungen
✎ Verpflichtung zur Kontingenz
✎ Erklärung darüber, was Sie tun, wenn Sie den Vertrag nicht einhalten

Die formale Gestaltung des Vertrages mit Benennung des Vor- und Zunamen dient der Steigerung der Selbstverpflichtung. Sie wird noch dadurch gesteigert, wenn Sie den Vertrag an einem Ort in Ihrer Wohnung aufhängen, an dem Sie selbst und auch andere Personen diesen Vertrag sehen. Auf diese Art erreichen Sie, daß Sie sich auch anderen gegenüber zur Einhaltung des Vertrages verpflichtet fühlen.

Übernehmen Sie zuerst den Vertragskopf aus Protokollblatt 6 und füllen Sie Ihn mit Ihrem Namen und dem Zeitraum der Vertragsgültigkeit aus. Im folgenden geben Sie an, welches Verhalten Sie zu steigern planen. Dann müssen Sie festlegen, wie oft oder wie lange Sie das erwünschte Verhalten zeigen müssen, damit Sie eine bestimmte Belohnung bekommen. Deshalb müssen Sie die Belohnungen aus dem Protokollblatt 2 mit *Preisen* versehen. Legen Sie genau fest, wie oft oder wie lange Sie ein Verhalten zeigen müssen, um jede einzelne Belohnung zu bekommen. Beachten Sie dabei Ihre Angaben zum Aufwand der Belohnungen, die Sie auf Protokollblatt 5 eingetragen haben. Je höher der Aufwand für eine Belohnung ist, desto intensiver müssen Sie für diese Belohnung das erwünschte Verhalten zeigen! Für jemanden, der seine Arbeitszeit verlängern will, könnte das bedeuten, daß er für eine Tasse Kaffee zu Hause 15 Minuten arbeiten muß; für einen Kinobesuch aber 120 Minuten. Vergleichen Sie den beispielhaften Kontingenzvertrag in Abbildung 4. Da es nicht sinnvoll und auch nicht praktikabel ist, sofort nach 60 Minuten Arbeit ins Kino zu gehen oder zu telefonieren, sollten Sie sich symbolische Belohnungen (*Münzverstärker* oder *Token*) geben, gegen die Sie später die richtigen Belohnungen eintauschen können. Solche Belohnungen können z.B. Streichhölzer oder Spielmarken oder Pfennigstücke sein. Eine Preisliste gibt an, wieviele solcher Token Sie für die jeweilige Belohnung abgeben müssen. Ihr Ziel ist es, möglichst viele Token zu verdienen, die Sie immer dann eintauschen, wenn Sie eine Belohnung erlangen möchten. Wenn Sie keine Token mehr übrig haben, bekommen Sie auch keine Belohnung! (Für Token gibt es grundsätzlich keinen Kredit!) Wenn Sie diese Preisliste aufgestellt haben, müssen Sie noch festlegen, für welche Verhaltenshäufigkeit Sie einen Token bekommen. Also z.B. einen Token für 10 Minuten konzentrierte Arbeit usw. An dieser Stelle müssen Sie sehr genau abschätzen, welche Leistung Sie für einen Token erbringen müssen. Es ist wahrscheinlich nicht angemessen, 60 Minuten für einen Token lernen zu müssen, wenn Sie dafür nur eine Tasse Kaffee bekommen. Das würde ja bedeuten, daß Sie für einen Abend im Kino vielleicht 7 Stunden lernen müssen. Auch eine zu geringe Leistung ist nicht sinnvoll (2 Minuten für eine Tasse Kaffee, 14 Minuten für einen Kinobesuch), weil dadurch der Wert der Token sinkt. Schätzen Sie ein, wieviele Token Sie pro Tag etwa bekommen werden und wieviel Sie täglich wahrscheinlich eintauschen werden.

Der Kontingenzvertrag enthält darüber hinaus eine Aussage, daß der Vertrag jederzeit schriftlich veränderbar ist. Er schließt mit einer Verpflichtung darüber, etwas sehr Unangenehmes zu tun, wenn Sie den Vertrag nicht einhalten (an dieser Stelle wird nur ausnahmsweise von einer möglichen Bestrafung Gebrauch gemacht). Nehmen Sie sich etwas vor, was Ihnen sehr unangenehm ist, beispielsweise eine Person, die Sie überhaupt nicht leiden können, anzurufen oder einer politischen Partei, die Sie nicht ausstehen können, einen Geldbetrag als Spende zu überweisen. Das Verhalten muß so unangenehm sein, daß es für Sie Anreiz genug ist, den Vertrag einzuhalten. Es darf andererseits nicht so unangenehm sein, daß von vorneherein klar ist, daß Sie es nicht einhalten. Falls Ihnen Veränderungen des Vertrages erforderlich scheinen, sind diese möglich. Wie dies geschieht, wird im 7. Schritt beschrieben.

Hängen Sie den fertig ausgefüllten Vertrag in Ihrer Wohnung aus, so daß Sie selbst und möglichst auch andere Personen ihn oft sehen, beispielsweise von innen an die Wohnungstür. Auch spätere schriftlich festgehaltene Vertragsänderungen müssen dort aufgehängt werden.

Kontingenzvertrag von

_____
(Vor- und Zuname)

Mit diesem Vertrag verpflichte ich mich, mein Selbstkontrollpogramm in der Zeit

vom .... bis mindestens zum ....

durchzuführen und diesen Vertrag einzuhalten. Mit diesem Programm verpflichte ich mich, nachfolgende Belohnungen **nur kontingent** auf mein erwünschtes Verhalten (siehe unten) folgen zu lassen. Ohne dieses Verhalten kann ich die Belohnungen nicht bekommen! Ich lege fest, daß ich für folgendes Verhalten 1 Token (in Fom von:

....

bekomme:

. . . .

Diese Token kann ich folgendermaßen einlösen:

1 Token: oder:
    oder:
2 Token: oder:
4 Token: oder:

usw.

Ich verpflichte mich, diese Belohnungen nur durch Token zu erhalten. Ausnahmen sind nicht gestattet. Es ist aber jederzeit möglich, den Vertrag zu verändern, wenn ich feststelle, daß die Vereinbarungen zu schwer oder zu leicht sind. Diese Veränderungen werden schriftlich vorgenommen.
Sollte ich diesen Vertrag nicht einhalten, verpflichte ich mich,

a) . . . .

b) . . . .

....

Ort, Datum, Unterschrift   *Protokollblatt 6*

Kontingenzvertrag von Ewald Müller

Mit diesem Vertrag verpflichte ich mich, mein Selbstkontrollpogramm in der Zeit

vom 5.11.1994 bis mindestens zum 4.12.1994

durchzuführen und diesen Vertrag einzuhalten. Mit diesem Programm verpflichte ich mich, nachfolgende Belohnungen **nur kontingent** auf mein erwünschtes Verhalten (siehe unten) folgen zu lassen. Ohne dieses Verhalten kann ich die Belohnungen nicht bekommen! Ich lege fest, daß ich für folgendes Verhalten 1 Token in Form von Streichhölzern bekomme:

15 Minuten am Schreibtisch arbeiten

Diese Token kann ich folgendermaßen einlösen:

1 Token:	1 Tasse Kaffee und 1 Zigarette oder 1 Pfeife
oder:	1 Tasse Tee und 1 Zigarette oder 1 Pfeife
oder:	1 Computerspiel 'Soccer' spielen
3 Token:	90 Minuten fernsehen oder: 90 Minuten einen Roman lesen
6 Token:	1 Abend in einer Kneipe oder: 1 Abend mit Freunden
8 Token:	1 Kino- oder Theaterbesuch

Ich verpflichte mich, diese Belohnungen nur durch Token zu erhalten. Ausnahmen sind nicht gestattet. Es ist aber jederzeit möglich, den Vertrag zu verändern, wenn ich feststelle, daß die Vereinbarungen zu schwer oder zu leicht sind. Diese Veränderungen werden schriftlich vorgenommen.
Sollte ich diesen Vertrag nicht einhalten, verpflichte ich mich,

a) mein Computerprogramm 'Soccer' zu löschen und nicht mehr wiederzubeschaffen
b) freiwillig ein Referat im Fach Psychologie übernehmen und halten.

Duisburg, den 4.11.1994

Abbildung 4: Kontingenzvertrag

Abbildung 4 gibt den Kontingenzvertrg von Ewald Müller wieder. Er versucht, seine Arbeitszeit am Schreibtisch zu steigern. Er legt durch seinen Kontingenzvertrag für den Zeitraum eines Monats fest, daß er für 15 Minuten Arbeit einen symbolischen Verstärker bekommt. Diese kann er einlösen, wie er es in der Preisliste festgelegt hat. Für eine Tasse Kaffee oder Tee mit einer Zigarette muß er 15 Minuten arbeiten. Will er aber ins Kino gehen und tagsüber vielleicht drei Tassen Kaffee trinken und jeweils dabei eine Zigarette oder Pfeife rauchen, dann braucht er 11 Token, er muß dafür also 2 Stunden und 45 Minuten arbeiten. Es ist für ihn ratsam, für solche Tage, an denen er viele Token verbraucht, an anderen Tagen einen kleinen Vorrat zu erarbeiten, damit wirklich sicher ist, daß er abends ins Kino gehen kann. Falls er sonst an diesem Tag nicht so fleißig ist, muß sein Abendprogramm ausfallen.

7. Schritt: Durchführung, Häufigkeitskontrolle und Vertragsveränderungen

Das bislang beschriebene Programm soll in den folgenden vier Wochen konsequent von Ihnen durchgeführt werden. Wichtig ist, daß Sie sich an die Vereinbarungen im Kontingenzvertrag halten - auch dann, wenn Sie zwischenzeitig einmal die Lust daran verlieren sollten.

Tragen Sie (am besten abends) die Werte für den aktuellen Tag in die bereits angefangene Grafik von Protokollblatt 4 ein. Manchmal bemerkt man sehr schnell Veränderungen in der erwünschten Richtung. Manchmal aber dauert es etwas länger, bis man die entsprechenden Beobachtungen machen kann. Wichtig ist die **tägliche** Durchführung und Protokollierung!

In der Regel wird im Laufe der Durchführung deutlich, daß die Belohnungen zu leicht zu bekommen sind. Das ist das Ergebnis der Steigerung der Verhaltensintensität. Die Preisliste des Kontingenzvertrags ist dann nicht mehr angemessen. Für diesen Fall können Sie Ihren Kontingenzvertrag durch einen Änderungsvertrag ergänzen. Dieser Änderungsvertrag sollte nur abgefaßt werden, wenn es wirklich erforderlich ist, damit der Kontingenzvertrag nicht unbedeutend wird. Der Änderungsvertrag selbst kann auch wieder vertraglich geändert werden.

Ein Änderungsvertrag wird beispielhaft in Abbildung 5 gezeigt. Er muß folgende Punkte immer beinhalten:

✎ Auf welchen Vertrag bezieht er sich (Datum des Kontingenzvertrags oder des Änderungsvertrages, wenn die neue Änderung sich auf eine vorherige Änderung bezieht)?
✎ Was wird genau wie verändert (z.B. Preisliste)?
✎ Warum wird der Vertrag verändert?
✎ Die Verpflichtungserklärung, daß der Kontingenzvertrag sonst in allen Bestandteilen weiterhin Gültigkeit besitzt.

8. Schritt: Beendigung des Programms

Wenn Sie nach dem vierwöchigen Selbstkontrollprogramm nun abrupt damit aufhören, wird innerhalb kurzer Zeit Ihr erwünschtes Verhalten wieder auf das Niveau der Zeit vor dem Selbstkontrollprogramm ankommen. Das kann nicht das Ziel des Programms sein, denn es soll ja auch langfristig Ihr Verhalten in der gewünschten Art verändern.

Deshalb dürfen Sie nach diesen vier Wochen das Programm auf keinen Fall vollständig beenden - alle Mühe wäre umsonst. Wichtig ist es, das Programm ganz allmählich zu beenden (*ausblenden, ausschleichen* oder *fading*).

Manchmal wird das neue Verhalten durch natürliche Belohnungen aufrecht erhalten. Wenn Sie z.B. häufiger zu anderen Menschen nett sind, dann wird die freundliche Reaktion der anderen nun Ihr Verhalten aufrecht erhalten. Oftmals aber stehen solche natürlichen Belohnungen nicht zur Verfügung, deshalb muß wiederum mit einem Trick gearbeitet werden.

Änderungsvertrag zum Kontingenzvertrag vom 4.11.1994

Der oben angegebene Kontingenzvertrag wird in folgenden Punkten verändert:

1. Zur Erlangung eines Tokens muß ich ab sofort 20 Minuten statt zuvor 15 Minuten am Schreibtisch arbeiten;
2. Für einen Kino- oder Theaterbesuch brauche ich ab sofort nur noch 7 Token abzugeben.

Begründung: Durch die Steigerung meiner täglichen Arbeitszeit ist es inzwischen recht einfach, Token zu erlangen und einen gewissen Vorrat an Token anzulegen. Deshalb wird die Anstrengung zur Erlangung des Tokens gesteigert. Durch diese Steigerung wäre es aber erforderlich, 2 Stunden und vierzig Minuten für einen Kinobesuch zu arbeiten (8 Token). Da das zuviel ist, senke ich den Preis für einen Kinobesuch auf 7 Token. Der Kontingenzvertrag hat in allen weiteren Punkten einschließlich seiner Änderungsverträge weiterhin Bestand.

Duisburg, 20.11.1994

Abbildung 5: Änderungsvertrag

Sie können Ihre erreichte Verhaltensintensität auch langfristig stabil halten, indem Sie das erwünschte Verhalten nun nicht mehr jedesmal belohnen, sondern immer seltener (*intermittierende Belohnung*). Anders formuliert: Um eine bestimmte Belohnung zu bekommen, müssen Sie das Verhalten immer häufiger oder länger zeigen. Wählen Sie dafür eine Belohnung aus Ihrem Kontingenzvertrag heraus; die übrigen Belohnungen sind nun wieder frei zugänglich. Sie sind nicht mehr kontingent an das Verhalten gekoppelt. Versuchen Sie also in der ersten Phase, sich mit der einen ausgewählten Belohnung nur noch dann zu belohnen, wenn Sie eigentlich schon zwei dieser Belohnungen verdient hätten. Beobachten Sie nach wie vor die Häufigkeit oder Dauer des Verhaltens. Wenn Sie nach ein paar Tagen merken, daß das Verhalten nicht seltener wird, steigern Sie die Quote auf eine Belohnung nach eigentlich verdienten drei Belohnungen. Steigern Sie diese Quote langsam, bis Sie merken, daß die Belohnungen zur Aufrechterhaltung Ihres Verhaltens immer unbedeutender werden. Allmählich können Sie das Programm dann ganz beenden.

Änderungsvertrag zum Kontingenz- oder Änderungsvertrag
vom 4.11.1994

Der oben angegebene Vertrag wird in folgenden Punkten verändert:

1.
2.

Begründung:

Der Kontingenzvertrag hat in allen weiteren Punkten einschließlich seiner Änderungsverträge weiterhin Bestand.

....

Ort, Datum, Unterschrift

Protokollblatt 7

---

9. Schritt: Nachkontrollen

Von Zeit zu Zeit werden Sie nach Beendigung des Programms den Eindruck gewinnen, daß Ihr erwünschtes Verhalten wieder seltener wird. In diesem Falle reicht es in der Regel aus, einfach wieder für ein paar Tage das Verhalten systematisch zu beobachten und die Häufigkeit des Auftretens mit den früheren Häufigkeiten zu vergleichen. Sollte diese Beobachtung noch nicht ausreichen, um das Verhalten wieder häufiger werden zu lassen, beginnen Sie das Programm wieder von vorne.

2.2.3 Anwendungsbeispiele aus der Psychologie

In vielen verschiedenen Bereichen der Psychologie wurden Selbstkontrollprogramme bereits erfolgreich eingesetzt. Beispielsweise konnten sie in Schulen angewandt werden, um die Mitarbeit der Schüler zu verbessern oder das Störverhalten zu senken. Teilweise wurden auch Selbstkontrollprogramme in Gruppen (Schulklassen) durchgeführt. Dabei wird so vorgegangen, daß die Schulklasse in Abhängigkeit von der zeitlichen Dauer, die sie im Unterricht ruhig war, früher aus dem Unterricht in die Pause gehen dürfen.

Am häufigsten wurden Selbstkontrollprogramme aber im Rahmen von Raucherentwöhnungstrainings eingesetzt. Das Vorgehen dabei entspricht etwa dem beschriebenen Programm. Berichte über die Ergebnisse solcher Anwendungen sind überwiegend positiv.

In neuerer Zeit werden Selbstkontrollprogramme häufiger in der medizinischen Psychologie eingesetzt. So konnte z.B. gezeigt werden, daß das Ausmaß, in dem Patienten ihre Medikamente einnehmen, durch ein Selbstkontrollprogramm gesteigert werden kann. Dies gilt auch dann, wenn die Medikation sehr komplex ist (etwa bei Diabetikern oder oft bei alten Menschen).

Insgesamt sind die Erfolge der Selbstkontrollprogramme in allen Bereichen sehr groß und vergleichbar mit anderen (therapeutischen) Programmen zur Verhaltensänderung. Ihr entscheidender Vorteil liegt aber darin, daß sie preiswert und einfach durchzuführen sind; Erfolge stellen sich vergleichbar schnell ein. Es muß kein Psychotherapeut und kein anderer professioneller Helfer engagiert und bezahlt werden. Erfolge stellen sich bereits nach wenigen Wochen ein. Die Beachtung der Indikation (s.u.) ist aber sehr wichtig. Darüber hinaus bekommt der, der sein Verhalten selbst kontrolliert, nicht den Eindruck, daß nur andere Personen ihm helfen können, sondern auch er sich selbst. Dies wiederum ist wichtig für die Psychohygiene des Betroffenen (siehe zur psychologischen Bedeutung des Kontrollerlebens im Alter auch Kapitel 3.2).

2.2.4 Indikation und Kontraindikation

Die Antwort auf die Frage, wann ein Selbstkontrollprogramm zur Veränderung eines Verhaltens angebracht ist (Indikationsfrage), kann aus den bisherigen Abschnitten bereits erkannt werden: Selbstkontrollprogramme sind geeignet zur Veränderung von einzelnen, isolierten Verhaltensweisen wie Rauchen, Arbeitsverhalten, tägliche Schlafdauer usw. Isoliert bedeutet nicht, daß nicht möglicherweise tieferliegende Ursachen hinter einem Verhalten stehen, sondern daß die Veränderung dieses Verhaltens möglich ist, ohne zugleich auch eine Reihe anderer Verhaltensweisen verändern zu müssen. Dies ist bei den bereits häufig zitierten Beispielen der Fall. Zur Indikationsfrage kann zusammenfassend also gesagt werden: Alle isolierten Verhaltensweisen, die kontrollierbar sind, können durch Selbstkontrollprogramme verändert werden.

Die Durchführung eines Selbstkontrollprogramms ist in zwei Fällen nicht angemessen (Kontraindikation):

✎ Wenn schwerwiegende Probleme bewältigt werden sollen, beispielsweise starke depressive Symptome oder starke emotionale Probleme wie Angst, Panik oder Aggressionen. In diesen Fällen ist in der Regel - ebenso wie bei psychotischen Symptomen - professionelle Hilfe erforderlich.

✎ Bei komplexen Verhaltensauffälligkeiten wie Schüchternheit oder selbstunsicheres Verhalten. Solchen Auffälligkeiten liegt häufig ein Mangel an sozialen Fähigkeiten zugrunde, die erst erlernt werden müssen, bevor sie in ihrer Intensität gesteigert werden können. In diesen Fällen besteht oftmals eine Indikation zu Selbstsicherheitstrainings, Selbstmanagement-Programmen oder - im Falle von Streßproblemen - Streßbewältigungsprogrammen, die in den nachfolgenden Kapiteln beschrieben werden.

2.2.5 Zusammenfassung

Den theoretischen Hintergrund des Selbstkontrollprogramms bilden die psychologischen Lerntheorien. Sie besagen, daß das Auftreten eines Verhalten von der Art der nachfolgenden Konsequenzen bestimmt wird. Diese Konsequenzen können angenehm oder unangenehm sein. Verhalten, das Menschen zu steigern wünschen, führt in der Regel unmittelbar zu unangenehmen und langfristig zu angenehmen Konsequenzen, so daß das Verhalten zu selten auftritt. Das Selbstkontrollprogramm soll die unmittelbaren Konsequenzen positiver gestalten und dadurch die Verhaltensintensität steigern. Das Vorgehen ist in 9 Schritte gegliedert, die u.a. Verhaltensauswahl, Vertragsabschluß mit sich selbst, systematische Verhaltensbeobachtung, Belohnungssuche und konsequente Durchführung beinhalten. Selbstkontrollprogramme sind immer dann sinnvoll, wenn isoliertes Verhalten verändert werden soll. Sie sind nicht anzuwenden bei schwereren Problemen oder bei der Veränderung von komplexeren Verhaltensbereichen.

2.2.6 Weiterführende und ergänzende Literatur

Ausführliche Beschreibungen von Selbstkontrollprogrammen finden sich in den folgenden Büchern:

Teegen, F., Grundmann, A. & Röhrs, A. (1982). *sich ändern lernen. Anleitungen zur Selbsterfahrung und Verhaltensmodifikation*. Reinbek: rororo.

Watson, D. & Tharp, R. (1985). *Einübung in Selbstkontrolle. Grundlagen und Methoden der Verhaltensänderung*. München: Pfeiffer.

Beide Bücher geben ausführliche Anleitungen zur Durchführung von Selbstkontrollprogrammen. Das Buch von Watson und Tharp geht darüber hinaus ausführlich auf den theoretischen Hintergrund der einzelnen Programmschritte ein.

Zimbardo, P.G. (1992). Psychologie. Berlin: Springer.

Dieses Buch gibt einen guten Überblick über alle wichtigen Themen der Psychologie. Darunter ist auch ein ausführliches Kapitel über psychologisches

Lerntheorien, das zur Ergänzung des theoretischen Kapitels herangezogen werden kann.

Brengelmann, J.C. (1979). Selbstkontrolle als wirksamste und wirtschaftlichste Methode der Raucherentwöhnung. *Suchtgefahren*, *25*, 194-204.

Dieser kurze, aber für Laien schwerverständliche Text vergleicht die Wirksamkeit von Selbstkontrollprogrammen zur Raucherentwöhnung mit vielen verschiedenen anderen psychologischen und pharmakologischen Vorgehensweisen. Er belegt beeindruckend die größere Wirksamkeit der Selbstkontrollprogramme aufgrund eigener Untersuchungen.

Bents, H. & Bents, E. (1991). Psychosomatische Aspekte der Nicotinabhängigkeit und Raucherentwöhnung. In R. Meermann & W. Vandereycken (Hrsag.), *Verhaltenstherapeutische Psychosomatik und Praxis* (S. 315-334). Schattauer-Verlag.

Die Autoren dieses Artikels beziehen sich speziell auf Techniken zur Raucherentwöhnung. Dabei wird in praktischer und leicht verständlicher Form ein Selbstkontrollprogramm zur Raucherentwöhnung vorgestellt.

2.3 SELBSTSICHERHEITSTRAINING FÜR ALTENPFLEGER UND ALTENPFLEGERINNEN
(Bettina Schmidt)

Selbstsicherheitstrainings haben seit den 70er Jahren einen deutlichen Aufschwung genommen. Mittlerweile gibt es solche Trainings in unterschiedlichen Formen (als Gruppen- oder Einzeltraining), für unterschiedliche Personengruppen (Lehrer, Schüler, Gruppenleiter, Psychiatriepatienten, Manager), nach streng reglementiertem oder eher freiem Vorgehen und mit unterschiedlicher Zielsetzung. Selbstsicherheit ist ein vielschichtiger Gegenstand, der nahezu für alle Bevölkerungsgruppen von Bedeutung und bei unterschiedlichen Schwierigkeiten erfolgreich anzuwenden ist.

2.3.1 Einleitung

Bevor im weiteren Verlauf ein ausführliches Selbstsicherheitsprogramm vorgestellt wird, sollen zunächst theoretische Grundlagenkenntnisse vermittelt werden. Um sich erfolgreich mit der eigenen Selbstunsicherheit auseinanderzusetzen, ist es notwendig, genauere Informationen zur Selbstsicherheit zu erhalten. Bei Betrachtung der unterschiedlichen Zielsetzungen von Selbstsicherheitstrainings wird deutlich, daß verschiedene Erklärungsmodelle existieren, die die unterschiedlichen Bereiche von Selbstsicherheit und Selbstunsicherheit beleuchten. Um sich ein angemessenes Ausmaß an Selbstsicherheit zu erarbeiten, ist die Abgrenzung zu Aggresssion einerseits und Selbstunsicherheit andererseits notwendig.

Die drei Bereiche der Selbstsicherheit

Selbstsicherheit oder Selbstunsicherheit lassen sich nicht auf eine einzelne Ursache zurückführen. Es gibt unterschiedliche Gründe dafür, warum manche Menschen selbstsicher und andere selbstunsicher sind. Wenn man die historische Entwicklung der verschiedenen Formen von Selbstsicherheitstrainings betrachtet, wird deutlich, daß sich Selbstsicherheit aus drei verschiedenen Hauptaspekten zusammensetzt. Selbstsicherheit wird als Einheit aus Emotion, Verhalten und Kognition verstanden.

Emotionaler Aspekt von Selbstsicherheit
Zu Beginn der Beschäftigung mit der Selbstsicherheit wurde angenommen, daß Selbstunsicherheit ein Zeichen *sozialer Angst* ist. Eines der ersten Selbstsicherheitstrainings (nach Wolpe) verfolgte das Ziel, die soziale Angst selbstunsicherer Menschen zu verringern. Unter sozialer Angst wird die Angst vor Kritik oder vor öffentlicher Beachtung, die Angst vor Ablehnung oder die Angst vor Autoritäten verstanden. Beispiele für Situationen, in denen soziale Angst auftritt, können sein:

✎ Vorstellungsgespräch oder mündliche Prüfung,
✎ Besuch einer Party mit ausschließlich unbekannten Gästen,
✎ peinlicher Vorfall in der Öffentlichkeit (etwa im Restaurant den Wein verschütten),
✎ neue, unbekannte soziale Situationen (etwa der Urlaubsort, in dem eine fremde Sprache gesprochen wird),
✎ Besuch bei den Eltern, die häufigere Treffen fordern.

Die Liste solcher Situationen ist lang, und alle Menschen kennen die daraus resultierenden Gefühle der Angst, Unsicherheit, Scham, Hilflosigkeit und Anspannung. In einem hierfür geeigneten Selbstbehauptungstraining wird versucht, die hemmende Angst zu bewältigen oder zu reduzieren. In bisher angstbesetzten Situationen sollen nach und nach selbstsichere Verhaltensweisen bewußt gezeigt werden, bis die Angst vor solchen Situationen durch das häufige Üben verschwindet.

Verhaltensaspekt von Selbstsicherheit
Später zeigte sich, daß Selbstunsicherheit nicht nur auf Angst zurückzuführen ist, sondern auch auf *mangelnde soziale Fertigkeiten.* Manche Personen, die wenig ängstlich sind, können trotzdem nicht selbstsicher auftreten. Ein selbstsicherer Mensch muß sich ebenfalls bestimmtes Wissen und bestimmte Fähigkeiten erarbeiten. Es ist falsch zu glauben, daß soziale Fertigkeiten, anders als Pflegefertigkeit, auf Begabung beruhen, die nicht erworben werden können, ohne unnatürlich zu wirken! Unsicheren Menschen fehlen die Kenntnisse darüber, wie selbstsicheres Verhalten auszusehen hat. Im Laufe ihres Lebens haben sie diese entweder nicht erworben oder wieder verlernt. Es mangelt an der notwendigen Sozialen Kompetenz (nach dem amerikanischen Psychologen Lazarus). In geeigneten Selbstsicherheitstrainings wird gelernt, sich erfolgreich mit der eigenen Umwelt auseinanderzusetzen. Es werden Strategien vermittelt, die es beispielsweise ermöglichen, eigene Forderungen durchzusetzen, Wünsche zu äußern, Kontakte zu knüpfen, auf andere einzugehen oder sich in andere hineinzuversetzen, ohne abgewiesen zu werden oder aggressiv zu erscheinen.

Kognitiver Aspekt von Selbstsicherheit
Vor etwa 20 Jahren wurde die Suche nach den Ursachen für Selbstunsicherheit um einen weiteren Faktor ergänzt. Die Bedeutung des *Selbstbildes* und der sozialen Wahrnehmung für die individuelle Selbstsicherheit wurde erkannt. Es ist nicht ausreichend, wenig sozial ängstlich zu sein und über genügende soziale Fertigkeiten zu verfügen, wenn ein negatives Selbstbild bei der Person vorherrscht. Das Selbstbild (Selbstkonzept) beinhaltet die Einstellung einer Person zu sich selbst hinsichtlich persönlicher Eigenschaften und Fähigkeiten (siehe hierzu auch Kapitel 3.4). Es kann und wird Unterschiede geben zwischen den Einschätzungen zur eigenen Person und der Einschätzung

der anderen zur eigenen Person. Deshalb ist es schwierig, Aussagen über die "Richtigkeit" eines Selbstkonzepts zu treffen. Allerdings läßt sich oft erkennen, ob ein Mensch ein eher positives oder aber negatives Selbstkonzept besitzt. Unter "Selbstwertgefühl", der subjektiven Bewertung des eigenen Selbstkonzepts, wird die eigene wertende Einstellung zu diesen Eigenschaften und Fähigkeiten bezeichnet. Personen, die sich selbst nur gering wertschätzen, meinen vielleicht, daß sie über keinerlei soziale Fähigkeiten verfügen, daß es ihnen nicht zusteht, Forderungen zu stellen oder daß niemand daran interressiert ist, mit ihnen Kontakte zu knüpfen. Die eigene Abwertung führt zu ständiger Erwartung von Fehlschlägen und Zurückweisungen. Diese Mißerfolgserwartung wiederum führt dazu, daß viele Ereignisse tatsächlich zu Mißerfolgen führen (im Sinne einer "sich selbst erfüllenden Prophezeiung"). In einer hier geeigneten Trainingsform wird versucht, die Selbstbewertung zu verbessern, z.B. mit Hilfe positiver Selbstanweisungen (Äußerungen zu sich selbst, die sich auf die eigenen Fähigkeiten beziehen, etwa: "Das hast Du gut gemacht!") oder durch die Entlarvung falscher, zur Abwertung führender Ansichten über die eigene Person ("Ich bin schon immer ein Versager gewesen!" oder "Ich muß bei allen Menschen beliebt sein!").

Die heutigen Trainingsformen beziehen häufig alle drei Kategorien in ihr Programm mit ein. Das Lernkonzept berücksichtigt sowohl die kognitiven als auch die emotionalen und die Verhaltensaspekte von Selbstsicherheit. Selbstsicherheit bedeutet demnach:

✎ eigene Ansprüche zu haben (Einstellung zur eigenen Person),
✎ den Mut zu besitzen, diese Ansprüche zu stellen (Angst/Hemmung),
✎ die Fähigkeit, die Ansprüche durchzusetzen (soziale Fertigkeiten).

Ein Übungsprogramm, das Selbstsicherheit als aus drei Komponenten bestehend betrachtet, kann z.B. dazu verhelfen:

✎ den Wunsch zu entwickeln, die eigene Arbeitskraft ausreichend gewürdigt zu bekommen (Einstellung zu sich selbst und der eigenen Arbeitsleistung);
✎ den Mut aufzubringen, die Teilnahme an einer Weiterbildungsmaßnahme zur Stationsleitung zu fordern (soziale Angst/Hemmung);
✎ die Fähigkeit zu erwerben, sich erfolgreich um eine Leitungsstelle zu bewerben und angemessen zu besetzen (soziale Fertigkeiten).

Selbstsicherheit zwischen Aggression und Selbstunsicherheit

Noch vor einigen Jahren wurde Selbstsicherheit als Gegenstück zu Unsicherheit und Angst betrachtet. Aus diesem Grund war es schwierig, selbstsicheres von aggressivem Verhalten zu unterscheiden. In einigen frühen Trainingsprogrammen wurde Selbstbehauptung gleichgesetzt mit der Fähigkeit, in verschiedenen Situationen Gefühle zu äußern und Forderungen zu stellen. Hierbei wurden rücksichtslose und aggressive Verhaltensweisen in Kauf genommen oder sogar gewünscht. Aktuelle Selbstsicherheitstrainings haben die Gefahr der Einübung aggressiver Verhaltensweisen erkannt, etwa die steigende Konflikthäufigkeit. Nach heutiger Auffassung befindet sich Selbstsicherheit in der Mitte zwischen den beiden Polen Selbstunsicherheit und Aggressivität. Weder Unsicherheit noch rücksichtsloses Vorgehen sind erwünschte Verhaltensweisen zur erfolgreichen Lebensbewältigung. Da die Grenzen jedoch teilweise unscharf verlaufen, soll die folgende Tabelle Aufschluß darüber geben, wie sich Selbstsicherheit von Aggression und Unsicherheit unterscheiden läßt.

In dieser Tabelle werden die Unterschiede zwischen selbstunsicheren, selbstsicheren, und aggressiven Verhaltensweisen und Gefühlen herausgearbeitet. Es ist weder für selbstunsichere noch für aggressive Personen möglich, verantwortungsbewußt mit den eigenen bzw. den Bedürfnissen und Forderungen der anderen umzugehen. Selbstunsichere Personen verletzen ihre eigenen Rechte und Gefühle zugunsten der anderen. Aggressive Personen setzen ihre Rechte und Forderungen durch, allerdings nur auf Kosten der anderen.

Selbstsicherheit ermöglicht einen angemessenen Umgang mit den eigenen Wünschen und Forderungen, bei Berücksichtigung der Rechte und Interessen von anderen.

Ziele und Techniken selbstsicheren Verhaltens

Nachdem dargestellt wurde, aus welchen unterschiedlichen Komponenten sich Selbstsicherheit zusammensetzt und worin sie sich von Selbstunsicherheit und Aggression unterscheidet, soll nun systematisch aufgelistet werden, welche konkreten Verhaltensweisen Selbstsicherheit kennzeichnen.

Unter Verhalten wird nicht nur daß äußerlich sichtbare Handeln verstanden, sondern ebenso alle inneren, nicht sichtbaren Lebensäußerungen, also auch Gedanken und Gefühle. Häufig wird zwischen formalen und inhaltlichen Aspekten der Selbstsicherheit unterschieden.

Formale Kriterien selbstsicheren Verhaltens
- Klares und deutliches Sprechen mit entsprechender Betonung, Satzmelodie und Sprechpausen sowie an die Situation und an die räumliche Distanz zum Gegenüber angepaßte Lautstärke;
- Gebrauch des Wortes "Ich" statt der allgemeinen Formulierung "man";
- Blickkontakt beim Zuhören und Sprechen herstellen und halten, Blickkontakt im Gespräch zielgerichtet einsetzen;
- Variationsreiche, entspannte und mühelose Gestik, die die Aussage unterstreicht;
- Mimik, die mit der inhaltlichen Äußerung übereinstimmt, diese unterstützt anstatt sie zu verfälschen (etwa ein entschuldigendes Lächeln beim Durchsetzen einer Forderung);

✎ Aufrechte und entspannte Körperhaltung ohne unwillkürliche Bewegungsabläufe (z.B. unruhiges Gestikulieren);
✎ Raumnutzung zweckmäßig, situationsangepaßt und flexibel gestalten, angemessene Distanz zum Gegenüber wählen.

	Selbstunsicherheit	Selbstsicherheit	Aggressivität
V e r h a l t e n	✎ Der Blick ist gesenkt ✎ Der Körperausdruck ist angespannt und ängstlich ✎ Stimme ist leise und der Tonfall ausdruckslos ✎ Gefühle werden nicht gezeigt ✎ Einstellungen und Ansichten werden nicht geäußert ✎ Eigene Forderungen und Rechte werden nicht durchgesetzt ✎ Lob wird abgewehrt ✎ Kontakte werden nicht gesucht ✎ Öffentliche Beachtung wird vermieden	✎ Blickkontakt wird gesucht und gehalten ✎ Der Körperausdruck ist entspannt und ruhig ✎ Es wird mit angepaßter Lautstärke und Satz-Melodie gesprochen ✎ Gefühle werden offen und aufrichtig gezeigt ✎ Einstellungen und Ansichten werden angstfrei geäußert ✎ Forderungen und Rechte werden durchgesetzt, ohne die Rechte der anderen unnötig zu beschneiden ✎ Lob wird angenommen und zugestimmt ✎ Kontakte werden nach Bedarf geknüpft, aufrechterhalten und beendet ✎ Öffentliche Beachtung wird akzeptiert	✎ herausfordernder Blick ✎ ausdrucksstarker, aufdringlicher Körperausdruck ✎ laute Stimme, Gefühle werden unangemessen geäußert ✎ Einstellungen, Ansichten werden aufgedrängt ✎ Forderungen und Rechte werden rücksichtslos durchgesetzt ✎ Lob wird betont ✎ Kontakte werden ohne Rücksicht auf den anderen gestaltet ✎ Öffentliche Beachtung wird gesucht und gefordert
G e f ü h l e	✎ ängstlich ✎ schuldig ✎ verletzt	✎ selbstsicher ✎ selbstachtend ✎ entspannt ✎ zuversichtlich	✎ selbstgerecht ✎ überlegen

Inhaltliche Kriterien selbstsicheren Verhaltens
- Berechtigte Kritik annehmen und akzeptieren, ohne sich zu rechtfertigen oder zu verteidigen;
- Unberechtigte Kritik freundlich aber bestimmt zurückweisen;
- Komplimente annehmen und ihnen zustimmen, ohne die gelobte Leistung abzuwerten; sich selbst loben;
- Eigenständig Lob und Kritik in angemessener Form äußern;
- Sich Fehler erlauben und diese zugeben;
- Sich öffentlicher Beachtung aussetzen;
- Gespräche und Kontakte wunschgemäß herstellen, aufrechterhalten und auch beenden;
- "Nein" sagen und ungerechtfertigte Wünsche zurückweisen;
- Aktiv und passiv Widerspruch äußern, keine nichtvorhandene Übereinstimmung signalisieren;
- Begründungen für erhaltene Anweisungen oder gestellte Forderungen verlangen;
- Sich nicht in eine Rechtfertigungsposition drängen lassen;
- Eigene Bedürfnisse, Gefühle, Forderungen, Interessen, Meinungen und Einstellungen angstfrei äußern;
- Die Bedürfnisse, Gefühle, Forderungen, Interessen, Meinungen und Einstellungen anderer wahrnehmen und berücksichtigen;
- Eigene Bedürfnisse, Interessen, Forderungen und Meinungen angemessen durchsetzen.

Ziel einer Vielzahl von Verhaltenstrainings ist es, einige oder viele dieser Fähigkeiten zu vermitteln. Selbstsicherheit ermöglicht eine ausgewogene Lebensweise zwischen Selbstverwirklichung einerseits und sozialer Anpassung andererseits. Die Fähigkeit zur Lebensbewältigung und Konfliktlösung wird unterstüzt.

2.3.2 Lerntheoretischer Hintergrund

In der Einleitung wurde versucht, den Begriff Selbstsicherheit zu bestimmen, ihn abzugrenzen gegenüber Unsicherheit und Aggression sowie Ursachen für Selbstunsicherheit herauszuarbeiten. Um jedoch selbstsicher zu werden, ist es nicht ausreichend zu erkennen, woher Selbstunsicherheit resultiert, sondern zu wissen, wie selbstunsicheres Verhalten zu selbstsicherem Verhalten verändert werden kann. In der heutigen wissenschaftlichen Forschung wird davon ausgegangen, daß die verschiedenen Ursachen für Selbstunsicherheit gelernt und deshalb veränderbar sind.

Lernen als Grundlage zur Verhaltensänderung

In der Psychologie wird unter "Lernen" nicht nur die Aneignung von Wissen verstanden, wie dies im Alltagssprachgebrauch üblich ist. Alle Prozesse, die auf Erfahrung aufbauen und zu einer überdauernden Verhaltensänderung führen, werden mit Lernen bezeichnet. Jede Verhaltensweise also, die über einen längeren Zeitraum beibehalten wird und die durch Erfahrung und Übung erworben und entwickelt wurde, kommt durch Lernen zustande. Alltägliche Verhaltensweisen, wie etwa Lesen oder Laufen sind gelernt. Aber auch kompliziertere Verhaltensmuster, etwa Autos zu reparieren oder selbstsicher aufzutreten, müssen erst gelernt werden, bevor sie ausgeführt werden können.

Durch die Fähigkeit zu lernen können wir flexibel auf unsere Umwelt reagieren, wir können unser Verhalten aber auch unsere Gedanken und Gefühle verändern. Es existieren verschiedene Lernformen, anhand derer aktuelles Verhalten entstanden ist und mit Hilfe derer auch neue Verhaltensweisen entwickelt werden können. Vier Formen sollen kurz dargestellt werden, um näher auszuführen, wie und warum soziale Angst entstehen kann, warum manche Menschen nicht über ausreichende soziale Fertigkeiten verfügen und wie negative Selbstbewertungen gelernt werden. Wenn diese drei Komponenten der Selbstunsicherheit durch Lernen zustande gekommen sind, ist es ebenfalls möglich sie mit Hilfe von Lernprogrammen wunschgemäß zu verändern.

Klassisches Konditionieren

Grundvoraussetzung beim klassischen Konditionieren ist die Tatsache, daß bestimmte Reize zu festgelegten Reaktionen führen. Beispielsweise führt ein unerwartetes lautes Geräusch bei Kindern zu Erschrecken und Angst. Wird nun dieser Reiz mit einem anderen Reiz vernüpft, kann auch der andere Reiz eine ähnliche Reaktion hervorrufen. Tritt z.B. das laute Geräusch immer gemeinsam mit einem Flugzeug am Himmel auf, genügt nach einiger Zeit allein das Flugzeug, um Angst bei dem Kind hervorzurufen.

Möglicherweise wurde auch selbstunsicheres Verhalten oder soziale Angst durch klassisches Konditionieren gelernt. Beispielsweise ist eine Person in der Vergangenheit von einem Vorgesetzten sehr verspottet worden. Das Ausgelachtwerden hat zu Unsicherheit und Verletzung geführt. Da die Person von einem Vorgesetzten verspottet wurden, werden später möglicherweise alle Autoritätspersonen mit Spott in einen Zusammenhang gebracht (*Generalisierung* von einem Reiz auf ähnliche). Die Person ist dann in Situationen mit Vorgesetzten in Zukunft unsicher und ängstlich, obwohl dazu vielleicht kein Grund besteht.

Verstärkungslernen

Beim Verstärkungslernen (Lernen aus Konsequenzen) wird davon ausgegangen, daß ein Mensch eine Vielzahl von möglichen Verhaltensweisen zur Verfügung hat, die als Reaktion auf eine Situation gezeigt werden können. Die

Entscheidung für ein bestimmtes Verhalten wird - vereinfacht ausgedrückt - entweder belohnt oder bestraft. Bei Belohnung steigt die Auftretenshäufigkeit des Verhaltens, bei Bestrafung sinkt die Auftretenshäufigkeit dieses Verhaltens (das Verstärkungslernen wird ausführlich im Kapitel 2.2 besprochen).

Durch Verstärkungslernen kann sowohl selbstunsicheres als auch selbstsicheres Verhalten gelernt werden. Selbstunsicheres Verhalten wird entweder gelernt, weil es belohnt wird (z.B. Konfliktvermeidung) oder weil selbstsicheres Verhalten bestraft wird (z.B. steigende Auseinandersetzungen). Auch soziale Ängstlichkeit kann belohnt werden und sich dadurch verstärken (z.B. macht eine Person, die jede öffentliche Situation meidet, nie peinliche Erfahrungen, die von den meisten anderen Menschen gemacht und als sehr unangenehm erlebt werden). Eine negative Selbstbewertung wird möglicherweise dadurch gelernt, daß falsche Überzeugungen (z.B.: "Alle müssen mich mögen" oder "Ich muß alles können") durch die Umwelt verstärkt werden. Die Unmöglichkeit, die Ansprüche dieser inneren Überzeugungen auf Dauer zu erfüllen, schwächt das Selbstwertgefühl.

Selbstsicherheit kann durch Verstärkungslernen gesteigert werden, indem es beim Auftreten belohnt, d.h. verstärkt wird und selbstunsicherem Verhalten die Belohnung entzogen wird.

Modellernen
Unter Modellernen wird das Lernen durch Beobachtung verstanden, d.h. wir beobachten Menschen in ihrem Verhalten und lernen dadurch. Das beobachtete Verhalten und die darauf folgenden erkennbaren Verhaltenskonsequenzen können dazu genutzt werden, das eigene Handeln zu gestalten. Durch Nachahmung können dann neue Verhaltensweisen entwickelt werden, ohne sie einzeln durch Versuch und Irrtum überprüfen zu müssen.

Bestimmte Voraussetzungen sollten erfüllt sein, damit das Lernen durch die Beobachtung von Modellen ähnlich erfolgreich ist wie das Lernen durch Konsequenzen. Wir lernen eher durch Nachahmung, wenn:

✎ das Modell positiv erscheint,
✎ das beobachtete Verhalten belohnt wird,
✎ die beobachtete Person uns relativ ähnlich ist (Alter, Aussehen, Status).

Auch soziale Angst und selbstunsicheres Verhalten kann über Beobachtungen gelernt werden, etwa wenn ein Mitglied der eigenen Familie sich häufig selbstunsicher verhält und mit diesem Verhalten vordergründig auch erfolgreich zu sein scheint. Die Angst und das Verhalten sind also nachahmenswert.

Selbstsicherheitstrainings nutzen die Wirkung des Lernens über Beobachtung. Den Teilnehmern wird geraten, die Mitmenschen im Alltag zu beobachten, um ihre Verhaltensweisen zu studieren und selbstsichere Formen nachzuahmen. Auch andere Teilnehmer eines Selbstsicherheitstrainings sollen im

Rollenspiel beobachtet werden (*Rollenspiele*, *Selbstverbalisation* und das *mentale Trainig* sind Verfahren, die zur Verhaltensänderung sinnvoll eingesetzt werden können. In dem hier vorliegenden Training zur Steigerung der Selbstsicherheit werden sie angewandt. Eine ausführliche Erläuterung findet sich im Kapitel 3.3.2).

Lernen von Regeln

Menschliches Verhalten kann auch über Anweisungen gesteuert werden. In einer Vielzahl von Situationen wird anhand von Regeln gelernt. Regeln machen Aussagen darüber, wie man sich bei besimmten Gelegenheiten zu verhalten hat. Regeln werden in Form von Gesetzen, Vorschlägen, Befehlen oder Schildern vermittelt (z.B. "rechts vor links", STOP, "Betreten verboten" usw.). Die Zehn Gebote oder auch verschiedene Sprichworte (etwa "Reden ist Silber, Schweigen ist Gold") oder Geschichten (beispielsweise der "Suppenkasper") vermitteln Regeln, nach denen das eigene Verhalten auszurichten ist.

Auch Selbstunsicherheit kann über Regeln gelern werden. "Eigenlob stinkt" oder "Geben ist seliger denn Nehmen" sind nur zwei Beispiele für Regeln, in denen selbstunsicheres Verhalten angeraten wird. Vor allem Mädchen und Frauen werden zu eher selbstunsicherem Verhalten erzogen. Sie sollen sich nicht in den Mittelpunkt stellen, sie sollen zurückhaltend sein, keine Forderungen stellen, leise sprechen, ihre Bedürfnisse zurückstellen u.v.m. Diese anerzogenen Verhaltensweisen widersprechen denen, die in Selbstsicherheitstrainings angestrebt werden. Wenn Frauen Selbstsicherheit trainieren wollen, müssen sie sich also auch dem Gesellschaftsideal einer unauffälligen und anpassungsbereiten Frau entgegenstellen und selbstbewußt für ihre Belange einstehen.

Die Verhaltenstherapie

Die Verhaltennstherapie arbeitet mit dieser grundlegenden Fähigkeit der Menschen zu lernen. Die meisten Selbstsicherheitstrainings sind nach verhaltenstherapeutischen Konzepten entstanden.

Alle gezielten psychologischen Behandlungsmethoden zur Veränderung oder Überwindung von problematischem, auffälligem oder abweichendem Erleben und Verhalten werden in der Regel mit dem Oberbegriff der Psychotherapie bezeichnet. Unter auffälligem Erleben und Verhalten wird solches verstanden, das in irgendeiner Form Leiden schafft und (hoffentlich) in Übereinstimmung zwischen Patient, seiner Bezugsgruppe und einem Therapeuten als behandlungsbedürftig erachtet wird.

Die Verhaltenstherapie ist eine spezielle Form der Psychotherapie, die sich hauptsächlich mit dem Verhalten von Menschen beschäftigt. Die Entwicklung der Verhaltenstherapie begann bei einem strikt behavioristischen Ansatz in den 50er Jahren. Problemverhalten wurde ausschließlich als falsch gelerntes Verhalten betrachtet. Die Behandlung erfolgte über die Bemühungen, das Problemverhalten durch geeigneteres Verhalten zu ersetzen. Aktuelle verhaltenstherapeutische Ansätze beziehen allerdings sowohl die Kognitionen als auch die Emotionen des Menschen häufig in ihren Behandlungsplan mit ein. Es ist erkannt worden, daß z.B. Einstellungen zur eigenen Person oder das Ausmaß an Information und Aufklärung über spezielles Problemverhalten das Handeln mitbestimmen. Auch die unterschiedlichen psychosozialen Lebensbedingungen werden bei der heutigen verhaltenstherapeutischen Arbeit berücksichtigt.

Viele Selbstsicherheitstrainings basieren auf verhaltenstherapeutischer Grundlage. In dem für die Altenpfleger und Altenpflegerinnen zusammengestellten Training soll selbstsicheres Handeln aufgebaut werden, indem ganz konkret das angestrebte Verhalten in verschiedenen Situationen geübt wird. Außerdem werden jedoch auch geistige Prozesse genutzt, die selbstsicheres Verhalten unterstützen und festigen.

2.3.3 Das Selbstsicherheitstraining

Ziel eines Selbstsicherheitstrainings ist es, unerwünschtes selbstunsicheres Verhalten abzulegen, zu verlernen und neues, erwünschtes selbstsicheres Verhalten zu lernen. Das hier vorgestellte Programm beschränkt sich auf das Erlernen von erwünschtem Verhalten. Methoden, die durch "Bestrafung" von Problemverhalten das Verlernen dieses Verhaltens beabsichtigen, werden hier nicht verwendet.

Das dargestellte Selbstsicherheitstraining für Altenpflegerinnen und Altenpfleger entspricht in den wesentlichen Punkten dem Selbstsicherheitstraining für die älteren Menschen. Die Ähnlichkeit der Programme hat den Vorteil, daß die Altenpfleger, falls sie selbst ein Selbstsicherheitstraining durchführen wollen, bei nur geringem Mehraufwand mit einem Bewohner ein ähnliches Programm durchführen können. Vielleicht wird das Selbstsicherheitstraining des Altenpflegers auch gleichzeitig mit dem Training eines Bewohners durchgeführt. Die Gemeinsamkeit beim Bearbeiten der verschiedenen Schritte steigert die Motivation und die Durchhaltefähigkeit und somit den Erfolg.

Es gibt verschiedene Möglichkeiten, Verhalten zu verändern. In diesem Training soll mit Hilfe des Verstärkungslernens und des Modellernens Verhalten ausgebildet werden. Anhand von Rollenspielen, Selbstverbalisationen und mentalem Training werden selbstsichere Verhaltensweisen gelernt und stabilisiert.

Die 15 Schritte des Trainingsprogramms

Abbildung 6 gibt einen Überblick über das Trainingsprogramm, das im folgenden dargestellt wird. Es umfaßt insgesamt fünf Arbeitsschritte einschließlich einem Übungsteil. Der Übungsteil ist wiederum in sechs Unterpunkte gegliedert.

Das Trainingsprogramm im Überblick

I. *Reflexion über Selbstsicherheit und Selbstunsicherheit*

II. *Feststellung des Zielverhaltens/Informationsblatt zum selbstsicheren Verhalten*

III. *Erstellen eines Verhaltenkontrollbogens*

IV. *Erstellen eines Verstärkerplans*

V. *Übungsteil*

V.1 *Selbstunsichere Situation und Reaktion vorstellen*

V.2 *Erfolgreiche Alternativen entwickeln*

V.3 *Beobachtung von selbstsicherem Verhalten bei anderen*

V.4 *Rollenspiel mit Kollegen, Bewohnern, Freunden, Angehörigen*

V.5 *Übung in unbedeutenden Realsituationen*

V.6 *Übung in bedeutenden Realsituationen*

Abbildung 6: Das Trainingsprogramm

I. Reflexion über die eigene Selbstunsicherheit und Selbstsicherheit

Zu Beginn des Trainings ist es notwendig, daß Sie sich Ihrer selbstunsicheren und selbstsicheren Verhaltensweisen und Einstellungen bewußt werden. Es ist sinnvoll, bestimmte Ereignisse zu notieren, in denen Sie sich selbstunsicher und selbstsicher gefühlt haben.

1. Schritt: Fertigen Sie eine Liste von Situationen an, in denen Sie selbstunsicher sind. Welche Verhaltensweisen zeigen Sie und welche Gedanken und Gefühle haben Sie in solchen Situationen? Verwenden Sie dazu das Protokollblatt 1.

2. Schritt: Machen Sie eine Liste von Situationen, in denen Sie selbstsicher sind. Welche Verhaltensweisen zeigen Sie und welche Gedanken und Gefühle haben Sie in solchen Situationen? Verwenden Sie dazu ein weiteres Protokollblatt wie Nr. 1.

Beispiel:

Situationen:
  Vorstellungsgespräche, Party mit vielen fremden Leuten, Kontakt
  mit Behörden, erster Tag auf einer neuen Station.
Verhaltensweisen:
  Blick abwenden, wenig und nur leise sprechen, zu viel trinken, rau-
  chen oder essen, mit Gegenständen spielen, Hände an-
  einanderreiben, in aggressivem Tonfall sprechen.
Gedanken:
  Ich bin schon immer ein Versager gewesen, typisch für mich, alle
  schaffen das, nur ich nicht, alle starren mich an, alle finden mich
  blöd.
Gefühle/Körperreaktionen:
  Herzklopfen, Angst, schweißige Hände, erröten, zittern.

Situationen:

Verhaltensweisen:

Gedanken:

Gefühle/Körperreaktionen:

Protokollblatt 1

Es ist nicht notwendig, daß Sie sofort versuchen alle Begebenheiten zu erinnern, in denen Sie sich selbstsicher oder unsicher gefühlt oder verhalten
haben. Nehmen Sie sich einige Tage Zeit, in denen Sie, wann immer Ihnen
etwas einfällt, die Liste weiter ergänzen.

Beispiel:

Situationen:

In vertrauter Umgebung mit der Familie oder mit Freunden, auf
der eigenen Station, beim Umtausch in Geschäften.
Verhaltensweisen:

laut und deutlich sprechen, entspannte Körperhaltung einnehmen, Blickkontakt halten, sicher auftreten, lächeln, höflich und
freundlich sein.
Gedanken:

Kein Problem, ich weiß genau, was ich kann, immer locker
bleiben.
Gefühle/Körperreaktionen:

entspannt, ruhig, gelassen, gleichmäßiger Atem und Puls, sicher.

II. Feststellung des Zielverhaltens

Bislang haben Sie Ihr eigenes Verhalten beobachtet und notiert, wann Sie
selbstsicher oder selbstunsicher sind und wie sich dies äußert. Es soll nun
systematisch herausgearbeitet werden, wie Ihr persönliches Zielverhalten, das
erwünschte und selbstsichere Verhalten, aussehen soll. Mit Hilfe eines Selbstsicherheitstrainings soll neues Verhalten gelernt werden. Wie soll dieses Verhalten konkret aussehen? Wie in der Einleitung ausführlicher dargestellt, gibt
es unterschiedliche formale und inhaltliche Bedingungen, die selbstsicheres
Verhalten kennzeichnen. Abbildung 7 liefert einen Überblick.
   Es ist sinnvoll, diesen allgemeinen Katalog selbstsicherer Verhaltensweisen
gut sichtbar in der Wohnung aufzuhängen, damit Sie sich mehrmals täglich
vergegenwärtigen, wie selbstsicheres Verhalten aussehen kann.

3. Schritt: Erstellen sie einen persönlichen Selbstsicherheitskatalog, indem Sie
die Trainingsziele, die für Sie persönlich interessant und anstrebenswert sind,
heraussortieren.

Vielleicht sind einige der Ziele aus dem allgemeinen Selbstsicherheitskatalog
für Sie nicht von Bedeutung. In manchen Bereichen sind Sie vielleicht schon
ausreichend selbstsicher (z.B. fällt es Ihnen leicht, Kontakte zu knüpfen).
Manche Bereiche der Selbstsicherheit sind für Sie aus verschiedenen Gründen

nicht von Interesse (z.B. wollen Sie nicht lernen, Kontakte angemessen zu beenden, da sich das Ihrer Ansicht nach meist von selbst ergibt).

Lesen Sie auch Ihren persönlichen Katalog häufig, damit das erwünschte Verhalten immer präsent ist. Ansonsten erkennen Sie in verschiedenen Situationen zunächst gar nicht, daß Sie weiterhin Ihr gewohntes selbstunsicheres Verhalten an den Tag legen, obwohl Sie neues Verhalten anwenden wollen. Viele der alten Verhaltensweisen werden selbstverständlich und unbemerkt weiterhin gezeigt.

Allgemeiner Selbstsicherheitskatalog

Formale Kriterien von selbstsicherem Verhalten

- Angemessen lautes, deutliches Sprechen mit entsprechender Betonung und Sprechpausen
- Gebrauch des Wortes "Ich" statt "man"
- Blickkontakt beim Zuhören und Sprechen herstellen und halten
- Gestik, die inhaltlich passend, die Aussage unterstreicht
- Mimik, die mit der inhaltlichen Äußerung übereinstimmt
- Aufrechte und entspannte Körperhaltung
- Zweckmäßige und passende Raumnutzung, angemessene Distanz zum Gegenüber

Inhaltliche Kriterien selbstsicheren Verhaltens

- Lob und Kritik annehmen
- Lob und Kritik äußern
- Komplimenten zustimmen
- Sich Fehler erlauben
- Sich öffentlicher Beachtung aussetzen
- Gespräche und Kontakte herstellen, aufrechterhalten und beenden
- Forderungen stellen
- "Nein" sagen
- Aktiv und passiv Widerspruch äußern
- Begründungen verlangen
- Bedürfnisse und Interessen äußern und durchsetzen
- Sich nicht in eine Rechtfertigungsposition drängen lassen
- Eigene Gefühle äußern
- Bedürfnisse, Interessen und Gefühle anderer wahrnehmen

Abbildung 7: Selbstsicherheitskatalog

4. Schritt: Sortieren Sie Ihre persönlichen Ziele nach Ihrer individuellen Schwierigkeitseinschätzung und beginnen Sie Ihr Verhaltensänderungsprogramm mit dem Ziel, welches Ihnen am einfachsten zu erreichen scheint.

Es ist wichtig, sich in kleinen Schritten dem Ziel zu nähern, nur geringe Erwartungen an die eigene Veränderungsfähigkeit zu stellen, um Mißerfolgsgefühle zu vermeiden. Die verschiedenen Lernziele sollten also nacheinander bearbeitet werden, zunächst werden die einfachen Aufgaben bewältigt. Wenn Sie ein Ziel in einer befriedigenden Weise erreicht haben, können Sie sich dem nächsten Trainingsziel zuwenden.

III: Erstellen eines Verhaltenskontrollbogens

Nachdem Sie nun Ihr Verhalten daraufhin untersucht haben, in welchen Situationen Sie selbstsicher oder unsicher sind, welche Verhaltensweisen Sie zeigen, welche Gedanken und Gefühle eine Rolle spielen und wie Ihr angestrebtes Verhalten konkret auszusehen hat, sollen Sie nun jedes selbstsichere und selbstunsichere Verhalten systematisch beobachten und notieren. So können Sie einen genauen Eindruck über das Ausmaß Ihres selbstsicheren und selbstunsicheren Verhaltens gewinnen. Um einen Überblick über die Häufigkeit des selbstunsicheren und selbstsicheren Verhaltens zu bekommen und auch tendenzielle Veränderungen festzustellen, ist es sinnvoll, die Ergebnisse in einer Graphik darzustellen. Verwenden Sie dafür Protokollblatt 2.

5. Schritt: Erstellen Sie eine solche Graphik, in die Sie jeden Tag die Anzahl selbstsicherer und auch selbstunsicherer Verhaltensweisen eintragen können.

In die Kurve sind täglich (am besten abends vor dem Schlafen) die Anzahl der selbstsicheren Verhaltensweisen (oberhalb der waagerechten Linie) und die Anzahl der selbstunsicheren Verhaltensweisen (unterhalb der waagerechten Linie) einzutragen. Es werden nur die Verhaltensweisen beachtet und gezählt, die zur Zeit verändert werden sollen, also zu Beginn des Trainings das oberste Trainingsziel des persönlichen Selbstsicherheitskatalogs. Um wirklich jede Verhaltensweise erfassen zu können, ist es zwingend notwendig, sich sofort nach Auftreten eines solches Verhaltens eine Notiz zu machen. Das kann bei selbstsicherem Verhalten ein Plus (+) und bei selbstunsicherem Verhalten ein Minus (-) auf einem kleinen Zettel sein. Eine andere Möglichkeit besteht darin, Büroklammern, Geldstücke o.ä. in die rechte oder linke Hosen- oder Kitteltasche zu sortieren, je nachdem, ob es sich um selbstsicheres oder unsicheres Verhalten handelt. Entwickeln Sie für sich eine praktikable Lösung, die sich an Ihren Lebensalltag anpaßt. Während Sie zur Schule gehen, ist es wahrscheinlich leichter, sich schriftliche Notizen zu machen. Bei der Arbeit auf der Station ist es vielleicht günstiger mit kleinen Gegenständen zu arbeiten, die Sie in einer bestimmten Weise sortieren. Abends werden dann die Plus- und Minuszeichen oder die Büroklammern gezählt und in die Kurve eingetragen (zum genauen Vorgehen beim Erstellen einer Graphik s. Kapitel 2.2). Wenn Sie jeden Tag markieren, wie häufig Sie selbstsicheres und selbstunsicheres Verhalten gezeigt haben, kann nach einiger Zeit genau festgestellt werden, wie oft normalerweise ein bestimmtes Verhalten auftritt und vielleicht auch, wie es sich im Laufe des Trainings verändert. Es ist sinnvoll, diese Graphik über den gesamten Trainingszeitraum zu benutzen. Die Vorteile einer solchen Graphik liegen darin, daß die aktuelle Situation erfaßt werden kann und weiterhin, daß Veränderungen im Laufe des Trainingsprogramms sehr deutlich erkennbar werden.

Vielleicht ist es aus bestimmten Gründen schwierig oder unmöglich, das zu kontrollierende Verhalten den ganzen Tag zu beobachten, z.B. weil die Lebenssituation es sehr schwierig macht, den ganzen Tag das eigene Verhalten zu beobachten und zu registrieren. Dann ist es sinnvoller, den Beobachtungszeitraum auf bestimmte Situationen zu begrenzen, beispielsweise auf die ersten vier Stunden während des Frühdienstes, und/oder auf die Mahlzeiten, die Sie mit Ihrer Familie einnehmen. Die Dauer der täglichen Beobachtungszeiträume muß allerdings während der Erhebung konstant bleiben, damit es nicht zu Verfälschungen kommt, die durch die unterschiedliche Länge der Beobachtungsdauer entstehen können.

IV. Erstellen eines Verstärkerplans

Wenn es darum geht, Verhalten zu verändern, ist es wirkungsvoll, das erwünschte Verhalten in irgendeiner Weise zu verstärken. Wie im Kapitel 2.2 ausgeführt wird, führt die Verstärkung (Belohnung) von Verhalten zur Steigerung der Auftretenswahrscheinlichkeit dieses Verhaltens (in diesem Kapitel werden Verstärkerpläne ausführlich behandelt, d.h. wann und wie Verhalten verstärkt werden soll und wie zu verfahren ist, wenn Sie das gewünschte Verhalten nicht gezeigt haben).

Da das erklärte Ziel von Selbstsicherheitstrainings ist, mehr selbstsicheres Verhalten zu zeigen, ist es hilfreich, das Zeigen von selbstsicherem Verhalten zu belohnen, damit es in Zukunft häufiger auftritt. Hierfür müssen Ihre individuellen Verstärker ermittelt werden, d.h. Tätigkeiten, Gegenstände oder Ereignisse, die für Sie belohnende Funktion haben. Wenn Sie gerne lesen, ist ein Buch sicherlich eine gelungene Belohnug. Für einen Lesemuffel ist ein Videoabend oder ein Kinobesuch jedoch die sinnvollere Belohnung.

62

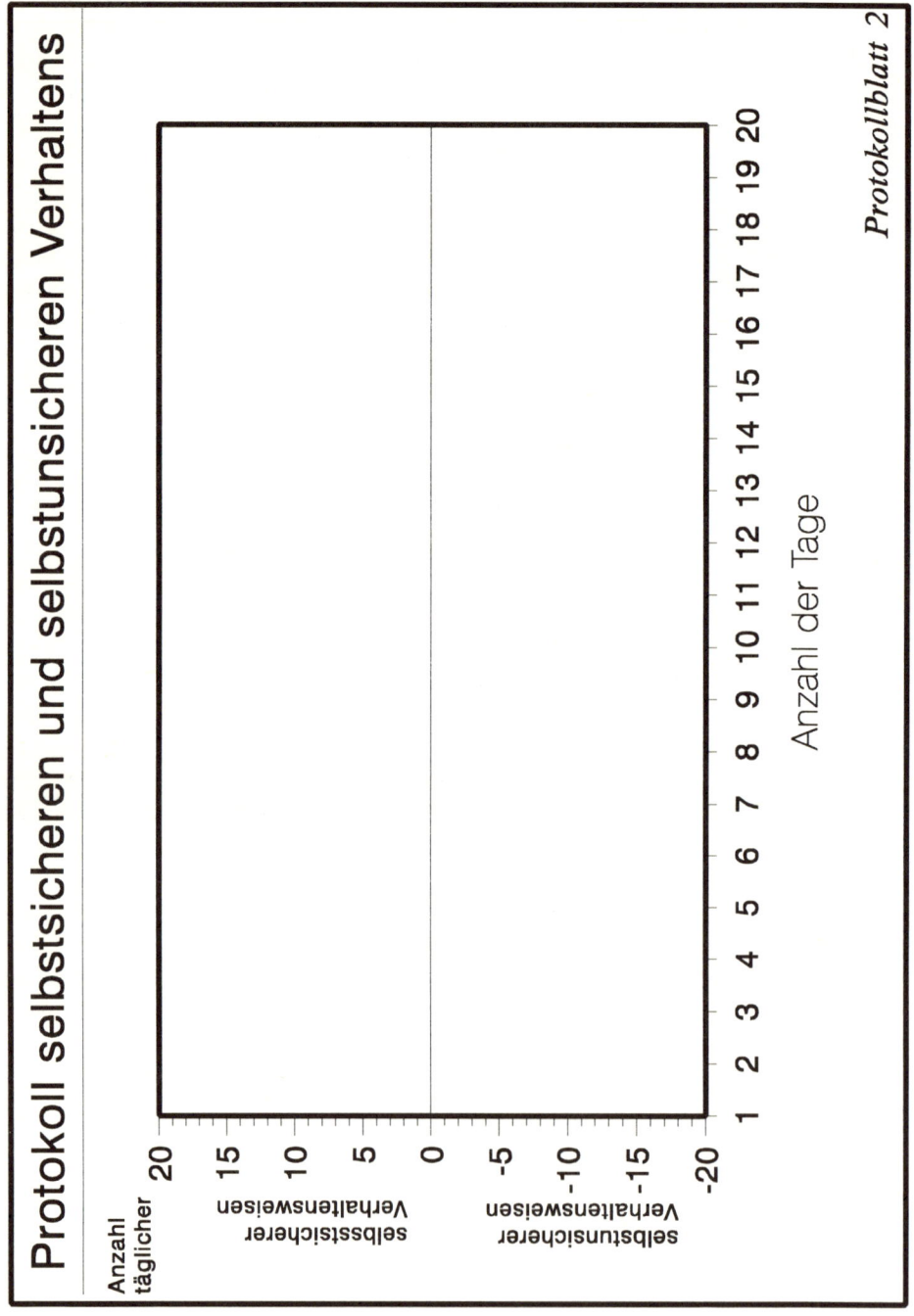

Protokoll selbstsicheren und selbstunsicheren Verhaltens

Anzahl
täglicher
Verhaltensweisen

selbstsicherer Verhaltensweisen

selbstunsicherer Verhaltensweisen

Anzahl der Tage

Protokollblatt 2

6. Schritt: Notieren Sie alle Situationen, Gegenstände und Tätigkeiten, die für Sie persönlich einen Belohnungseffekt haben (Protokollblatt 3).

In dieser Aufgabe sollen Dinge gesucht und notiert werden, die Sie gerne mögen oder gerne tun. Es sollen Gegenstände oder Tätigkeiten sein, die Ihnen Spaß machen und über die Sie selbst verfügen können. Für dieses Selbstsicherheitstraining sind nur die Verstärker geeignet, die selbständig und relativ einfach zu erreichen sind (das neue Auto ist kein geeigneter Verstärker, wenn die finanziellen Mittel nicht ausreichen; Komplimente sind keine günstigen Verstärker, da Sie oft keinen Einfluß darauf nehmen können, ob jemand Ihnen Komplimente macht oder nicht). Um möglichst viele Verstärker zu ermitteln, sollen Sie sich wieder mehrere Tage Zeit nehmen, in denen Ihnen möglicherweise immer noch weitere einfallen.

Es sollten viele verschiedene Verstärker gesammelt werden, damit diese abwechselnd eingesetzt werden können. Sonst entsteht möglicherweise ein Sättigungseffekt. Wenn der Verstärker "Fernsehen" immer auf ein selbstsicheres Verhalten folgt, wird er nach einiger Zeit keine belohnende Wirkung mehr besitzen oder sogar Ablehnung hervorrufen.

7. Schritt: Ordnen Sie die Verstärker zwei verschiedenen Kategorien zu, je nachdem, ob sie gering verstärkende Wirkung (z.B. baden) oder stark belohnende Wirkung (Kauf einer neuen CD) besitzen.

Es ist wichtig, Verstärker danach zu unterscheiden, ob sie sehr verlockend oder weniger attraktiv erscheinen. Für das Erreichen von Teillernzielen oder einfach zu erreichenden Zielen sollen die geringer wirksamen Verstärker eingesetzt werden. Beim Erreichen eines schwierigen Trainingsziels dürfen dann stärkere Belohnungen erfolgen. Verstärkung erfolgt entweder dadurch, daß nach der vollbrachten Leistung eine tatsächliche Belohnung (eine Stunde telefonieren) erfolgt, oder dadurch, daß eine liebgewonnene Gewohnheit (Zeitung lesen nach dem Frühstück) solange zurückgehalten wird, bis das erwünschte Verhalten gezeigt wird.

Bevor Sie nun mit den Übungen beginnen, muß noch eine Tabelle erstellt werden, die verschiedene selbstsichere Verhaltensweisen auflistet und die darauf folgenden Verstärker festlegt. Die Verstärkung selbstsicheren Verhaltens muß zu Beginn des Trainings sofort nach jedem Auftreten erfolgen, im weiteren Verlauf des Training nur noch nach mehrmaligem Auftreten des erwünschten Verhaltens. Es liegt in Ihrem Ermessen, wann und nach welcher Aktivität Sie sich selbst einen Verstärker zugestehen. Das muß allerdings immer wieder genau festgelegt werden, damit die Handlungen kontingent verstärkt werden (zum Begriff der Kontingenz siehe Kap. 2.2).

Wenn Sie ein Lernziel erreicht haben (Sie haben mittlerweile den Mut, in der Schule Verständnisfragen zu stellen), ist es nicht mehr notwendig, dieses Verhalten bei jedem Auftreten zu verstärken. Anfangs werden Sie belohnt, wenn Sie eine Frage gestellt haben, später vielleicht nur noch, wenn sie fünf Fragen gestellt haben. D.h. Sie dürfen jetzt erst nach der fünften gestellten Verständnisfrage morgens wieder die Zeitung lesen. Das führt dazu, daß Verhalten auch über einen längeren Zeitraum aufrechterhalten und stabilisiert werden kann.

Beispielhafte Verstärkerliste:

Angenehme Situationen:
    Kneipen- oder Kinobesuch, kurze oder längere Reise, Zusammensein mit Freunden, Party, Sauna.
Beliebte Gegenstände:
    Schmuck, Einrichtungsgegenstände, Kleidungsstücke, Bücher, CDs, besondere Speisen und Getränke.
Geschätzte Tätigkeiten:
    Sport treiben, fernsehen, Videos gucken, Musik hören, tanzen, einkaufen, rauchen, kochen, schlafen, telefonieren.

Persönliche Verstärkerliste:

Angenehme Situationen:

Beliebte Gegenstände:

Geschätzte Tätigkeiten:

Protokollblatt 3

---

8. Schritt: Erstellen Sie nun eine Liste, in der Sie jedes Zielverhalten detailliert auflisten. Notieren Sie daneben die Verstärker, die für das Erreichen eines jeden Lernziels gegeben werden.

Beispiel	Kuchen essen	Einkaufs- bummel	Restaurant- besuch
Gespräch beginnen	2	5	10
um einen Gefallen bitten	3	8	16
Gegenstand umtau- schen	1	3	6
....			

	Verstärker 1	Verstärker 2	Verstärker 3
Zielverhalten 1			
Zielverhalten 2			
Zielverhalten 3			
Zielverhalten 4			

Protokollblatt 4

<u>9. Schritt: Verändern Sie die Liste im Verlauf des Trainings dahingehend, daß es immer schwieriger wird, einen Verstärker zu erhalten, d.h. die einzelnen Verhaltensweisen müssen immer häufiger gezeigt werden, um eine Belohnung zu erhalten.</u>

Wenn es Ihnen zu leicht erscheint, sich einen Verstärker zu verdienen, verändern Sie die Liste dahingehend, daß Sie öfter das gewünschte Verhalten zeigen müssen, um z.B. einen Einkaufsbummel machen zu dürfen. Legen Sie das immer wieder neu fest!

Verhaltensweisen, die nicht jedesmal verstärkt werden, müssen trotzdem bei jedem Auftreten notiert werden, entweder anhand einer Strichliste auf der jedes Vorkommen eingetragen wird oder mit Hilfe von Münzen, Chips o.ä., die nach jedem Auftreten gegeben und solange gesammelt werden, bis die ausreichende Menge erreicht ist, die einen Verstärker nach sich zieht. Die Methode mit den Chips ist zu empfehlen, da diese wiederum als Verstärker wirken können z. B. dadurch, daß der Behälter, in dem sie gesammelt werden, sich mehr und mehr füllt.

Beispiel	Kuchen essen	Einkaufs- bummel	Restaurant- besuch
Gespräch beginnen	4	10	20
um einen Gefallen bitten	6	16	32
Gegenstand umtauschen	2	6	12
.....			

V. Verhaltensübungen

Bislang haben Sie sich eher theoretisch mit den Kennzeichen Ihrer Selbstunsicherheit auseinandergestzt, ohne praktisch neues, selbstsicheres Verhalten zu trainieren. Das war notwendig, um zu erkennen, wo genau Ihre Schwierigkeiten liegen, welches Verhalten Sie verändern möchten, welches konkrete Verhalten erwünscht ist und mit welchen Möglichkeiten Sie dieses Verhalten herbeiführen oder auch nur verbessern und erweitern wollen.

Vielleicht bemerken Sie bereits erste Verhaltensänderungen bei sich. Da Sie sich eine Zeitlang sehr genau selbst beobachteten, haben Sie bereits erstes Verhalten verändert. Die detaillierte Kenntnis über Ihre seit langem selbstverständlich gewordenen Verhaltensweisen führt möglicherweise zu ersten Korrekturen Ihres eigenen Verhaltens. Allerdings ist es nicht zu empfehlen, das Training an dieser Stelle bereits zu beenden, um die neuen Verhaltensweisen auch über einen längeren Zeitraum zu stabilisieren und außerdem noch zusätzliche Verhaltensweisen zu erlernen.

Bevor Sie mit dem Üben beginnen, lesen Sie bitte den hier aufgeführten Informationsbogen (Abbildung 8), der Ihnen genaue Anweisungen darüber gibt, wie Sie vor, während und nach gezeigtem selbstsicheren Verhalten vorgehen sollen.

Leitlinien zum selbstsicheren Verhalten

Vor jeder Handlung:
Fordern Sie sich selbst auf, das gewünschte Verhalten zu zeigen. Ermutigen Sie sich selbst, indem Sie sich einen positiven Satz vorsprechen, der Ihre Handlungsbereitschaft demonstriert. Beispiele solcher positiver Signalsätze sind

✎ Ich versuche es!   ✎ Ich schaffe es!   ✎ Ich kann, wenn ich will!
✎ Augen zu und durch! ✎ Und los!   ✎ Andere können das auch!

Erfinden Sie einen eigenen Satz, der Ihnen gefällt und der zu Ihnen paßt, der kurz und prägnant und positiv formuliert ist. Denken oder sprechen Sie diese Selbstanweisung vor Beginn jeder Handlung und nutzen Sie diese als Startsignal.

Während jeder Handlung:
Achten sie auf die formalen Kriterien selbstsicheren Verhaltens. Sprechen Sie laut und deutlich, versuchen Sie Blickkontakt zu halten, unterstützen Sie Ihre Worte durch passende Gesten und angemessene Mimik und versuchen Sie eine entspannte Körperhaltung einzunehmen. Wählen sie einen freundlichen, aber bestimmten (keinen aggressiven) Tonfall und versuchen Sie die geeignete Distanz zu Ihrem Gegenüber zu finden. Beispielsätze zur Unterstützung können sein:

✎ Entspanne Dich!   ✎ Gut so!   ✎ Alles halb so schlimm!

Nach jeder Handlung:
Belohnen Sie sich für Ihre Leistung. Auch wenn Sie nicht erfolgreich waren oder Ihr Handeln nicht zu Ende gebracht haben, ist es beachtlich, daß Sie es überhaupt versucht haben. Versuchen Sie die positiven Seiten dieses Ereignisses zu erkennen, und konzentrieren Sie sich auf Ihre Fähigkeit in kleinen Schritten voranzugehen. Seien Sie stolz darauf, daß Sie den Mut gefunden haben zu handeln. Beurteilen Sie sich selbst nicht so kritisch. Versuchen Sie sich selbst zu verstärken, indem Sie eine positive Bewertung an das Ende Ihrer Handlung stellen.

✎ Ich habe es geschafft! ✎ Es hat geklappt!   ✎ Es war gar nicht
                            so schlimm!

Abbildung 8: Leitlinien selbstsicheren Verhaltens

Um Ihr Selbstsicherheistraining auch erfolgreich durchzuführen, müssen Sie Ihre einzelnen Verhaltensweisen immer exakt festhalten. An dieser Stelle werden zusammenfassend die verschiedenen Arbeitsblätter aufgelistet, die Sie während des Trainings benutzen sollen:

✎ Allgemeiner Selbstsicherheitskatalog (Protokollblatt 1) zur Erinnerung an die unterschiedlichen Bedingungen sicheren Verhaltens
✎ Protokollblatt 2, auf dem täglich die Anzahl der selbstunsicheren und selbstsicheren Verhaltensweisen aufgeführt werden
✎ Protokollblatt 3 über Verstärkerbedingungen beim Auftreten selbstsicheren Verhaltens
✎ Leitlinien zum selbstsicheren Verhalten (Abbildung 8)

Bevor Sie nun im wirklichen Leben neue Verhaltensweisen ausprobieren, ist es ratsam, solche Situationen erst einmal in der Vorstellung durchzuspielen.

10. Schritt: Greifen Sie eine Situation aus Protokollblat 1 heraus, in der Sie selbstunsicher sind. Versuchen Sie sich genau in diese Situation zu versetzen und notieren Sie Ihr übliches Verhalten (Stimmlautstärke, Gestik, Mimik, Blickkontakt, Gedanken, Gefühle, Inhalt dessen, was Sie sagen).

Wenn Sie sich diese Situation lebhaft vorstellen können, gehen Sie gleich zum nächsten Schritt über.

11. Schritt: Versuchen Sie in der Vorstellung die Situation in angemessener Weise zu bewältigen, indem Sie sich selbstsichere Handlungsalternativen überlegen. Notieren Sie auch hier genau die einzelnen Verhaltensaspekte, die Selbstsicherheit demonstrieren.

Hier kann es Ihnen helfen, frühere Ereignisse zu erinnern, in denen es Ihnen gelungen war, selbstsicher auf eine solche oder ähnliche Situation zu reagieren. Beobachten Sie außerdem andere Personen oder versuchen Sie sich an andere Personen zu erinnern, die in schwierigen Situationen angemessenes selbstsicheres Verhalten zeigen konnten. Wie aus der Lernpsychologie bekannt ist, sind Menschen in der Lage, durch Beobachtung zu lernen, indem sie das beobachtete Verhalten imitieren (s.o.).

12. Schritt: Beobachten Sie andere Menschen in Ihrem Verhalten, Registrieren Sie die verschiedenen Einzelheiten und Konsequenzen des Verhaltens der anderen.

Mittlerweile haben Sie genügend Informationen darüber gesammelt, was unter selbstsicherem Verhalten zu verstehen ist und wie selbstsicheres Verhalten konkret aussieht. Es ist an der Zeit, die ersten Schritte zu wagen, selbstsicher aufzutreten. Die einfachste Möglichkeit hierzu besteht sicherlich darin, daß Sie mit dem ebenfalls trainierenden Bewohner oder mit Kollegen, Freunden und Familienmitgliedern eine Situation spielerisch herstellen, in der Sie Ihre Fähigkeit zum selbstsicheren Handeln zeigen müssen. Beispielsweise kann der Bewohner auf das morgendliche Waschen in sehr unfreundlicher Form reagieren. Hier müssen Sie angemessen und selbstsicher antworten, etwa indem Sie in freundlicher aber bestimmter Weise Ihrem Unmut darüber Ausdruck verleihen und von dem Bewohner in Zukunft geeigneteres Verhalten fordern.

<u>13. Schritt: Machen Sie erste Versuche, die neuen Verhaltensweisen zu zeigen. Vielleicht ist es leichter in einer gespielten Situation, etwa indem Sie mit einer Person Ihres Vertrauens (Kollegen, Freunde, Familienmitglieder) so tun, als ob Sie sich einer schwierigen Situation befinden, in der Sie selbstsicheres Verhalten zeigen sollten.</u>

Es gibt verschiedene Weisen, ein solches Rollenspiel durchzuführen. Z.B. können Sie in einer Situation zunächst Ihr übliches selbstunsicheres Verhalten zeigen und es erst in weiteren Durchgängen selbstsicherer gestalten. Vielleicht spielen Sie auch mit vertauschten Rollen, so daß Ihr Gegenüber Ihre Rolle einnimmt und Ihnen entweder Ihr selbstunsicheres Verhalten vorspielt oder Ihnen das erwünschte selbstsichere Verhalten demonstriert.
Auch wenn Sie vielleicht nicht glauben, daß in solchen "künstlichen" Situationen neues Verhalten gelernt wird: Es ist gut belegt, daß Verhaltensübungen auch in dieser Form zu Verhaltensänderungen führen.

<u>14. Schritt: Wenden Sie Ihr Wissen und Ihre Fähigkeit, selbstsicher aufzutreten, in unbedeutenden Situationen an, um Ihr neues Verhalten zu stärken. Sprechen sie vor der Handlung den Signalsatz, achten Sie während der Handlung auf Ihren Körper und belohnen Sie sich nach der Handlung mit selbstverstärkenden Äußerungen und mit den verabredeten Verstärkern.</u>

Es ist sinnvoll, zunächst in unbedeutenden Situationen zu üben, um die Möglichkeit zu haben, sich auch falsch und unangemessen zu verhalten, etwa wenn Sie Ihr selbstsicheres Verhalten übertreiben und dadurch aggresssiv erscheinen. Unbedeutende Situationen sind z.B. dann gegeben, wenn es sich um Auseinandersetzungen mit unbekannten oder für Sie unwichtigen Personen handelt. Lassen Sie sich in einem Schuhgeschäft 30 Paar Schuhe zeigen und verlassen Sie den Laden, ohne etwas gekauft zu haben. Setzen Sie sich in ein Café zu einem Fremden an den Tisch und beginnen Sie ein Gespräch. Fragen Sie bei der Reiseinformation am Bahnhof nach einer Zugverbindung.
Diesen Schritt haben Sie zufriedenstellend bewältigt, wenn Sie in solchen Situationen keine oder nur geringe Angst haben, laut und verständlich sprechen können, ruhig und gelassen auftreten, die Äußerungen bestimmt, aber nicht aggressiv klingen und die Situation zu weiten Teilen wunschgemäß ver-

laufen ist. Wenn Sie sich in solchen Situationen meist sicher und erfolgreich erleben, sollten auch schwierigere und bedeutsamere Situationen trainiert werden.

15. Schritt: Proben Sie in den unterschiedlichsten Situationen das neue Verhalten. Versuchen Sie es immer wieder. Denken Sie daran, daß Sie sich vorher Mut zusprechen, währenddessen gelassen bleiben und sich hinterher belohnen.

Das Ende eines Trainingsabschnitts oder des gesamten Trainings ist erreicht, wenn Sie die angestrebten neuen Verhaltensweisen sicher und ohne Angst bewältigen können. Es ist wichtig, die neuen Verhaltensweisen noch über einen weiteren Zeitraum (wenige Tage oder Wochen, je nach Auftretenshäufigkeit der Verhaltensweise) gelegentlich weiter zu verstärken. Damit wird erreicht, daß dieses Verhalten auch über den Trainingszeitraum hinaus bestehen bleibt und Sie nicht in ihre ursprünglichen Verhaltensmuster zurückfallen.

Mögliche Folgen Ihres neuerworbenen selbstsicheren Verhaltens

Wenn Sie anfänglich neues Verhalten zeigen, kann das möglicherweise mit Schwierigkeiten verbunden sein (ausführlich wird im Kapitel 3.3.3 auf mögliche Konsequenzen eingegangen). Kontrastverhalten anstatt angemessenes selbstsicheres Verhalten kann zunächst Ihr Handeln kennzeichnen. Weiterhin werden Sie erst herausfinden müssen, in welchen Situationen welches Verhalten angemessen ist. Außerdem müssen sich Ihre Mitmenschen erst mit dem neuen Verhalten vertraut machen, ungewohnte Verhaltensweisen rufen vielleicht zu Beginn Erstaunen und auch Abwehr hervor. Diese möglicherweise auftretenden negativen Konsequenzen werden von den Vorteilen überwogen, das Leben teilweise erfolgreicher bewältigen zu können, in der Lage zu sein, eigene Interessen zu verwirklichen, ohne die Rechte anderer zu beschneiden und ein angemessenes Maß an Konfliktfähigkeit zu besitzen.

2.3.4 Wirksamkeit

Die Wirksamkeit von Selbstsicherheitstrsainings in dieser oder einer ähnlichen Form ist in zahlreichen Untersuchungen bestätigt worden. Selbstsicherheitstrainings erwiesen sich als wirkungsvoll auch über einen längeren Zeitraum nach Abschluß des Trainings. Selbstsicherheitsprogramme z.B. bei Kindern, Jugendlichen, Schülern, Studenten, Lehrern, Psychiatriepatienten (Psychotikern und Nichtpsychotikern), Alkoholikern, Körperbehinderten und auch Personen, die aufgrund einer Zeitungsmeldung ein Training absolviert haben, konnten Erfolge verzeichnen. Psychisch unauffällige Personen unterscheiden sich von auffälligen Personen hierbei hauptsächlich im Hinblick auf die Therapiedauer. Personen ohne psychisch abweichendes Verhalten benötigen in der Regel nur wenige Sitzungen, um die eigene Selbstsicherheit auch langandauernd zu steigern und zu stabilisieren.

Betrachtet man die verschiedenen Verfahren, die zur Verhaltensänderung eingesetzt werden, wird deutlich, daß sowohl Rollenspiele und Verhaltensübungen in der Wirklichkeit, als auch Modellernen und Verstärkungslernen, sowie Selbstanweisungen und mentales Training zu meßbaren Erfolgen hinsichtlich steigender Selbstsicherheit führen.

Die Ergebnisse lassen sich in vielen konkreten Veränderungen des Verhaltens finden. Trainings mit ganz unterschiedlichen Personengruppen lassen z.B. das Sinken der Angst vor Mißerfolg und Kritik oder der Angst vor Kontakten erkennen. Außerdem steigt die Fähigkeit, "Nein" sagen zu können und Forderungen zu stellen. Die Personen, die ein solches Training absolviert haben, erleben sich als weniger ängstlich, gehemmt, depressiv und erschöpft, sondern im Gegenteil als optimistisch, bejahend und offen. Außerdem entwikkeln die Teilnehmer eine reichhaltigere Körpersprache und das kommunikative Verhalten (Sprechzeit, Themenfindung, Tonfall, Lautstärke, Sprachstil, Fragetechnik usw.) wird verbessert.

Insgesamt erweisen sich Selbstsicherheitstrainigs als überwiegend erfolgreich in der Veränderung von Verhalten. Steigendes Wohlbefinden und angemessene Lebensbewältigung kann mit Hilfe solcher Programme erzielt werden.

2.3.5 Indikation und Kontraindikation

Dieses Selbstsicherheitstrainig ist ein Programm zur Bewältigung von Schwierigkeiten, die in Alltagssituationen auftreten. Wenn ein Mensch aufgrund sozialer Hemmungen, mangelnder Fertigkeiten oder eines gestörten Selbstbilds zu Selbstunsicherheit und selbstunsicherem Verhalten neigt, ist dieses Programm geeignet und nützlich. Bei überschaubaren und klar abgrenzbaren Schwierigkeiten kann ein solches Training Hilfestellung bei der Entwicklung selbstsicheren Verhaltens geben. Hier sind bereits nach wenigen Sitzungen erste Verhaltensänderungen erkennbar. Auch ohne professionelle Begleitung ist bei konsequenter Durchführung eine Steigerung der Selbstsicherheit zu erwarten.

Allerdings ist es **nicht geeignet** zur Therapie von schwerwiegenden psychischen Störungen. In Ausnahmesituationen oder persönlichen Lebenskrisen kann das Programm in dieser Form keine Hilfestellung bieten. Obwohl auch beeindruckende Resultate bei z.B. depressiven oder psychotischen Patienten erreicht werden können, ist es hier zwingend erforderlich, von kompetenter, professioneller Seite Hilfe zu fordern. Der Versuch, alleine solche Störungen zu therapieren, wird in den meisten Fällen scheitern, da eine differenzierte Diagnose und ein darauf abgestimmter differenzierter Behandlungsplan erforderlich ist.

2.3.6 Zusammenfassung

In diesem Kapitel wird ein Selbstsicherheitstraining für Altenpflegerinnen und Altenpfleger vorgestellt. In einer Einführung werden die verschiedenen Komponenten von Selbstsicherheit herausarbeitet und eine Abgrenzung zu Aggression und Selbstunsicherheit vorgenommen. Der theoretische Hintergrund beleuchtet die lerntheoretischen Erklärungsmöglichkeiten der Entstehung von Selbstunsicherheit und ordnet Selbstsicherheitstrainigs ihrem verhaltenstherapeutischen Hintergrund zu. Im weiteren Verlauf wird das Selbstsicherheitstrainig in aller Ausführlichkeit dargestellt. In 15 Schritten sollen die Altenpflegerinnen und Altenpfleger nach und nach ihre selbstunsicheren Verhaltensweisen erkennen, erfahren, wie selbstsicheres Verhalten aussehen kann und in verschiedenen Situationen eigenes selbstsicheres Verhalten trainieren. Abschließend werden die Wirksamkeit von Selbstsicherheitstrainings und ihre Möglichkeiten und Grenzen diskutiert.

2.3.7 Weiterführende und ergänzende Literatur

Fiedler, P. (1994). Die Verhaltenstherapie zu Beginn der 90er Jahre. In M. Zielke & J. Sturm (Hrsg.), *Handbuch Stationäre Verhaltenstherapie* (S. 33-41). Weinheim: Psychologie Verlags Union.

Schneider, R. (1994). Selbstsicherheitstraining. In M. Zielke & J. Sturm (Hrsg.), *Handbuch Stationäre Verhaltenstherapie* (S. 395-424). Weinheim: Psychologie Verlags Union.

Wendland, W. & Hoefert, H.-W. (1976). *Selbstsicherheitstraining*. Salzburg: Otto Müller.

Ullrich, R. & Ullrich de Muynck. (1980). Das Assertiveness-Trainig-Programm ATP: Therapieresultate in der ambulanten Versorgung. In R. Ullrich, R. Ullrich de Muynck, K. Grawe & D. Zimmer (Hrsg.), *Soziale Kompetenz 2* (S. 127-160). München: Pfeiffer.

Ullrich de Muynck, R. & Forster, T. (1974). Selbstsicherheitstraining. In C. Kraiker (Hrsg.), *Handbuch der Verhaltenstherapie* (S. 351-368). München: Kindler.

Zimmer, D. (1980). Empirische Studien zur Effektivität des Selbstsicherheitstrainings und zur Bedeutung einzelner therapeutischer Elemente. In R. Ullrich, R. Ullrich de Muynck, K. Grawe & D. Zimmer (Hrsg.), *Soziale Kompetenz 2* (S. 127-160). München: Pfeiffer.

2.4 PROBLEMLÖSUNGSTRAINING
(Ralf Schweer)

Wenn die Frage gestellt wird, was ein Problem ist, hätten wohl die wenigsten Leute Schwierigkeiten, eine Antwort zu geben. Vielleicht würde gesagt, ein Problem ist etwas, was nicht aus dem Stegreif lösbar erscheint, worüber man erst nachdenken muß. Vielleicht kommt man jedoch zu einer Lösung, die aus dem Problem eine bewältigte Situation macht. Aber ist das alles, was über ein Problem gesagt werden kann? Was genau ist ein Problem? Gibt es Probleme, die nicht lösbar sind? Was kann ich selbst tun, um meine Probleme zu lösen?

In diesem Kapitel wird ein psychologisches Programm zur Problemlösung vorgestellt. Es soll in der Altenpflege Tätigen helfen, ihre Probleme möglichst effektiv und eigenständig zu lösen und damit Konflikte auszuräumen. Hiermit wird angestrebt, psychisches Wohlbefinden zu erhalten oder zu erreichen.

Bevor das Programm im Detail dargestellt wird, ist es notwendig, auf einige Voraussetzungen einzugehen. Hierbei geht es um eine genauere, differenzierte Betrachtung des Begriffs *Problem* sowie die Reaktion von Menschen auf Problemsituationen. In diesem Zusammenhang wird auch auf die Entwicklung des Problemlösens innerhalb der Psychologie Bezug genommen.

Im Anschluß daran erfolgt die praxisbezogene Beschreibung des Problemlösungstrainings. Daran schließen sich Erörterungen über die Einsatzmöglichkeiten von Problemlösungstrainings an. Abschließend werden einige Überlegungen und Untersuchungen zur Effektivität von Problemlösungstrainings vorgestellt.

2.4.1 Der Begriff *Problem* und seine Geschichte in der Psychologie

Aus der Einleitung geht hervor, was allgemein unter dem Begriff *Problem* verstanden wird, nämlich eine Situation oder eine Aufgabe für die eine Lösung gesucht wird, die aber nicht ohne weiteres gefunden werden kann.

In der psychologischen Forschung hat das Problemlösen eine lange Tradition. Der Psychologe Wolfgang Köhler interessierte sich im zweiten und dritten Jahrzehnt dieses Jahrhunderts für das Problemlöseverhalten von Schimpansen. Seine bevorzugte Versuchsperson war der Schimpanse Sultan, dem Köhler bestimmte Probleme vorgab. So sollte Sultan Bananen außerhalb seines Käfigs und seiner Reichweite erreichen. Dafür stand ihm eine Stange zur Verfügung, mit der er die Bananen heranholen konnte. Dies gelang Sultan recht schnell. Köhler veränderte dann die Schwierigkeit des Problems, indem er dem Affen zwei Stangen gab, von denen aber keine an die Bananen heranreichte. Sultan setzte sich daraufhin in die Ecke des Käfigs und schmollte. Plötzlich stand er jedoch auf, setzte die zwei Stangen zusammen und erreichte mühelos die heißgeliebten Bananen. Das Problem war damit gelöst. Sultan scheint durch einsichtiges Nachdenken zu einer Lösung gefunden zu haben. In der Psychologie wird diese Form des Denkens als *produktiv* bezeichnet. Sultan löste das Problem durch das Hervorbringen einer neuen Lösung.

Reproduktives Denken zeichnet sich im Gegensatz dazu durch das Anwenden von Lösungen aus, die sich auch in anderen Problemsituationen als effektiv erwiesen haben. Hier leistete der Psychologe Edward Thorndike seinen Forschungsbeitrag. Er sperrte Katzen in einen Käfig und beobachtete das Verhalten, das die Katzen zeigten, um sich aus der Gefangenschaft zu befreien. Anfangs beobachtete er eine Reihe von Verhaltensweisen. So versuchten sich die Katzen durch die Gitterstäbe zu drücken, sie miauten oder ließen Stuhl und Urin usw. In dem Käfig war eine Schnur mit einer Schleife angebracht. Zogen die Katzen an dieser, öffnete sich die Käfigtür. Mit der Zeit lernten die Katzen, daß die Käfigtür aufgeht, wenn sie an der Schlaufe ziehen. Die anderen gezeigten Verhaltensweisen der Katzen gingen daher in ihrer Häufigkeit zurück. Die Katzen hatten das Problem durch das Ausprobieren verschiedener Möglichkeiten gelöst. Sie hatten gelernt, daß die Käfigtür aufgeht, wenn sie an der Schlaufe ziehen. Alle anderen Lösungsversuche wurden immer mehr in den Hintergrund gedrängt.

Problemlösen kann also von *Einsichten* und dem *Ausprobieren von verschiedenen Strategien* abhängen. Dieses Ergebnis ist leicht nachvollziehbar. Wer hat nicht schon einmal vor einer Arzneimittelflasche gestanden und versucht, den neuen Sicherheitsverschluß zu überwinden? Auch hier gibt es die zwei Möglichkeiten: entweder man probiert mehrere Möglichkeiten aus, von denen dann hoffentlich eine zur Öffnung der Flasche verhilft oder man überlegt sich eine Strategie, wie die Flasche zu öffnen ist und handelt erst, wenn man sich der Lösung sicher ist.

Natürlich existieren auch noch schwierigere und komplexere Probleme als die Öffnung einer Arzneimittelflasche. Aus dem Bereich der Psychologie sei hier noch ein Problem vorgestellt: *Versuchen Sie die neun Punkte durch vier gerade, zusammenhängende Linien zu verbinden, ohne daß ein Punkt übrig bleibt und ohne daß Sie den Stift vom Blatt abheben.*

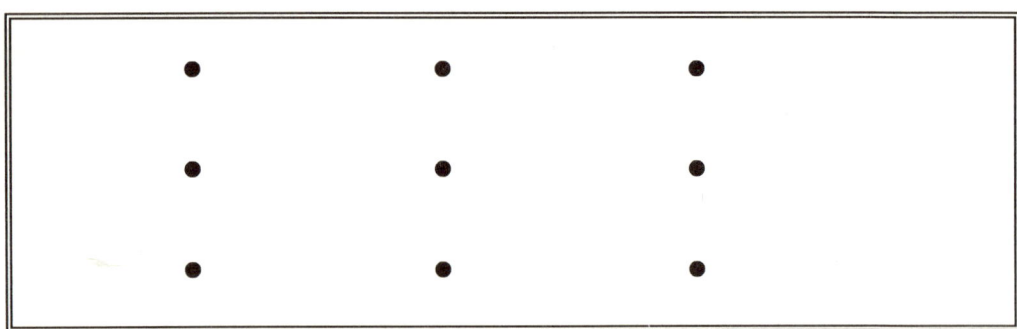

Abbildung 9: Das Neun-Punkte-Problem

Auch hier gibt es verschiedene Möglichkeiten, an das Problem heranzutreten. Vielleicht haben Sie erst einen Augenblick überlegt und dann eine Lösung versucht, vielleicht haben Sie auch direkt gezeichnet oder eine Mischung zwischen den Methoden angewendet (die Lösung des Neun-Punkte-Problems befindet sich am Ende des Kapitels).

Neben der Darstellung des Beginns psychologischer Problemlöseforschung soll hier vor allem auf den Begriff des *Problems* abgehoben werden. Auch hierzu dienen die oben dargestellten Beispiele. Ihnen allen gemeinsam ist, daß sie einen Zielzustand haben, den der Lösungssuchende anstrebt (Erreichen der Bananen, Öffnen der Arzneimittelflasche, Entweichen aus dem Käfig). Um diesen Ziel- oder SOLL-Zustand zu erreichen, müssen Barrieren überwunden werden, die das Erreichen des Ziels verhindern. Anders ausgedrückt: Es existiert ein unerwünschter Ausgangszustand (IST-Zustand) und ein angestrebter Zielzustand (SOLL-Zustand). Zwischen diesen beiden befindet sich nun (momentan) eine "Sperre", die die Transformation (Umwandlung) des IST-Zustands in den SOLL-Zustand verhindert (Abbildung 10). Die Lösung des Problems erfordert nun die Beseitigung der Barriere.

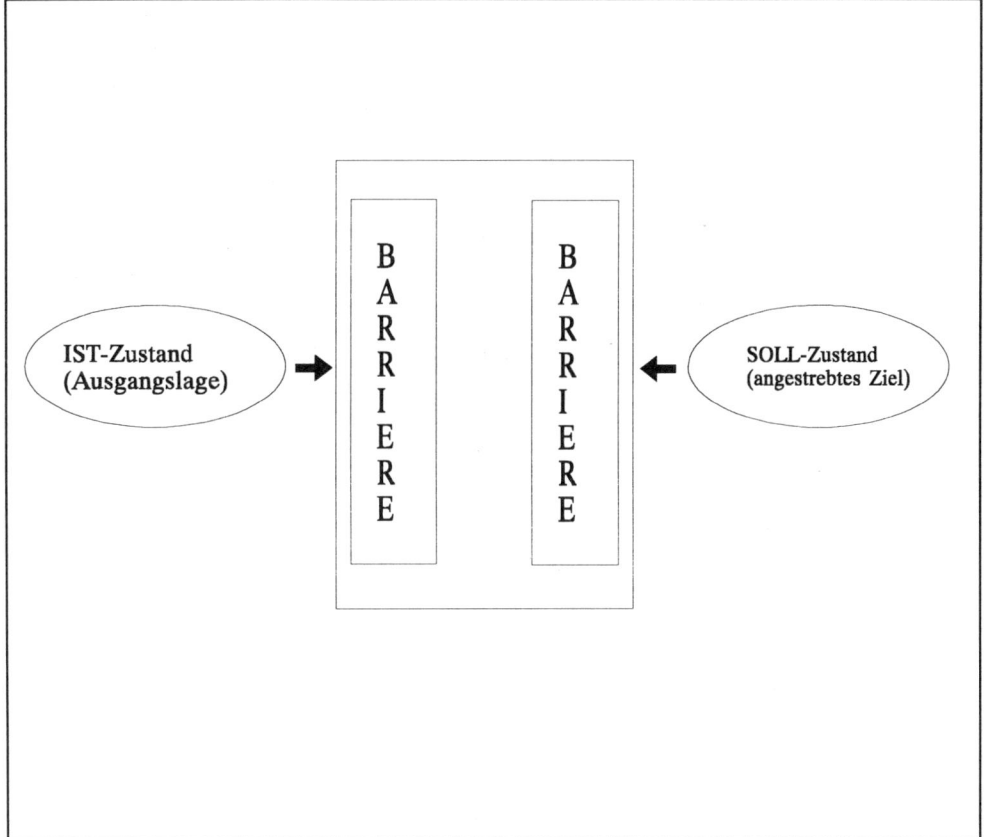

Abbildung 10: Die Barriere zwischen dem Ist- und dem Soll-Zustand

Bei Problemen läßt sich weiterhin zwischen *gut definierten* und *schlecht definierten* Problemen unterscheiden. Die hier vorgestellten Probleme lassen sich alle den gut definierten Problemen zuordnen: Sie haben alle eine Lösung, d.h. die Bewältigung des Problems ist genau feststellbar (Banane ist im Käfig, Arzneimittelflasche ist geöffnet, Katze hat sich befreit). Solche Lösungen existieren meist nur bei sehr einfachen Problemen, die unter kontrollierten Bedingungen beispielsweise in Forschungslabors stattfinden. Sehr komplex sind dagegen schlecht definierte Probleme. Sie haben keine eindeutige Lösung. Der Endzustand und oft auch der Anfangszustand sind unklar. Solche Probleme finden sich meist im natürlichen Lebensraum des Menschen (auch Feld genannt). Hier können nicht alle Dinge kontrolliert werden, die auf eine Lösung eines Problems hinführen. Ein Beispiel für ein schlecht definiertes Problem ist folgendes:

> Herr Engler, ein 78jähriger alleinlebender Witwer, besucht seinen Hausarzt, weil er sich in letzter Zeit sehr alleine fühlt. Er berichtet dem Hausarzt über seinen Sohn, der beruflich eingespannt ist und gerade eine Scheidung hinter sich hat, so daß er nicht zu Besuch kommen kann. Auch die wöchentliche Skatrunde im Gemeindehaus findet nach dem Tod zweier Spieler seit einem Monat nicht mehr statt. Und zuletzt, so erzählt Herr Engler, ist seine langjährige Nachbarin, Frau Girndt, in ein Altenheim umgezogen.

Während in diesem Beispiel der IST-Zustand noch recht deutlich wird (Herr Engler fühlt sich alleine und einsam), ist der Zielzustand wohl durch die Verneinung des IST-Zustands zu umschreiben: Herr Engler will nicht mehr alleine sein. Sicher können spontan einige Lösungsvorschläge genannt werden. Herr Engler könnte in das Altenheim von Frau Girndt umziehen, neue Mitglieder für die Skatrunde suchen oder mit seinem Sohn einen festen Besuchstag absprechen. Letztlich ist damit nicht geklärt, ob durch diese Schritte das Problem des Alleinfühlens gelöst werden kann. Der deutliche Unterschied zwischen gut definierten und unzureichend oder schlecht definierten Problemen ist also, daß die Lösung bei letzteren nicht ohne weiteres auf der Hand liegt, daß vielleicht sogar keine eindeutige Lösung existiert.

Es bleibt festzuhalten:

✎ Beim Problemlösen unterscheidet man zwischen produktivem und reproduktivem Denken. Produktives Denken erschließt neue Lösungsmöglichkeiten für aktuelle Probleme, während reproduktives Denken vorhandene Lösungen verwendet, die sich auch in anderen Situationen als effektiv erwiesen haben.

✎ Ein Problem ist durch einen unbefriedigenden IST-Zustand gekennzeichnet, der ineinen angestrebten SOLL-Zustand umgewandelt werden soll. Zwischen dieser Ausgangssituation und dem Zielzustand befindet sich eine Barriere, die eine sofortige Lösung verhindert. Ein Problem gilt als gelöst, wenn der angestrebte SOLL-Zustand erreicht ist.

✎ Es wird zwischen gut und schlecht definierten Problemen unterschieden. Gut definiert ist ein Problem, wenn sein Zielzustand genau feststellbar ist. Diese Problemart tritt meist nur in konstruierten Umgebungen auf. Schlecht definiert sind Probleme, deren Zielzustände nicht eindeutig erkennbar sind. Häufig ist bei diesen Problemen auch der IST-Zustand nur ansatzweise bestimmbar (das ist der Fall, wenn jemand Hilfe sucht, wenn er sich schlecht fühlt und nicht weiß, warum).

Nach den Erklärungen über den Begriff des Problems und die verschiedenen Problemarten, soll im folgenden aufgezeigt werden, wie Menschen auf Probleme reagieren und welche oftmals ineffektiven Schritte zur Problemlösung unternommen werden.

2.4.2 Reaktionen auf Problemsituationen

Tritt ein Problem auf, das gelöst werden soll, so greift eine Person zuerst meist auf Erfahrungen mit früheren Problemen zurück; sie denkt also reproduktiv (s. Kap. 2.4.1). Ein Mensch hat bestimmte Verhaltensprozesse gelernt, die ihm alltägliche Situationen erleichtern. Diese Aktivitäten laufen automatisch ab und können parallel von anderen Verhaltensweisen begleitet werden. So ist es möglich, neben dem Autofahren auch noch zu reden, sich eine Zigarette anzuzünden oder eine Cassette in den Recorder zu schieben. Diese Art von Verhalten wird in der Psychologie unter *automatisierter Informationsverarbeitung* zusammengefaßt. Beispiele für automatisierte Informationsverarbeitung lassen sich in allen Bereichen menschlichen Verhaltens finden (vgl. Autofahren und Zigarettenrauchen).

Interessant für Problemlösungsverfahren sind natürlich automatisierte Informationsverarbeitungen, die bei der Lösung oder dem Versuch einer Lösung beteiligt sind. Folgendes Beispiel soll dies verdeutlichen:

In einer Wohngruppe arbeitet seit kurzem eine Krankenpflegehelferin (KPH). Der Wohngruppenleitung ist des öfteren aufgefallen, daß sie ihre Arbeit nicht ordnungsgemäß verrichtet. Von Anfang an wurde ihr vorgeworfen, daß das daran läge, daß sie zu langsam wäre und eine schlechte Ausbildung hätte. Die Arbeitsleistungen der KPH verschlechtern sich zunehmend. In den Zimmern der Bewohner herrscht Unordnung; die Bewohner sind nicht rasiert und nur unzureichend versorgt. Das Urteil der Wohngruppenleitung scheint bestätigt und diese weist die KPH jedesmal auf ihre ungenügende Arbeit hin. Trotz allem bessert sich das Verhalten nicht.

Nach einiger Zeit kommt es zu einem Gespräch zwischen der Wohngruppenleitung, der KPH und dem Heimleiter. Auf die Situation von dem Heimleiter angesprochen, antwortet die KPH: «Immer, wenn ich die Bewohner nach der Morgenpflege zum Frühstück brachte, kam die Wohngruppenleitung und meckerte über mich. Das wurde jeden Morgen schlimmer, so daß ich die Lust an der Arbeit verlor. Ich habe aufgehört, mir Mühe zu geben, weil die Wohngruppenleitung sowieso immer geschimpft hat.»

Wo liegt hier das Problem? Bringt man diese Situation in die bekannte Problem-Terminologie, ist aus Sicht der Wohngruppenleitung das schlechte Arbeiten der KPH das Problem (IST-Zustand). Der angestrebte SOLL-Zustand ist durch ein besseres Arbeiten der KPH umschrieben. Als Mittel, um die Barriere zwischen Ausgangs- und Zielzustand zu umgehen, wählt die Wohngruppenleitung das Nörgeln. Es handelt sich dabei um eine automatisierte Informationsverarbeitung, weil sie vielleicht in früheren Situationen mit Nörgeln Erfolg hatte und weil sie sich die möglichen Folgen ihres Nörgelns nicht bewußt gemacht hat. Sie hat sich von diesem Verhalten eine Verbesserung der Situation erhofft, ohne daß sie die Reaktion der KPH (Arbeit wird noch schlechter) mit in ihre Kalkulation einbezogen hat.

Wie ist es möglich, auf ein solches oder ähnliche Probleme erfolgreich, im Sinne einer Lösung, zu reagieren? Wichtig scheint hier, Verhalten zu kontrollieren, also zu beobachten, welche Konsequenzen dem Verhalten folgen. Wird mit einem Verhalten nicht die gewünschte Reaktion erreicht, sondern die unerwünschte zunehmend gesteigert, so führt dieses Verhalten nicht zu einer Lösung. In unserem Beispiel hätte die Wohngruppenleitung unter bestimmten Umständen erkennen können, daß sie mit Nörgeln nicht ihr Ziel erreicht. Die Krankenpflegehelferin hingegen hätte feststellen können, daß ihr liederliches Arbeiten als Reaktion auf das Nörgeln dieses nur verstärkt.

Die Umstände, unter denen die beiden Beteiligten die Wirkungslosigkeit ihrer Problemlösungsversuche hätten erkennen können, liegen der *kontrollierten Informationsverarbeitung* zugrunde. Im Gegensatz zur automatisierten fordert die kontrollierte Informationsverarbeitung große Aufmerksamkeit bei der Ausführung von Verhalten. Aktivitäten können hier nicht parallel getätigt werden. Die komplexen Verhaltensprozesse müssen schrittweise erlernt werden. Als Fahranfänger ist man im allgemeinen nicht fähig, bestimmte Verhaltensabläufe parallel zu koordinieren. So legt man seine Aufmerksamkeit anfangs mehr auf das Schalten, später dann auf das Lenken und auf das Anfahren. Allmählich wird aus dem kontrollierten Verhalten ein automatisiertes: man nimmt das Kuppeln als Einzelaktivität nicht mehr wahr; es gehört zum Gesamtverhalten Autofahren.

Wie genau kann der Wohngruppenleitung und der KPH durch diese kontrollierte Informationsverarbeitung geholfen werden? Ihre automatisierten Verhaltensweisen müssen durch kontrollierte Informationsverarbeitung ersetzt werden. Dies ist allerdings leichter gesagt als getan. Es gehört ausreichend

Eigeninitiative und Anstrengung dazu, um ein solches Problem zu lösen. Ein Lösungsversuch sei hier nur kurz im Sinne der kontrollierten Informationsverarbeitung angedeutet, da bei der Darstellung des Problemlösungsprogramms noch einige andere Aspekte hinzukommen werden. Wichtig für die beiden ist also erst einmal, daß sie sich darüber klar werden, daß ihre Verhaltensweisen sich gegeneinander bedingen. Sie müssen beide durch verschiedene Techniken vom automatisierten Verhalten (Nörgeln, liederlich arbeiten) weggeführt werden und ein kontrolliertes, auf den Gegenüber bezogenes Verhalten systematisch erlernen.

Neben diesem Beispiel soll nun auf weitere allgemein ineffektive Lösungsstrategien abgehoben werden. Diese werden erläutert und an einem kurzen Beispiel veranschaulicht.

Wirkungsarme Strategien der Problembewältigung

Es gibt verschiedene Strategien, auf Probleme zu reagieren. Darunter befinden sich viele wirkungslose Methoden, die das Problem entweder gar nicht oder nur sehr undeutlich erfassen. Im folgenden werden fünf wirkungsarme Strategien genannt und an Beispielen aus der Altenpflege verdeutlicht.

Als generell ineffektive Lösungsstrategie muß das *Ignorieren eines Problems* gesehen werden. Im Mitarbeiterteam einer Station herrscht schlechte Stimmung, weil es zwischen den Dienstreihen Streitigkeiten gibt. Der Frühdienst wirft der Abendschicht vor, die Bewohner abends nicht zu baden und alles dem Frühdienst zu überlassen. In der Übergabe versucht niemand, das Problem anzusprechen, es scheint, als wäre alles in bester Ordnung. Das Problem wird ignoriert, aber es steht weiter zwischen den beiden Dienstreihen. Solch ein "Nicht-sehen-wollen" von Problemen ist auch als "Vogel-Strauß-Politik" bekannt.

Bei *defensiver Problemvermeidung* werden zwar die Hinweisreize für ein Problem erkannt, jedoch wird durch verschiedene Methoden versucht, das Problem abzuschwächen. Eine defensive Problemvermeidung nimmt z.B. ein nicht auf seine Ernährung achtender Diabetiker vor, wenn er sagt, daß sein Vater auch 85 Jahre alt geworden ist, obwohl er sich nicht angemessen ernährt hat. Der Diabetiker ignoriert das Problem, indem er Beispiele für Menschen anführt, bei denen die Nichteinhaltung von Regeln keine Nachteile hervorgerufen hat. Durch diese Technik wird das Problem verwischt.

In emotionalen Situationen ist häufig eine *fehlende Unterscheidung zwischen einer Tatsache und einem Problem* zu erkennen. Wenn ein Mensch stirbt, dann ist das eine Tatsache. Man kann es nicht ändern. Was in diesem Fall verändert werden kann, ist die Einstellung der Hinterbliebenen zu der Tatsache des Todes ihres Verwandten. Der emotionale Zustand Trauer kann verändert werden. Eine Problemlösung wird dann möglich, wenn man den Unterschied zwischen Tatsachen und Problemen erkannt hat.

Einer effektiven Problemlösung steht weiterhin eine *Blockade von Lösungs-wegen* im Weg. Ein Übergewichtiger, der abnehmen will, sagt: «Ich tue alles, um abzunehmen, nur weniger essen möchte ich nicht». Damit steht er natürlich einer Problemlösung im Wege. Problemlösungen erfordern oftmals, daß man über übliche Verhaltensstrukturen hinausgeht, neue Lösungsmöglichkeiten probiert.

Bei vielen Menschen besteht auch der Hang dazu, auftretende Probleme mit *überstürzten Reaktionen* zu lösen. Eine Altenpflegerin, die Schwierigkeiten mit der Heimleitung hat, wechselt in ein anderes Altenheim, ohne über die Probleme gesprochen zu haben.

Die nachfolgende Darstellung des Problemlösungstrainings wird zeigen, wie man auf ineffektive Strategien aufmerksam wird und wie man über kontrolliertes Verhalten zu einer erfolgreichen Lösung kommen kann.

2.4.3 Das Problemlösungstraining

Im folgenden wird ein systematisches Problemlösungstraining vorgestellt, das sich auf fünf Stufen aufbaut:

1. Allgemeine Orientierung
2. Definition und Formulierung des Problems
3. Erarbeitung von Alternativen
4. Entscheidung
5. Überprüfung

Das Problemlösungstraining wird an einem Beispiel aus der Altenpflege für alle fünf Stufen verdeutlicht und kann immer wieder auf verschiedene Probleme angewandt werden. Die Durchführung des Programms wird unterstützt durch eine Anzahl von Protokollblättern, die helfen sollen, das selbständige Arbeiten mit eigenen Problemen zu erleichtern. Ziel dieses Trainings soll sein, Alltagsprobleme im Berufs- und Privatleben besser und erfolgreicher lösen zu können.

1. Allgemeine Orientierung

Die erste Phase der generellen Orientierung ist die Vorbereitung auf die weiteren Schritte. Hier geht es darum, eine Problemsituation oder ein Problem als solche(s) zu erkennen, um anschließend zu entscheiden, wie gehandelt werden kann. Problemsituationen werden häufig wie folgt umschrieben:

✎ Situation ist belastend
✎ Situation wird gemieden
✎ Situation erzeugt Ängstlichkeit
✎ Situation erzeugt Unsicherheit
✎ Situation erzeugt Unzufriedenheit
✎ Situation erzeugt negative Emotionen (Ärger, Gereiztheit)
✎ Situation erzeugt unüberlegtes, panikartiges Handeln

Problemsituationen zeichnen sich vor allem durch emotionale Belastung aus. Sie werden zuerst als unangenehmer Zustand empfunden, für dessen Änderung momentan keine Lösung vorliegt. Häufig bringen Situationen sehr diffuse Gefühle mit sich, so daß man gar nicht weiß, was man genau fühlt. Die Phase der Orientierung dient daher vor allem der Strukturierung und der Einleitung des Klärungsprozesses.

Greift man hier das Beispiel von Herrn Englers (s. Kap. 2.4.1) auf, läßt sich mit oben genannten Kriterien herleiten, daß sich der alte Mann in einer Problemsituation befindet. Aus seinen Beschreibungen läßt sich ableiten, daß er das Alleinsein als belastend erlebt, daß er unzufrieden ist und daß damit auch negative Emotionen auftreten. In dieser ersten Phase der allgemeinen Orientierung ist genau dies wichtig: Erkennen, daß man sich in einer Problemsituation befindet und mit welchen Gefühlen und Einstellungen diese Situation behaftet ist. Aus einer solchen Überlegung heraus läßt sich das Problem im nächsten Problemlösungsschritt weiter konkretisieren und genauer definieren, was für die grundsätzliche Lösung des Problems notwendig ist.

Probleme gibt es nicht nur mit Situationen, sondern auch mit Personen. Diese zeichnen sich wiederum aus durch:

✎ Hemmungen gegenüber bestimmten Personen
✎ Abhängigkeitsgefühle
✎ Verschiedenheitsgefühle: man kann mit dem Gegenüber einfach nicht auskommen

Probleme mit Personen sind hinreichend bekannt. Der Konflikt zwischen der Wohngruppenleitung und der Krankenpflegehelferin (s. Kap. 2.4.1) stellt ein Problem zwischen Personen dar. Von den drei oben genannten Kennzeichnungen läßt sich vor allem die letzte im Beispiel erkennen. Die KPH kommt im Laufe der Zeit zu der Einsicht, daß die Leitung ihre Tätigkeit ganz unabhängig von der erbrachten Leistung betrachtet und ständig kritisiert. Dies führt zu Verschiedenheitsgefühlen, die dadurch gekennzeichnet sind, daß keine angemessene Beziehung zwischen den Mitarbeitern (Partnern) aufkommt. In der Alltagssprache ist dies durch den Ausdruck, "Unsere Chemie stimmt einfach nicht überein", gekennzeichnet.

Sicherlich spielen bei der KPH und der Wohngruppenleitung auch gegenseitige Hemmungen eine Rolle. Ansonsten wäre es sicherlich zu einem klärenden Gespräch unter vier Augen gekommen.

Die Differenzierung zwischen Problemen mit Situationen einerseits und Personen andererseits ist günstig, um ein genaues Problemverständnis zu gewinnen, also das Ziel der ersten Stufe, eine allgemeine Orientierung, zu erreichen.

An folgendem Beispiel soll das Problemlösungstraining im Rahmen dieses Kapitels veranschaulicht werden:

> In einer Wohngruppe ist ein Streit um die Versorgung von Dekubitus entbrannt. Eine langjährige, erfahrene Altenpflegerin wirft der Stationsleitung vor, daß es falsch wäre, die Dekubitus nicht mehr mit Eis und Fön zu behandeln. Diese Anordnung hatte die Leitung als erste Dienstanweisung gegeben. Sie bestand darauf, daß die Druckgeschwüre mit desinfizierten Kältekissen behandelt werden.[1] Grund für die Anordnung, nicht mehr mit Eis und Fön zu arbeiten, sind die großen infektiösen Risiken, die in Form von Bakterien durch den Fön in die Wunde kommen. Diese Risiken wollen die anderen Beschäftigten der Station jedoch nicht einsehen. Sie behaupten, daß in 20 Jahren Arbeit mit Eis und Fön noch keine Infektion aufgetreten sei, aber schon mancher Dekubitus verheilt ist. Obwohl die Kollegen die angeordnete Methode anwenden, hat die Stationsleitung das Gefühl, daß ihr die Kompetenz abgesprochen wird und alle nur darauf warten, daß "ihre" Methode versagt.

In diesem ist eine klare Trennung zischen einem personen- und situationenbezogenen Problem nicht möglich, da es beide Aspekte beinhaltet.

Eine Problemsituation stellt die geschilderte Auseinandersetzung deshalb dar, weil das Anordnen einer anderen Behandlungsmethode an sich schon ein belastendes Ereignis darstellt. Veränderungen stoßen häufig zunächst auf Widerstand, ohne daß eine inhaltliche Begründung hierfür vorliegt. Weiterhin wird natürlich Ängstlichkeit und Unsicherheit auf seiten der Stationsleitung erzeugt, da alle anderen Pflegekräfte scheinbar auf die Erfolglosigkeit der neuen Methode warten. Hinzukommen können auch negative Emotionen, die durch die Uneinsichtigkeit der Kollegen sowie Unzufriedenheit über die Stimmung bei der Arbeit entstehen können.

Ein Problem mit Personen ist dieses Beispiel deshalb, weil dadurch Hemmungen gegenüber der erfahrenen Altenpflegerin aufgebaut werden können ("Sie ist schon 20 Jahre in der Praxis und ich ordne ihr an, wie sie Dekubitus behandeln muß. Ich habe Angst, daß ich ihr unterlegen bin."). Gleichfalls kommen Verschiedenheitsgefühle hinzu: Die erfahrene Altenpflegerin unterscheidet sich von der Stationsleitung zunächst nur durch die verschiedenen Behandlungsmethoden, die möglicherweise jedoch persönliche Differenzen zur

---

[1] Anstatt der desinfizierten Kältekissen könnten hier auch andere, der herkömmlichen Methode entgegengesetzte Behandlungsverfahren stehen.

Folge haben können.

Diese erste Stufe der allgemeinen Orientierung dient vordergründig dazu, sich Problemsituationen und personenbezogene Probleme bezüglich der damit verbundenen Gefühle und Verhaltensweisen zu verdeutlichen. Sie hat eine ordnende Funktion insofern, daß sie zum Nachdenken auffordert. Diese erste, sehr trivial anmutende Stufe des Problemlösungstrainings ist daher sehr wichtig für die weitere Vorgehensweise im Programm. Nur wenn man sich seiner Emotionen und Verhaltensweisen gegenüber Personen und Situationen klar ist, kann man gezielt Probleme bewältigen. Um die Wichtigkeit dieser Stufe konkret nachzuvollziehen, bietet es sich an, bei einem "eigenen" Problem mit der vorgegebenen Hilfe eine allgemeine Orientierung vorzunehmen.

Im folgenden Problemlösungsschritt wird das allgemein umrissene Problem definiert und formuliert, um so zu einer ganz konkreten Beschreibung des Problems zu gelangen.

1. Schritt: Versuchen Sie, eine allgemeine Orientierung zu Ihrem Problem vorzunehmen. Beschreiben Sie die Situation, in der das Problem belastend ist und benennen Sie die Personen, die von diesem Problem betroffen sind (Protokollblatt 1).

Situation, in der das Problem belastend ist und betroffene Personen:
Protokollblatt 1

2. Definition und Formulierung des Problems

Die allgemeine Orientierung führte zu einer genaueren Einschätzung des Problembereichs. In dem zweiten Problemlösungsschritt wird noch einmal auf die anfangs vorgestellten theoretischen Gedanken zurückgegriffen. Für die Definition und Formulierung eines Problems ist es erforderlich, daß das Problem in seiner ganzen Breite erfaßt wird. Hierbei hilft eine Problemanalyse, die den IST- und den SOLL-Zustand genau berücksichtigt sowie auf die Barrieren, die eine Problemlösung verhindern, eingeht.

Zunächst beschäftigt uns der IST- oder Ausgangszustand. Im Gegensatz zum ersten Schritt (Allgemeine Orientierung) geht es hier nicht mehr darum, ob ein Person- oder Situationsproblem vorliegt, sondern um eine umfassende, genaue Umschreibung der Gegebenheit, in der die Probleme auftreten. Hier ist vor allem auf die Gefühle, die Gedanken und den zeitlichen Verlauf zu achten. Konkret können folgende Fragen zur Klärung verhelfen:

✎ Welche Gefühle habe ich in der belastenden Situation?
✎ Was denke ich über mich, über meinen Gegenüber und andere Beteiligte in einer Problemsituation?
✎ Wann oder wonach tritt die Problemsituation auf?
✎ Wodurch wird sie hervorgerufen?

Es geht nicht mehr darum, ob die Situation belastend ist oder ob sie zur Unsicherheit führt, sondern darum, wie es dazu kommt. In dem Beispiel zeigen sich verschiedenartige Gefühle auf seiten der Stationsleitung:

✎ Hilflosigkeit, die neue Methode (desinfiziertes Kältekissen) gegen die Mehrheit der Kollegen durchzusetzen
✎ Versagensängste durch mangelnde Erfahrung
✎ Unmut über den veralteten Wissensstand der Kollegen
✎ Angst vor Ausgrenzung

Bezüglich des zweiten Punktes lassen sich folgende Möglichkeiten finden:

✎ Mache ich das richtig?
✎ Warum engagiere ich mich so, es ist doch noch nie etwas passiert?
✎ Warum stellen die sich denn so an?
✎ Wie ist es möglich, meine Forderung ohne starken Druck durchzusetzen?
✎ Ich weiß nicht, warum sich meine Kollegen so aufregen, ich bin schließlich die Stationsleitung!

Die Problemsituation ist in diesem Beispiel so gewählt, daß sie vordergründig nur einmal auftritt, nämlich als es zur direkten Auseinandersetzung um die Behandlungsmethode von Dekubitus kam. Durch die Erwartungen der Kollegen, die die neue Behandlungsmethode kritisch betrachten, ist die Problemsituation ständig hintergründig vorhanden. In den Vordergrund wird sie immer wieder dann treten, wenn es Grund zur Diskussion gibt (Erfolge/Mißerfolge der neuen Methode).

Die Antworten auf die Fragen zur Klärung des IST-Zustands haben gezeigt, daß es viele verschiedene Möglichkeiten gibt, die besonders von der einzelnen Person abhängen. Es gibt sicherlich Stationsschwestern, denen die Reaktion der Kollegen hinsichtlich der getroffenen Entscheidungen gleichgültig ist. Andererseits besteht auf seiten der Altenpflegerinnen die Möglichkeit, das eigene veraltete Wissen in Frage zu stellen. Die unterschiedlichen Reaktionsweisen bei verschiedenen Personen hängen wiederum mit der automatisierten Informationsverarbeitung zusammen. Die spezielle Art auf Problemsituationen zu reagieren, wurde erlernt und wird bei neu auftretenden Problemen wieder angewendet (reproduktives Denken). So besteht die Hoffnung, die Problemsituation mit vorhandenen Lösungsmitteln erfolgreich zu bewältigen. Bei der Klärung des IST-Zutandes ist es ganz besonders wichtig, auf automatisierte Lösungen zu achten. Dies verhilft zum schnellen Erkennen von häufig genutzten Lösungen und damit zur Aufdeckung von ineffektiven Lösungen.

2. Schritt: Klären Sie den IST-Zustand eines eigenen Problems. Schreiben Sie die Gefühle und Gedanken über sich und andere in der Problemsituation auf. Halten Sie genau fest, wann oder wonach die Problemsituation auftritt und wodurch sie hervorgerufen wird (Protokollblatt 2).

Meine Gefühle und Gedanken über mich und andere in der Problemsituation:

_____

_____

_____

_____

_____

Protokollblatt 2

In Abbildung 11 (Seite 88) sind links die oben analysierten IST-Zustände aufgeführt. Die Formulierung und Definition von IST-Zuständen ist bei solchen komplexen Problemen recht schwierig. Der Ausgangszustand hier heißt:

> Schwierigkeit, eine neue Methode zur Behandlung von Dekubitus durchzusetzen. Zu diesem Ausgangszustand gesellen sich eine Reihe damit verknüpfter Aspekte: Beziehungskonflikte gegenüber den Kollegen (Erhaltung der Teamfähigkeit), Schwierigkeiten, sich bei zukünftig anstehenden Konflikten aus Angst vor Widerspruch durchzusetzen.

Die genauere Formulierung des IST-Zustands hat dazu geführt, den unerwünschten Ausgangszustand zu verdeutlichen. Jetzt kann der SOLL-Zustand definiert werden, also der angestrebte Zielzustand. Auch hier sind häufig Schwierigkeiten bei der Formulierung zu beobachten. Oftmals besteht der Zielzustand aus der Verneinung des IST-Zustands ("Keine Schwierigkeiten bei der Durchsetzung der neuen Methode haben"). Hierin liegt natürlich die

Gefahr, daß man durch solche geringfügigen Veränderungen in der Formulierung nicht die bestehenden Barrieren zwischen Ausgangs- und Zielzustand erkennt. Es ist daher ganz besonders wichtig, Zielzustände positiv zu formulieren. Dazu sind einige Vorüberlegungen nötig. Auf der einen Seite erfordert die Klärung des Zielzustands, eine genaue Erörterung der eigenen Erwartungen:

✎ Was will ich?
✎ Was finde ich besser?
✎ Worüber würde ich mich freuen?
✎ Wann wäre ich zufrieden?

Diese Fragen helfen bei der konkreten Erarbeitung des SOLL-Zustands. In diesem Beispiel will die Stationsleitung, eine neue Methode zur Behandlung von Dekubitus einsetzen. Sie würde sich darüber freuen, wenn ihre Kollegen ihre Argumente für die Ablehnung der althergebrachten Methode verstehen und sie nicht persönlich innerhalb der Gruppe isolieren würden. Das alles sind hohe Ziele und deshalb sollte sie sich die Frage stellen, womit sie zufrieden wäre. Hier könnte sie angeben, daß sie zufrieden wäre, wenn ihre Kollegen die Methode anwenden und die Gründe für diese risikoärmere Behandlung akzeptierten. Weniger wichtig wäre ihr vielleicht, wie die Mitarbeiter über sie persönlich denken. Mit diesen Überlegungen hat sie *Gewichtungen ihrer Ziele* vorgenommen. Sie hat sich überlegt, was für den Ablauf der Station und ihre eigene Zufriedenheit erreicht werden muß. Hierbei sollte sie niemals ausklammern, welche Folgen mögliche Zielsetzungen haben könnten. Die Zielsetzung, "Meine Kollegen sollen alle Anweisungen ohne Hinterfragen ausführen", wäre durchaus möglich und es gebe sicherlich Mittel diese zu verwirklichen. Jedoch sind die Folgen auszumalen: Arbeiten unter Druck, soziale Isolierung usw. Im Sinne zufriedenen Arbeitens sollte deshalb immer berücksichtigt werden, welche Konsequenzen und Nebenerscheinungen ein angestrebter Zustand zur Folge hat.

Ziele sollten also verwirklichbar sein, sie sollten von den Betroffenen (langfristig) gebilligt werden und mit Normen und Werten übereinstimmen. Für das Beispiel wird folgender SOLL-Zustand (Abb. 11) festgehalten:

Dekubitus sollen mit desinfizierten Kältekissen behandelt werden. Bei der Durchsetzung dieser Methode ist es wichtig, daß die Kollegen die Sinnhaftigkeit der Methode einsehen und die Gefahren der "Eis und Fön"-Behandlung erkennen. Des weiteren soll diese Methode eingeführt werden, ohne daß dafür die Teamstruktur unserer Dienstreihe geopfert wird.

3. Schritt: Schreiben Sie auf, was Sie vom Zielzustand erwarten, was Sie wollen, womit Sie zufrieden wären (Protokollblatt 3).

Nehmen Sie für Ihre Ziele aus Protokollblatt 3 Gewichtungen vor, halten Sie also fest, was Ihnen ganz besonders wichtig und was Ihnen weniger wichtig erscheint. Machen Sie sich ebenso bei den ausgewählten Zielen die Konsequenzen bewußt, die diese nach sich ziehen. Formulieren Sie Ihre Ziele positiv.

```
Meine Erwartungen an den Zielzustand:

1._____

2._____

3._____

4._____

5._____

6._____

                                    Protokollblatt 3
```

Das Oberziel für den angestrebten Zustand ist also die Durchsetzung der Kältekissen-Methode, jedoch unter Berücksichtigung der Unterziele "Erkennen der Vorteile der Methode" und "Erhalt der Teamstruktur".

Der gegenwärtige Zustand und ebenso der angestrebte, zukünftige Zustand ist nun ganz konkret definiert. Es fehlt noch die Klärung der Barrieren, die zwischen IST- und SOLL-Zustand postiert sind. Auch hier helfen Fragen weiter:

✎ Wieso läßt sich der Zielzustand nicht erreichen?
✎ Wo liegen die Hindernisse?
✎ Warum ist der Zielzustand nicht gegeben?

88

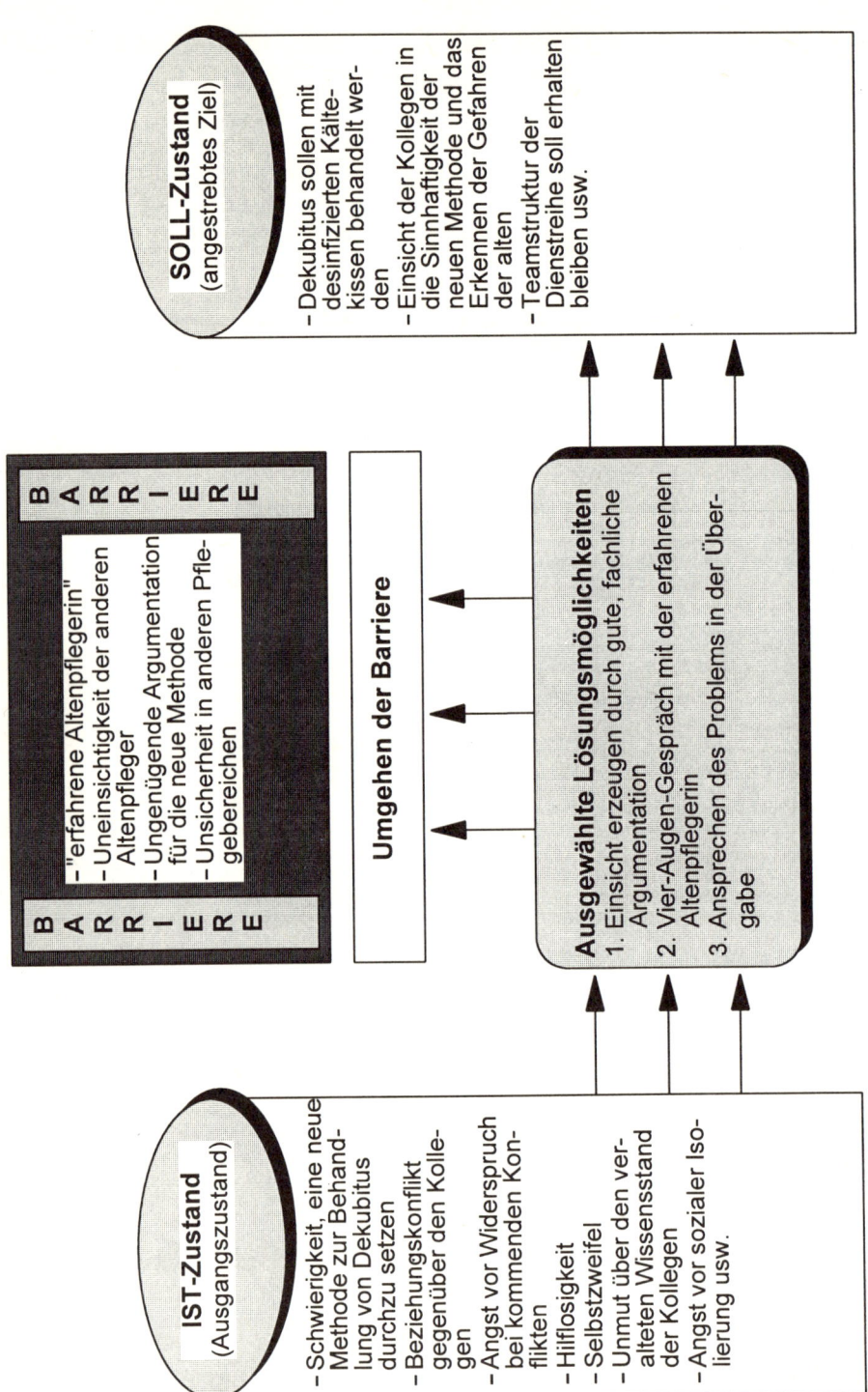

Abbildung 11: Graphische Veranschaulichung des Beispiels

4. Schritt: Stellen Sie die Barrieren zusammen, die Sie an der Erreichung des Zielzustands hindern. Erfassen Sie genau, warum der Zielzustand nicht eintritt/nicht eintreten kann. Halten Sie die Hindernisse fest.

Barrieren, die mich am Erreichen des Zielzustands hindern:

Protokollblatt 4

Im Beispiel ist das Oberziel (Durchführen der Kältekissenmethode) gegeben, denn die Mitarbeiter verwenden die neue Methode. Die Erfüllung der anderen beiden Ziele muß hingegen noch angestrebt werden. Auch bei den Barrieren sind vielfältige Überlegungen anzustellen. Direkt einsichtig ist die Barriere "erfahrene Altenpflegerin", die mit ihrer Berufserfahrung und dem Beharren auf der herkömmlichen Methode den Konflikt schürt. Auch die Uneinsichtigkeit der anderen Altenpfleger wirken lösungshemmend. Weniger offensichtlich sind jedoch Barrieren, die von der Stationsleitung ausgehen. Vielleicht hat sie ihren Mitarbeitern nicht genügend auseinandergelegt, wo Vor- und Nachteile bzw. Risiken der beiden Methoden liegen. Vielleicht ist sie in anderen Bereichen unsicher, so daß sie nun nicht ernst genommen wird u.v.m.

Im nächsten Schritt werden Lösungsmöglichkeiten entwickelt und gesammelt, um eine möglichst breite Problemlösung zu praktizieren.

3. Erarbeitung von Alternativen

In diesem Schritt werden konkrete Handlungsmöglichkeiten für die Erreichung des SOLL-Zustands gesucht. Dabei hat sich eine Methode bewährt, die auch allgemein als *Brainstorming* bekannt ist. Hierbei werden alle denkbaren Handlungsmöglichkeiten zur Erreichung der Ziele gesammelt und zuerst ohne Bewertung der Folgen aufgenommen. Früher ging man davon aus, daß auch "verrückte" Ideen ("der erfahrenen Altenpflegerin kündigen") mit in die Sammlung der Handlungsmöglichkeiten aufgenommen werden sollten. Mittlerweile neigt man aber dazu, alle Möglichkeiten zu sammeln, die annähernd verwirklichbar sind. Hierbei steht die Quantität der Lösungsstrategien im Vordergrund, denn eine Vielzahl von Ansätzen erhöht die Möglichkeit einer guten Lösungsfindung.

Für das Beispiel können zahlreiche Lösungsmöglichkeiten gefunden werden. Bei ihrer Erarbeitung sollte die Frage im Mittelpunkt stehen, durch welche Maßnahmen die Barrieren aus dem Weg geschafft werden können. In Protokollblatt 5 können für das eigene Problem Lösungsschritte erarbeitet und notiert werden.

5. Schritt: Schreiben Sie alle Lösungsmöglichkeiten auf, von denen Sie meinen, daß dadurch der Zielzustand Ihres Problems erreicht werden kann.

Lassen Sie dabei Ihren Gedanken freien Lauf. Denken Sie daran, daß es bei schlecht definierten Problemen *die* Lösung nicht gibt. Deshalb sind alle zu verwirklichenden Lösungen wichtig.

Sicher existieren viele Möglichkeiten, die helfen können, das Problem zu lösen. Die folgenden Lösungsmöglichkeiten für das Beispiel sind also nur exemplarisch. Viele andere Möglichkeiten lassen sich denken:

- Vier-Augen-Gespräch mit Altenpflegerin: Klärung des Sachverhalts anhand eines Fachgesprächs
- Deutliche Zurechtweisung der Altenpflegerin ("Ich bin der Chef")
- Beschwerde über die erfahrene Kraft beim Heimleiter
- Andere Pflegekräfte auf ihre Wissensdefizite hinweisen ("Ihr macht große Fehler")
- Mit Hilfe guter und fachlicher Argumentation Einsicht für die neue Dekubitusversorgung erreichen
- Mitarbeiter durch Einzelgespräche beeinflussen
- Altenpflegerin auch in anderen Bereichen bloßstellen ("Sie sind inkompetent")
- Eigene Unsicherheit durch autoritäres Verhalten verbergen
- Problem in der Übergabe ansprechen und Vor- und Nachteile der beiden Versorgungsmethoden aufzeigen; dadurch Koalitionspartner gewinnen

Es gibt eine ganze Reihe von Möglichkeiten, das Problem anzugehen. Grundsätzlich sind alle potentiellen Lösungen festzuhalten. Alle sind zu diesem Zeitpunkt des Problemlösungstrainings gleich wichtig und keineswegs falsch. Sind alle Lösungsvorschläge gesammelt, kann zum nächsten Schritt übergegangen werden. Hier geht es um die Entscheidung für eine oder mehrere Handlungsalternativen.

```
┌────────────────────────────────────────────────────────────┐
│ Lösungsmöglichkeiten:                                        │
│                                                              │
│ _____ │
│                                                              │
│ _____ │
│                                                              │
│ _____ │
│                                                              │
│ _____ │
│                                                              │
│ _____ │
│                                                              │
│                                          Protokollblatt 5    │
└────────────────────────────────────────────────────────────┘
```

4. Entscheidung

Bei der Auswahl eines oder mehrerer Lösungsvorschläge kommt es darauf an, sich über die Konsequenzen der Handlungsschritte klar zu werden. Bevor das geschieht, sollten die Lösungsmöglichkeiten aussortiert werden, die am unwahrscheinlichsten für eine Zielerreichung erscheinen. Bei den oben genannten Vorschlägen wäre das z.B. die deutliche Zurechtweisung der erfahrenen Kraft. Hierdurch würde nur ein neues Spannungsfeld aufgebaut (Konkurrenz). Weiterhin ist die Beschwerde beim Heimleiter wenig sinnvoll, weil die Stationsleitung damit zeigen würde, daß sie den Problemen ihrer Station nicht gewachsen ist. Der Hinweis auf Wissensdefizite beim Personal wird ihr keine zusätzliche Erleichterung schaffen. Der Angriff würde die Kollegen in ein Bündnis mit der Altenpflegerin treiben. In die gleiche Richtung würde das Bloßstellen der Altenpflegerin gehen. Autoritäres Verhalten in dieser Situation verhindert eine angemessene Lösung, da der Stationsleitung Inkompetenz und mangelnde Führungsfähigkeit vorgeworfen werden kann.

<u>6. Schritt: Sortieren Sie aus allen vorhandenen Lösungsvorschlägen diejenigen heraus, die Ihnen praktikabel erscheinen. Schreiben Sie sie in das Protokollblatt 6.</u>

Für die verbleibenden Möglichkeiten ist es nun wichtig, mögliche *Folgen* zu berücksichtigen. Was kann passieren, wenn diese Handlungsmöglichkeit(en) ausgewählt werden?

Ausgewählte Lösungsmöglichkeiten:

1._____

2._____

3._____

4._____

5._____

Protokollblatt 6

Der Versuch, Einsicht durch gute und fachliche Argumentation zu erreichen, führt möglicherweise genau zum Erfolg, nämlich zur Einsicht bei den Kollegen. Ein Vier-Augen-Gespräch kann bedeuten, daß zwischen der Stationsleitung und der erfahrenen Altenpflegerin eine Klärung stattfindet. Bei Einzelgesprächen mit Kollegen besteht die Gefahr, daß sich andere Mitarbeiter ausgeschlossen fühlen und einen Komplott befürchten. Das Thematisieren des Problems in der Übergabe kann zur Einsicht der Behandlungsmethode bei allen Mitarbeitern führen.

7. Schritt: Halten Sie die Folgen Ihrer eigenen Lösungsmöglichkeiten fest (Protokollblatt 7).

Notieren Sie für alle denkbren Lösungn die anzunehmenden Handlungsfolgen. Nachdem die Folgen der potentiellen Lösungen zusammengestellt sind, sollten diese darüber hinaus einer *Bewertung* unterzogen werden (Abbildung 12). Hierzu eignet sich sehr gut eine Einteilung in "sehr gut", "gut", "schlecht" und "sehr schlecht". Auch diese Bewertungen der Folgen liegen in der Hand des Problemlösenden.

Bei den Folgen in Abbildung 12 erhält die Konsequenz "Einsicht bei allen Mitarbeitern wird erreicht" eine sehr gute Bewertung. Wenn alle Mitarbeiter einsehen würden, daß desinfizierte Kältekissen die beste Behandlungsmethode darstellen, ist das Problem gelöst. Als "gut" ist die Folge "Klärung zwischen erfahrener Altenpflegerin und Stationsleitung" beurteilt worden, weil damit der Konflikt zwischen den beiden ausgeräumt wäre und die anderen Kollegen ebenfalls Einsicht zeigen würden. "Sehr schlecht" ist es, wenn die Stationsleitung keine Kontrolle mehr über das Geschehen hätte. Dies würde sich darin äußern, daß wieder mit Eis und Fön behandelt würde. "Schlecht" ist es außerdem, wenn sich einige Mitarbeiter ausgeschlossen fühlen würden. Eine allgemeine Einigung wäre damit verhindert; das Problem nicht gelöst.

Folgen für Lösungsmöglichkeit-Nr.:

1. _____

2. _____

3. _____

4. _____

Protokollblatt 7

In Abbildung 12 wurden den einzelnen Folgen von Lösungsmöglichkeiten Bewertungen zugeordnet. Protokollblatt 8 sollen Sie nun ebenfalls Ihren Lösungsmöglichkeiten Bewertungen zuschreiben.

Als nächstes ist es wichtig, für jede Lösungsmöglichkeit die *Wahrscheinlichkeit* einzuschätzen, mit der eine bestimmte Folge erreicht wird (Abb. 12). Mit dieser Methode wird dann die beste Lösung gefunden, d.h. die Lösung, die eine hohe positive Bewertung hinsichtlich der Folgen erlangt hat und die in der Einschätzung, daß die Folge erreicht wird, eine hohe Wahrscheinlichkeit erzielt hat. Die Wahrscheinlichkeitseinschätzung dient damit der Entscheidungshilfe. Die vorgenommenen Einschätzungen für die vier Lösungsmöglichkeiten lassen sich in Abbildung 12 ablesen. Demnach scheint die Lösungsmöglichkeit "Versuch, Einsicht durch gute, fachliche Argumentation zu erzielen" am wirkungsvollsten. Bei dieser Möglichkeit ist es sehr wahrscheinlich, daß Einsicht bei allen Mitarbeitern erzielt werden kann. Ebenso scheint eine Klärung mit der erfahrenen Kraft mit dieser Lösung möglich. Diese beiden Folgen werden in der Bewertung als sehr wichtig eingeschätzt, so daß ihre Verwirklichung besonders im Vordergrund steht. Neben dieser Lösungsmöglichkeit eignet sich auch die Thematisierung des Problems in der Übergabe als Lösung. Es kann davon ausgegangen werden, daß dadurch Einsicht bei allen Mitarbeitern erreicht wird und daß negative Folgen ausbleiben. Allerdings erreicht diese Lösung keine Klärung mit der erfahrenen Altenpflegerin. Dies wäre aber wahrscheinlich durch ein Vier-Augen-Gespräch zu verwirklichen, wobei hier die Einigung mit den anderen Mitarbeitern nicht wahrscheinlich ist. Allem Anschein nach sind drei der vier Lösungsmöglichkeiten besonders dazu geeignet, Probleme in bestimmten Bereichen erfolgreich zu bewältigen. Lediglich die Einzelgespräche scheiden aufgrund ihrer durchweg negativen Folgen aus.

Beispiel Folgen	Bewer-tung	Probleme in der Übergabe ansprechen	Einzelgesprä-che mit Miit-arbeiter	Vier-Augen-Gespräch	Versuch, Einsicht zu erzielen
Einsicht bei allen MA wird erreicht	sehr gut	sehr wahr-scheinlich	unwahr-scheinlich	unwahr-scheinlich	sehr wahr-scheinlich
Einige Mit-arbeiter füh-len sich aus-gestoßen	schlecht	sehr unwahr-scheinlich	sehr wahr-scheinlich	unwahr-scheinlich	sehr unwahr-scheinlich
Klärung zwi-schen erfah-renen Pfle-gern und Sta-tionsleitung	gut	unwahr-scheinlich	sehr unwahr-scheinlich	sehr wahr-scheinlich	sehr wahr-scheinlich
Kontrollver-lust für Sta-tionsleitung	sehr schlecht	unwahr-scheinlich	unwahr-scheinlich	unwahr-scheinlich	sehr unwahr-scheinlich

Abbildung 12: Einschätzung der Folgen verschiedener Lösungsmöglichkeiten (s. Text)

Protokollblatt 8: Bewerten Sie die Folgen der verschiedenen Lösungsmöglichkeiten und beurteilen Sie die Wahrscheinlichkeit des Auftretens der Folgen in Abhängigkeit von den gewählten Lösungsstrategien

Folgen	Bewer-tung				

Bevor die drei Möglichkeiten nun in der Praxis ausprobiert werden, sollten sie noch einmal geordnet werden, um gezielt eingesetzt werden zu können. Welche Lösungsmöglichkeit wird wo und wann eingesetzt?

Von den drei restlichen Lösungsmöglichkeiten zeichnet sich eine durch ihre allgemeine Durchführbarkeit aus: Einsicht kann durch gute, fachliche Argumentation erzielt werden. Diese Lösungsmöglichkeit kann immer eingesetzt werden und steht damit über den anderen beiden. Bevor das Problem im Team angesprochen wird, scheint es sinnvoll, ein Vier-Augen-Gespräch mit der erfahrenen Altenpflegerin zu führen. Dies dient einerseits dazu, die Behandlungsmöglichkeiten für Dekubitus auf der inhaltlich-fachlichen Ebene zu diskutieren. Andererseits sollte die Altenpflegerin im Verlauf des Gesprächs informiert werden, daß die problematische Situation im Team angesprochen wird. Die Altenpflegerin hat durch ihre langjährige Tätigkeit viele Einflußmöglichkeiten auf die anderen Mitarbeiter. Sie kennt den Stationsalltag, die Kollegen und Bewohner und wird durch die Berufserfahrung akzeptiert und respektiert. Ein Konflikt mit ihr würde möglicherweise Widerstand seitens der übrigen Arbeitskollegen hervorrufen. Das Vier-Augen-Gespräch wird als zweite Lösung gewählt, wobei die kompetente Argumentation auch hier im Vordergrund steht. Nach dem Gespräch mit der Altenpflegerin wird ebenfalls unter Einhaltung der ersten Lösung das Problem im Team thematisiert. Hierbei es sinnvoll, die Übergabe gründlich vorzubereiten. Dabei ist die kontrollierte Informationsverarbeitung aus Kapitel 2.4.1 hilfreich. Inhaltlich fundierte Argumentation und sachliches Diskutieren sollten die Besprechung kennzeichnen.

Die Lösungen sollen bewirken, daß die Barriere überwunden wird und statt dessen die Transformation des Ausgangszustands in den Zielzustand möglich wird. Damit wird die Barriere umgangen und durch die zwischengeschalteten Lösungsmöglichkeiten der SOLL-Zustand erreicht. Im letzten Schritt geht es um die Überprüfung der Effektivität der Lösungen. Haben sie etwas bewirkt? Ist der angestrebte Zustand eingetreten?

5. Überprüfung

Die Überprüfung dient dazu zu erfassen, ob die Lösungen die erwünschte Effektivität besitzen. Im Beispiel ist das durch drei Fragen zu überprüfen:

✎ Werden die Dekubitus mit desinfizierten Kältekissen behandelt?
✎ Besteht Einsicht bei den Kollegen in die Vorteile der neuen Methode bzw. sehen diese die Risiken der "Eis und Fön"-Behandlung?
✎ Ist die Teamstruktur noch vorhanden? Sind nach den Lösungen Konflikte aufgetreten?

Die Antworten auf diese Fragen zeigen, ob der Zielzustand erreicht worden ist. Ist dies nicht der Fall, sollte versucht werden, das Problem noch einmal differenziert zu betrachten, Fehler in Lösungen zu erkennen. Hierfür kann es notwendig sein, nochmals das Programm durchzuführen. Fehlgelaufene

Lösungen stellen kein Versagen dar, sondern eröffnen die Möglichkeit einer Neuorientierung. Sie erweitern den Horizont der Problemerfassung und - definition und haben langfristig Erfolg. Bei Mißerfolgen ist daran zu denken, daß es sich bei diesen Problemen um schlecht definierte Probleme handelt, für die es keine eindeutigen Lösungen gibt. Die beste Lösung ist daher kontrolliertes Verhalten, das sich auf Problemdefinitionen stützt und versucht, ein Ziel durch überlegte Mittel zu erreichen.

2.4.4 Wirksamkeit

Die Wirksamkeit des Problemlösungtrainings wurde vor allem in bezug auf zwischenmenschliche Probleme im Partnerschaftsbereich eingesetzt. Auch existieren Untersuchungen zur Reduzierung von Altersdepression. Erfolgreich scheint Problemlösungstraining auch bei psychiatrischen Patienten zu sein, insbesondere bei Personen mit schizophrenen Erkrankungen. Des weiteren weisen viele Autoren darauf hin, daß sich Problemlösungstrainings gut in Psychotherapien einbauen lassen.

Zwei Untersuchungen seien hier hervorgehoben. Bei sechs Ehepaaren wurde versucht, mit Hilfe des Problemlösungstrainings eine Verbesserung der Beziehung zu erreichen. Generell zeigte sich, daß das Problemlösungstraining eine gute Behandlungsstrategie zur Behebung interpersoneller Konflikte darstellt. In einer anderen Untersuchung konnte gezeigt werden, daß Problemlösungstrainings zur Reduzierung von Depression (gemessen mit Hilfe eines Depressionsfragebogens, BDI) beitragen können.

Ende der siebziger Jahre wurde die Hypothese in die Diskussion eingebracht, daß psychopathologische Zustände mit ineffektivem Problemlöseverhalten einhergehen. Die Konsequenz aus dieser These wäre, daß Problemlösungstrainings zur Verbesserung des pathologischen Zustandes führen müßten. Hierbei ist jedoch nicht eindeutig geklärt, ob ineffektive Problemlösungsstrategien Folge oder Ursache psychischer Erkrankungen sind.

Insgesamt ergibt sich, daß Problemlösungstrainings eine hohe Effektivität in der Verbesserung bzw. Lösung von Alltagsproblemen beweisen. Von daher läßt sich schließen, daß die Kenntnis und Anwendung solcher Strategien zu einem erhöhten effektiven Umgang mit Alltagsproblemen führt und so eine Steigerung der psychischen Gesundheit bewirkt.

2.4.5 Indikation und Kontraindikation

Die Indikation von Problemlösungstrainings scheint vor allem dann gegeben, wenn Probleme auftreten, deren Ausweitung und Intensität nicht abzuschätzen sind. In der Sprache des Problemlösungstrainings gesprochen, heißt das, weder der IST-Zustand noch der SOLL-Zustand sind klar zu erkennen.

Etabliert hat sich das Problemlösungstraining auch in der Gruppentherapie, wo es bei unterschiedlichen Problemen angewendet wird. Soweit bekannt liegen keine Begrenzungen für den Einsatz von Problemlösungstrainings vor.

Für die Durchführung des Trainings ist jedoch als Voraussetzung ausreichend Motivation zur Problemlösung, also zur Erarbeitung von effektiven Problemlösungsstrategien, erforderlich. Darüber hinaus sollte ein Mindestmaß an kognitiven Strukturen gegeben sein, da es im Verlauf des Trainings um die Erarbeitung von Lösungsalternativen und Entscheidungen geht. Aus diesem Grunde ist die Anwendung dieses Problemlösungstrainings bei verwirrten Patienten bzw. altersdementen Personen wenig erfolgversprechend.

Das Problemlösungstraining ist vor allem ausgelegt auf Alltagsprobleme, für die keine sofortige Lösung bestehen. Es soll daher helfen, Problemsituationen im beruflichen wie privaten Bereich zu erkennen und erfolgreich im Sinne kontrollierter Problemlösungsstrategien zu bewältigen. Im Gegensatz zu Selbstkontrollprogrammen, in denen isolierte Verhaltensweisen wie Rauchen, Schlafdauer usw. in ihrer Intensität verändert werden können, eignet sich das Problemlösungstraining auch zur Anwendung auf komplexe bzw. schlecht definierte Probleme. Hier verhilft das Übungsprogramm zur Strukturierung und Lösung der anfangs diffus erscheinenden Probleme. Stellt sich ein Problem im Verlauf des Problemlösungstrainings als isolierbares Verhalten heraus, ist ein Einsatz des Selbstkontrollprogramms möglich. Hiermit wird die Veränderung von Verhalten wesentlich erleichtert. Ein Beispiel sei hier gegeben: Im Laufe des Problemlösungstrainings stellt sich heraus, daß eine Altenpflegerin deshalb so langsam arbeitet, weil sie von ihrer alten Stelle keinen Arbeitsstreß kennt. In diesem Fall könnte ein Selbstkontrollprogramm zum ausdauernden Arbeiten verhelfen und damit das Problem lösen.

Problemlösungstrainings sind **nicht geeignet** bei schwerwiegenden und komplexen Problemen oder Störungen (s.u.), da diese nicht allein durch ein individuelles Programm verändert werden können. Probleme, die über die üblichen Alltagsstörungen hinausgehen, sind allein durch ein solches Programm nicht zu bewältigen. Hier ist in jedem Fall professionelle Hilfe erforderlich. Schwerwiegende psychische Probleme bedürfen psychotherapeutischer Behandlung. Auch konkrete, nicht zu bewältigende Probleme (z.B. unbezahlbare Schulden) sollten mit Unterstützung professioneller Experten gelöst werden (Schuldnerberatung).

2.4.6 Zusammenfassung

Dieses Kapitel zeigt, daß mit Hilfe des Problemlösungstraining ein effektiver, erfolgreicher Umgang mit alltäglichen Problemen möglich ist. Problemlösungstrainings eignen sich zur Lösung von komplexen Problemen, die zuerst in ihrer Struktur nicht durchschaubar sind. Von daher sind sie besonders hilfreich bei privaten wie beruflichen Schwierigkeiten. Das Problemlösungstraining baut auf fünf Schritten auf: Allgemeine Orientierung; Definition und Formulierung des Problems; Erarbeitung von Alternativen; Entscheidung und Überprüfung.

Die Wirksamkeit von Problemlösungstrainings ist vor allem in zwischenmenschlichen Bereichen überprüft worden. Jedoch sind auch effektive gerontologische und psychiatrische Interventionen bekannt. Indikation und Kontraindikation von Problemlösungstrainings wurden abschließend diskutiert.

2.4.7 Literatur

D'Zurilla, T.J. & Goldfried, M. R. (1971). Problem solving and behavior modification. *Journal of Abnormal Psychology*, *78*, 107-126.

Fliegel, S.; Groeger, W.M.; Künzel, R.; Schulte, D. & Sorgatz, H. (1994[3]). *Verhaltenstherapeutische Standardmethoden*. Weinheim: Beltz.

Grawe, K.; Dziewas, H. & Wedel, S. (1980). Interaktionelle Problemlösungsgruppen - ein verhaltenstherapeutisches Gruppenkonzept. In: Grawe, K. (Hrsg.), *Verhaltenstherapie in Gruppen*. München: Urban & Schwarzenberg.

Kanfer, F.; Reinecker, H. & Schmelzer, D. (1990). *Selbstmanagement-Therapie*. Berlin: Springer.

2.4.8 Lösung des Neun-Punkte-Problems

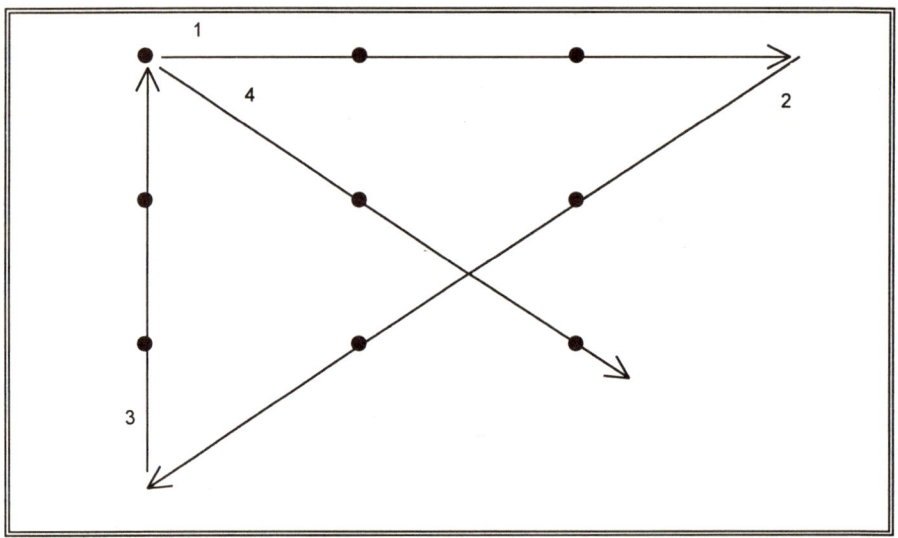

Abbildung 13: Die Lösung des Neun-Punkte-Problems

2.5 STRESSBEWÄLTIGUNG
(Achim Bongers)

Das folgende Trainingsprogramm soll den Leser zu einem zunehmend flexibleren Umgang mit dem Phänomen Streß anleiten. Dabei erfolgt im ersten Schritt eine sorgfältige Analyse des Streßerlebens und anschließend die Planung und Einübung wirksamer Bewältigungsstrategien. Das Trainingsprogramm besteht aus drei Teilen. Es ist an das Streß-Impfungs-Training von Meichenbaum (1991) angelehnt. Im ersten Teil, der diagnostischen Phase, lernt der Leser sein Streßgeschehen auf mehreren Ebenen detailliert zu analysieren und die eigene Rolle zu erkennen. Darüber erhält er ein neues Verständnis über seinen Streß; er lernt Streß nicht mehr als eine von außen auf ihn einströmende Belastung, sondern als Teil von sich zu verstehen. Dies wird weiter unten in einem Beispiel erläutert. Im zweiten Teil, der Übungsphase, werden dem Leser Interventionsstrategien vorgegeben. Durch die systematische Einübung erhält er Instrumentarien, die der Leser in der dritten Phase, der Anwendungsphase, individuell in seinen "persönlichen" Belastungssituationen einsetzen kann. So ist eine Reduzierung seines Stresses möglich. Er lernt dadurch, daß nicht der Streß ihn, sondern er den Streß im Griff hat! Die eingeübten Strategien helfen nicht nur, aktuell bestehenden Streß zu bewältigen, sondern sie werden auch präventiv wirksam. Ziel ist dabei jedoch nicht, den Streß vollkommen zu entfernen (da Streß durchaus auch eine positive Seite haben kann), sondern den Leser "zu ermutigen, Streßsituationen als lösbare Probleme statt als persönliche Bedrohungen zu bewerten" (Meichenbaum, 1991, S.37).

Im folgenden soll, der neueren psychologisch-medizinischen Literatur folgend, unter Streß nur noch die Reaktion auf seiten des Individuums verstanden werden. Streßauslösende Faktoren werden, entgegen des alltäglichen Sprachgebrauches, im folgenden Stressoren genannt.

2.5.1 Theoretischer Hintergrund

In vielen Untersuchungen konnte gezeigt werden, daß Streß und der Umgang mit ihm wichtige Faktoren bei der Entstehung und Aufrechterhaltung von Erkrankungen (z.B. koronare Herzerkrankungen) sind. Von einigen Forschern wurde Streß dabei als eine Bedingung der Umwelt (z.B. Streß bei der Arbeit, in der Familie) und somit als Reiz definiert, der eine Streßreaktion auslöst. Janke (1974) klassifizierte mögliche streßauslösende Stimuli in fünf Gruppen:

- Äußere Stressoren (z.B. Gefahr, Lärm)
- Behinderung bei der Befriedigung primärer Bedürfnisse (z.B. bei Schlaf oder Nahrungsaufnahme)
- Leistungsstressoren (z.B Überforderung unter Zeitdruck oder auch Unterforderung durch monotone Arbeit)
- soziale Stressoren (z.B. zwischenmenschliche Probleme)
- Konflikte (z.B. Entscheidungszwang)

Insbesondere Selye (1956, 1974) untersuchte in seinen Arbeiten die Wirkung der verschiedenen Stressoren auf den Organismus. Er konnte in seinen Untersuchungen zeigen, daß Stressoren verschiedenster Art (z.B. Kälte, Hitze, Bakterien, aber auch emotionale Erregung) zu einem annähernd konstanten Reaktionsmuster des Organismus führen, das er *allgemeines Adaptationssyndrom* nannte. In der Folge wurden von verschiedenen Forschern auch die Auswirkungen von sog. "kritischen Lebensereignissen" auf die Entstehung chronischer Krankheiten untersucht. Nachfolgende Untersuchungen zeigten jedoch, daß sich die kritischen Lebensereignisse nicht bei allen Individuen gleich auswirkten. Einige der untersuchten Personen erkrankten nach kritischen Lebensereignissen, andere wiederum nicht.

Andere Forscher sahen deshalb die Ursache für Streß in einer unangemessenen Reaktion der Person selbst. Nach diesen Theorien führt die unangemessene Reaktion dazu, daß der Streß vom Individuum nicht bewältigt werden kann, dadurch lange andauert und so schließlich zu einer Erkrankung führt. Diese Sichtweise führt jedoch zu einer unangemessenen Vernachlässigung der Stimulusseite, da hier die einzelnen Stressoren nicht bzw. nur ungenügend mitberücksichtigt werden. In neueren Arbeiten wird deshalb von einem *transaktionalen Streßmodell* ausgegangen. Es wurde erstmals von Lazarus (1984) ausgearbeitet, geht von einer Wechselwirkung zwischen Umwelt und Individuum aus und berücksichtigt kognitive Prozesse (gedankliche Vorgänge). Ein Beispiel soll dies illustrieren:

Der Autor ist morgens mit dem Wagen unterwegs zur Arbeit. Da er verschlafen hat, steht er unter Zeitdruck ("Wenn ich zu spät komme, gibt das unheimlichen Ärger. Dann fliege ich bestimmt raus."). Die dritte Ampel auf seinem Weg springt "natürlich" kurz vor dem Passieren auf Rot. Der Autor entscheidet sich zum Gasgeben, der vor ihm fahrende Wagen nicht. Eine Vollbremsung kann das schlimmste Unheil noch verhindern. Gedanken wie "Das ist ja klar, fährt die ganze Zeit so trödelig und bremst jetzt auch noch wie ein Idiot", "Ausgerechnet wieder mir muß das passieren. Aber auch immer, wenn ich wenig Zeit habe, springt jede Ampel auf Rot" entstehen. Blutdruck, Puls, Anspannung sowie innere Unruhe steigen und führen in der Folge zu eindeutigen Zeichen in Richtung Vordermann. Dieser wiederum, zunächst überrascht, reagiert beim umspringen der Ampel auf grün entsprechend: Er fährt sehr langsam und zögerlich an. Den Versuch eines Überholmanövers seitens des Autors noch im Kreuzungsbereich kann er durch ein Beschleunigen noch einmal verhindern, was ihm aber weitere Schimpftiraden ("Idiot, Blödmann, kann ja überhaupt nicht fahren, gehört der Führerschein abgenommen") und eindeutige Gesten seitens des Autors einbringt. Seine Antwort besteht in einem konstanten Tempo 30 auf einer gut ausgebauten Straße mit viel Gegenverkehr. Der Gedanke "Das macht der nur, um mich zu ärgern" bringt ihm ein dichtes Auffahren und einen Überraschungscoup mit einem erfolgreichen Überholmanöver kurz vor einer schwer einsehbaren Kurve sowie dem Ignorieren einer durchgezogenen Linie ein. Der lästige Konkurrent ist endlich überholt worden, das pünktliche Erscheinen bei der Arbeit scheint wieder möglich. Der Erfolg ist jedoch nur kurzfristig, da hinter der Kurve ein Streifenwagen parkt, der sich in Bewegung setzt und den Autor schließlich anhält. Ein nicht unerheblicher Zeitverlust und somit eine erhebliche Verspätung sind, neben spürbaren finanziellen Einbußen, die Folge.

Das Beispiel verdeutlicht mehrere Aspekte des Streßgeschehens: Ein Ereignis an sich (verschlafen) ist nicht streßauslösend, sondern erst durch die Bewertung des Individuums ("Wenn ich zu spät komme, gibt das unheimlichen Ärger. Dann fliege ich bestimmt raus.") erhält es seine streßinduzierende Wirkung (Zeitdruck). Die Bewertung des Ereignisses führt wiederum zu Reaktionen auf der Verhaltens- (Versuch, die Kreuzung noch bei "Gelb" zu überqueren; Beschimpfen des Vordermannes; Unerlaubtes Überholmanöver) und körperlichen Ebene (Blutdruck, Puls und Anspannung steigen), die wiederum zu weiteren streßauslösenden Ereignissen (Vordermann fährt absichtlich langsam; Polizei hält ihn an, ein noch größerer Zeitverlust ist die Folge) führen können. Das Individuum ist somit nicht passives Opfer, sondern es spielt eine aktive Rolle im Streßgeschehen.

Nach Lazarus (1984) spielt dabei vor allem die Bewertung der Situation durch das Individuum eine entscheidende Rolle. Nach diesem Modell hängt die Qualität des Stresses davon ab, wie

✎ die Bedrohlichkeit des Stressors und
✎ die eigenen Bewältigungsressourcen

vom Individuum bewertet werden. "In diesem Kontext bezieht sich die Belastungsverarbeitung auf behaviorale und kognitive Anstrengungen, die inneren und äußeren Anforderungen, die durch streßhaltige Transaktionen hervorgerufen worden sind, zu meistern, zu reduzieren oder zu akzeptieren" (Lazarus & Folkman, nach Meichenbaum, 1991). Streß (als emotionale Reaktion) ist somit immer ein Resultat der folgenden vier Komponenten, die in einer gegenseitigen Wechselwirkung stehen:

✎ Körperliche Reaktionen
✎ Situation
✎ Gedanken (kognitive Ebene)
✎ Verhalten (behaviorale Ebene)

Die Vielschichtigkeit des Streßgeschehens erfordert für eine erfolgreiche Streßbewältigung zunächst eine genaue Analyse aller beteiligten Komponenten, um individuelle (Streß-)Reaktionsmuster zu identifizieren und funktionalere Bewältigungsstrategien auf den defizitären Ebenen einzuüben.

Ein weiteres Merkmal von Streßreaktionen ist, daß diese (wie das obige Beispiel zeigt) häufig unangepaßt sind und somit zu weiterem Streß führen. Die Folge ist die Entstehung eines Teufelskreises der Streßreaktion, wie ihn Abbildung 14 darstellt:

Eine Streßreaktion entsteht demzufolge niemals "urplötzlich", sondern das Individuum steigert sich mehr oder weniger schnell in diese hinein.

Zu einer effektiven Verhinderung der Entstehung des oben beschriebenen Teufelskreises erscheint eine möglichst frühzeitige Intervention sinnvoll, da zu diesem Zeitpunkt die Reaktion noch relativ schwach ausgeprägt und dadurch leichter veränderbar ist.

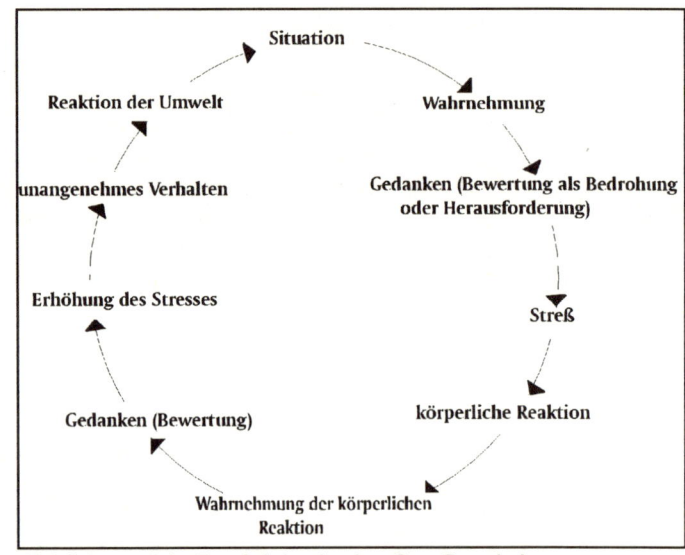

Abbildung 14: Teufelskreis der Streßreaktion

Da Untersuchungen von Selye (1956) gezeigt haben, daß die körperliche Komponente der Streßreaktion (relativ) stabil ist, wird der Leser in den folgenden Abschnitten zunächst zu einer Erfassung "seiner individuellen Frühwarnzeichen und körperlichen Symptome" in bezug auf seine individuelle Streßreaktion angeleitet. In einem nächsten Schritt erfolgt die genaue Analyse "seines Stresses" auf den o.g. weiteren drei Ebenen, bevor für die verschiedenen Ebenen spezifische Bewältigungsstrategien vorgestellt werden. Im letzten Schritt erfolgt die Anwendung des Erlernten auf die kritischen Situationen. Die verschiedenen Ebenen sind dabei nie getrennt, sondern immer in ihren gegenseitigen Wechselwirkungen, wie sie auch im Teufelskreis der Streßentstehung deutlich werden, zu betrachten. Die im folgenden vorgenommene Trennung erfolgte aus rein didaktischen Gründen.

2.5.2 Praktische Durchführung

Die praktische Durchführung gliedert sich in eine diagnostische, eine Übungs- und eine Anwendungsphase.

Diagnostische Phase

Nehmen Sie sich für die im folgenden vorgeschlagenen Übungen jeweils Zeit. Setzen Sie sich bequem hin, lehnen Sie sich zurück, schließen Sie die Augen und stellen Sie sich die jeweiligen Situationen möglichst realistisch und bildhaft vor. Stellen Sie sich die Ereignisse so vor, als würden sie gerade geschehen. Weiterhin ist wichtig, die vorgeschlagenen Übungen kontinuierlich, d.h. nicht am Ende einer Woche, sondern täglich, zu bearbeiten. Dies erleichtert die präzise Erfassung und Analyse der jeweiligen Ereignisse sowie die Anwendung der Bewältigungsstrategien in den folgenden Abschnitten.

<u>1. Schritt: Ermittlung der individuellen "Frühwarnzeichen" und körperlichen Symptome</u>

Versuchen Sie einmal herauszufinden, woran sie zuerst bemerken, daß sie unter Streß geraten. Beobachten Sie sich über eine Woche hinweg einmal selbst in den verschiedenen Situationen und achten Sie darauf, ob Sie körperliche Anzeichen bemerken, mit denen sich Ihr Streß ankündigt. Solche Anzeichen können z.B. innere Unruhe, Angespanntheit, Verspannung bestimmter Muskelpartien (z.B. Nacken- oder Bauchmuskulatur), Magendruck, Herzrasen, Schwindelgefühl etc. sein. Schreiben Sie spontan und ohne lange zu überlegen Ihre Eindrücke in das nachfolgende Protokollblatt 1. Schreiben Sie zu jeder Situation, die sie als stressig empfunden haben auf, welche Anzeichen Ihnen zuerst aufgefallen sind. Sie können die Tabelle, ebenso wie die jeweils folgenden, beliebig erweitern.

Situation	Anzeichen
1. -------------------------------------	-------------------------------------
2. -------------------------------------	-------------------------------------
3. -------------------------------------	-------------------------------------
4. -------------------------------------	-------------------------------------
5. -------------------------------------	-------------------------------------
	Protokollblatt 1: Körperliche Streßsymptome

Überprüfen und ergänzen Sie Ihre Aufzeichnungen im Laufe der Woche immer wieder.

Schauen Sie nach Ablauf der Woche in Ihrer Liste nach, ob bestimmte Anzeichen immer wieder aufgetreten sind. Schreiben Sie diese heraus und beurteilen Sie den jeweiligen Ausprägungsgrad mit 1 = schwach, 2 = mittel (mäßig), 3 = stark oder 4 = extrem stark ausgeprägt. Bringen Sie die fünf am stärksten ausgeprägten Anzeichen in eine Rangreihe und schreiben Sie diese in das folgende Protokollblatt 2. Sie erhalten so eine Liste mit Ihren individuellen Frühwarnzeichen, an denen Sie zeitig erkennen können, ob Sie in Gefahr sind, eine Streßreaktion zu entwickeln. Je früher Sie die Gefahr erkennen, desto leichter wird es Ihnen fallen, den Teufelskreis der Streßentstehung zu unterbrechen bzw. erst gar nicht zustande kommen zu lassen.

2. Schritt: Nähere Analyse der stressigen Situationen

Gehen Sie im nächsten Schritt von den oben schon gesammelten stressigen Situationen aus. Diese Situationen sollen nun näher beschrieben werden (Protokollblatt 3). Für die Beschreibung ist es hilfreich, wenn Sie sich an den folgenden Punkten orientieren (Wendlandt & Hoefert, 1976):

Meine individuellen Frühwarnzeichen:

1. ---

2. ---

3. ---

4. ---

5. ---

Protokollblatt 2

✎ Ich-Form: Beschreiben Sie die Situationen so, als ob Sie sich selbst gerade in ihr befinden würden.

✎ Gegenwartsform: Beschreiben Sie die Situationen so, als würden diese gerade jetzt stattfinden.

✎ 2-3 Sätze: Die Situationsbeschreibungen sollten kurz gehalten und Informationen über die folgenden Punkte enthalten:
- Ort (wo?);
- Personen (wer ist beteiligt?);
- Handlung (Was passiert zwischen den Personen, wie verhalten sie sich?).

Stichwort für die Situation	Ort	Personen	Handlung
1. ----------------	-------------------	------------------------	-------------------------
2. ----------------	-------------------	------------------------	-------------------------
3. ----------------	-------------------	------------------------	-------------------------
4. ----------------	-------------------	------------------------	-------------------------
5. ----------------	-------------------	------------------------	-------------------------

Protokollblatt 3: Nähere Beschreibung der Streßsituationen

Ergänzen Sie die Situationen aus Protokollblatt 1 gegebenenfalls noch einmal, falls Ihnen in der Zwischenzeit noch neue Situationen eingefallen sind. Bringen Sie die gesammelten Situationen dann in eine Rangreihe. Überlegen Sie sich dann, wie stressig die einzelnen Situationen für Sie waren. Bewerten Sie die einzelnen Situationen mit Punktwerten zwischen 1 = kaum Streß und 10 = maximaler Streß. Tragen Sie dann die Situationen nach Ihrem Schwierigkeitsgrad, angefangen mit der für Sie am belastendsten Situation, in Protokollblatt 4 ein.

Situationen	Wert
1. ---	---------
2. ---	---------
3. ---	---------
4. ---	---------
5. ---	---------

Protokollblatt 4: Schwierigkeitshierarchie der Streßsituationen

Überlegen Sie in einem weiteren Schritt einmal, was genau die einzelnen Situationen für Sie so stressig gemacht hat und schreiben Sie Ihre Überlegungen in die folgende Liste. Achten Sie auf die jeweiligen Merkmale der Situation, wie zum Beispiel Zeitdruck bei der Arbeit (wie im obigen Beipiel), zuviel zu tun o.ä. Überlegen Sie auch einmal, was diese Situationen von anderen

Situationen (z.B. bei der Arbeit) unterscheidet, in denen sie keinen Streß empfinden. Verwenden Sie dazu Protokollblatt 5.

Überprüfen Sie nun, ob Sie über die verschiedenen Situationen hinweg Merkmale finden, die immer wieder auftreten und bei Ihnen Streß auslösen. Treten diese Merkmale auch manchmal in Situationen auf, in denen sie keinen Streß empfinden?

Im folgenden Schritt werden wir uns damit beschäftigen, warum ähnliche Situationen manchmal als stressig erlebt werden und ein anderes mal nicht.

Streßsituationen	Merkmale	Merkmale	Keine Streßsituationen
1. -------------------	------------------	------------------	-----------------------------
2. -------------------	------------------	------------------	-----------------------------
3. -------------------	------------------	------------------	-----------------------------
4. -------------------	------------------	------------------	-----------------------------
5. -------------------	------------------	------------------	-----------------------------

Protokollblatt 5: Vergleich stressiger und nicht-stressiger Situationen

3. Schritt: Erfassung der Gedanken

Bei allem, was wir tun, führen wir ständig Bewertungen durch, d.h. wir machen uns ständig Gedanken über das, was wir gerade tun. Manchmal werden uns diese Gedanken in Form von inneren Monolgen oder Selbstgesprächen bewußt. Oft, und vor allem in Routinesituationen, laufen diese Gedanken jedoch so schnell, quasi automatisch ab, daß sie uns nicht bewußt werden. Diese Gedanken werden deshalb auch *automatische Gedanken* genannt. Diese automatisch ablaufenden Gedanken sind durchaus sehr sinnvoll. Sie ermöglichen es uns, z.B. bei Tätigkeiten in Routinesituationen, unsere Aufmerksamkeit auch noch auf andere Dinge zu lenken und dadurch unsere Informationsverarbeitungskapazität zu erhöhen. Ein Beispiel soll dies verdeutlichen.

Stellen Sie sich vor, Sie fahren mit Ihrem Auto eine Ihnen bekannte Strecke. Ohne bewußt darüber nachdenken zu müssen (d.h. ohne Aufmerksamkeitskapazitäten dafür aufbringen zu müssen) wissen Sie automatisch den richtigen Weg. Dieser Mechanismus ermöglicht es Ihnen z.B., während der Fahrt Radio zu hören oder sich mit einem

Mitfahrer zu unterhalten. In dem Moment, in dem Sie an einer Baustelle mit einer Umleitung anlangen, wenden Sie Ihre Aufmerksamkeit weg vom Radio oder Gespräch, hin zu Ihren Gedanken. In diesem Moment, in dem Sie Ihre Routinetätigkeit (= bekannter Weg) unterbrechen und über den Weg der Umleitung nachzudenken beginnen, werden Ihnen Ihre Gedanken bewußt (z.B. "Dann muß ich an der nächsten Kreuzung links, bis zur übernächsten Ampel, dort wieder links, und dann komme ich wieder auf diese Straße").

Automatische Gedanken sind somit "schnell ablaufende, reflexhaft auftretende und in der Situation subjektiv plausibel erscheinende" Bewertungen (Hautzinger, 1994, S.88). Diese Fähigkeit zu automatischen Gedanken war in der stammesgeschichtlichen Entwicklung sehr wichtig. Sie ermöglichte es dem Urmenschen bei Routinetätigkeiten seine Aufmerksamkeit von der Tätigkeit weg, auf die Umwelt zu richten, um so mögliche Gefahren frühzeitig erkennen zu können.

So hilfreich diese automatischen Gedanken in den meisten Situationen sind, so streßauslösend können sie aber auch in anderen Situationen sein. Denn nach dem Streßmodell von Lazarus (s.o.) und dem Teufelskreis der Streßentstehung (s.o.) spielt gerade die Bewertung/Einschätzung der Situation eine bedeutende Rolle im Streßgeschehen. Streß entsteht dabei häufig erst dadurch, daß wir Situationen durch unsere automatischen Gedanken unangemessen oder fehlerhaft bewerten. Ein wichtiges Element der Streßbewältigung besteht somit darin, die mit dem Streßgeschehen verbundenen automatischen Gedanken bewußt zu machen und diese auf ihre Angemessenheit hin zu überprüfen. Im folgenden Schritt soll deshalb eingeübt werden, die in einer Streßsituation auftretenden Gedanken bewußt zu machen. Beobachten Sie sich dazu im Laufe der folgenden Woche in den Streßsituationen aus Protokollblatt 3 einmal selbst und achten Sie darauf, welche Gedanken Ihnen dabei durch den Kopf gehen. Solche Gedanken können z.B. sein "Das schaffe ich nie"; "Das ist alles zuviel"; "Das muß ich unbedingt erledigen"; "Wenn ich zu spät komme, verliere ich meine Stelle"; "Typisch für mich, jetzt falle ich wieder unangenehm auf" etc. Schreiben Sie Ihre Gedanken im Laufe der Woche in das Protokollblatt 6. Achten Sie dabei auch besonders auf Gedanken, in denen Wörter wie "immer", "nie", "alle", "keiner" etc. Diese Attribute sind oft mit sogenannten *kognitiven Grundannahmen* verbunden. Bei diesen kognitiven Grundannahmen handelt es sich um "für eine Person typische, grundlegende Überzeugungen, Regeln und Werthaltungen. Man könnte es auch die Lebensphilosophie des Individuums nennen." (Hautzinger, 1989, S.87). Beispiele hierfür sind: "Mich sollen alle lieben"; "Um Hilfe fragen ist ein Zeichen von Schwäche"; "Ich muß es perfekt machen, sonst ist es wertlos" usw.

Überprüfen und ergänzen Sie auch diese Liste im Laufe der Woche immer wieder. Die Bewertung der Situation hat einen entscheidenden Einfluß darauf, wie wir uns in der Situation verhalten. So bewertet der Autor in dem ersten

Beispiel die Konsequenzen einer möglichen Verspätung als sehr dramatisch ("Es gibt unheimlichen Ärger. Dann fliege ich bestimmt raus."). Die Bewertung führt in der Folge zu einem ebenso dramatischen Verhalten im Straßenverkehr. Würde der Autor denken, daß eine Verspätung nur einen strafenden Blick seitens des Vorgesetzten nach sich zieht, wäre er wahrscheinlich entspannter und sein Verhalten im Straßenverkehr nicht so drastisch gewesen. Zudem hätte er sein Ziel früher erreicht. Im folgenden Schritt werden wir deshalb die Auswirkungen unserer Gedanken auf unser konkretes Verhalten analysieren.

Streßsituation	Gedanken
1. -----------------------	--
2. -----------------------	--
3. -----------------------	--
4. -----------------------	--
5. -----------------------	--

Protokollblatt 6: Atomatische Gedanken und kognitiver Grundannahmen

4. Schritt: Erfassung des Verhaltens

Um in den verschiedenen Situationen die Auswirkungen Ihrer Gedanken auf ihr konkretes Verhalten zu beobachten, greifen Sie auf Protokollblatt 7 zurück. Beobachten Sie sich wieder im Laufe der nächsten Woche in Ihren Streßsituationen selbst. Ergänzen Sie die Liste, falls Ihnen neue Situationen aufgefallen sind. Achten Sie in den einzelnen Situationen wieder auf Ihre Gedanken.

Ergänzen Sie auch dieses, falls Ihnen Neue auffallen. Achten Sie dann in der Folge darauf, zu welchem konkreten Verhalten ihre Gedanken Sie veranlassen. Schreiben Sie Ihre Verhaltensbeobachtungen in der Ich- und in der Gegenwart-Form nieder. Bedenken Sie, daß es dabei um die Erfassung Ihres konkreten, d.h. des von außen beobachtbaren Verhaltens geht. Bezogen auf das erste Beispiel bedeutet dies:

Nicht:	Sondern:
Ich bin aggressiv	Vollbremsung, eindeutige Zeichen in Richtung Vordermann, Versuch eines Überholmanövers, dichtes Auffahren, Überholen im Überholverbot

Situation	Gedanken	Verhalten
1. ------------------	--------------------------	----------------------------------
2. ------------------	--------------------------	----------------------------------
3. ------------------	--------------------------	----------------------------------
4. ------------------	--------------------------	----------------------------------
5. ------------------	--------------------------	----------------------------------

Protokollblatt 7: Zusammenhänge von Situation, Gedanken und Verhalten

Stellen Sie sich vor, wie ein außenstehender Beobachter Ihr jeweiliges Verhalten beschreiben würde und tragen Sie dieses in die Liste ein.

Da es sich bei Streß, wie in Kapitel 2.5.1 dargestellt, um einen transaktionalen Prozeß handelt, wollen wir uns in einem letzten Schritt noch mit den Wechselwirkungen zwischen dem Verhalten des Individuums und seiner Umwelt beschäftigen und diese näher analysieren. Es geht hierbei somit um die Frage, welche Reaktion Ihr Verhalten in Ihrer Umwelt auslöst und zu welcher Reaktion dieses wiederum bei Ihnen führt. Verwenden Sie dafür eine Tabelle nach dem Muster von Protokollblatt 8. Tragen Sie diesmal also auch ein, wie die Umwelt auf Ihr Verhalten reagiert und wie Sie dann wieder auf Ihre Umwelt reagieren. Gehen Sie alle bis jetzt von Ihnen gesammelten Streßsituationen durch und analysieren Sie diese nach dem obigen Schema.

Situation	Gedanken	Verhalten d. Umwelt	Reaktion	Ihre Gedanken	Ihre Gegenreaktion
1. ---------	------------	----------------	------------	------------------	--------------
2. ---------	------------	-----------	----------------	------------------	--------------
3. ---------	------------	-----------	----------------	------------------	--------------
4. ---------	------------	-----------	----------------	------------------	--------------
5. ---------	------------	----------------	------------------	------------------	--------------

Muster für Protokollblatt 8:
Wechselwirkungen zwischen dem Individuum und seiner Umwelt

So werden einerseits sehr deutlich die verschiedenen Ebenen und somit die Komplexität des Streßgeschehens verdeutlicht; andererseits zeigt sich so aber auch die aktive Rolle des Individuums innerhalb "seines" Stresses. Neben der ernüchternden Erkenntnis, "mal wieder doch selbst schuld zu sein", ermöglicht diese Einsicht aber auch die Entwicklung und Einübung neuer und wirksamerer Streßbewältigungsstrategien auf den verschiedenen bisher analysierten Ebenen. Diesen neuen Möglichkeiten der Streßbewältigung wollen wir uns im nächsten Abschnitt zuwenden.

Übungsphase - Beschreibung und Einübung von Streßbewältigungsstrategien auf den verschiedenen Ebenen

In den vorherigen Schritten ging es um die Diagnostik Ihres Streßerlebens. Die folgenden Abschnitte befassen sich mit Strategien, die eine wirksame Streßbewältigung ermöglichen.

5. Schritt: Streßbewältigungsstrategien für die körperliche Ebene

Der Teufelskreis der Streßentstehung verdeutlicht die Rolle der körperlichen Reaktionen bei der Entstehung von Streß. Ziel der hier vorgestellten Bewältigungsstrategien ist eine günstige Beeinflussung der mit der Streßreaktion einhergehenden körperlichen Symptome und dadurch eine möglichst frühzeitige Durchbrechung des Teufelskreises auf dieser Ebene. Der Leser soll weiterhin lernen, die hier dargestellten Entspannungstechniken bei den ersten Anzeichen von Streß einzusetzen und so aktiv körperliche Entspannung herbeizuführen. Der so herbeigeführte Entspannungszustand ist unvereinbar mit einer Streßreaktion (in einem entspannten Körper können Sie sich nicht aufregen!), die Streßreaktion ist somit frühzeitig abgebrochen. Die vorgestellten Techniken eignen sich jedoch nicht nur zur Verhinderung bzw. zum frühzeitigen Abbruch einer Streßreaktion, sondern sie helfen auch, sich nach einem stressigen Ereignis wieder zu erholen und möglichst schnell einen "Normalzustand" wiederherzustellen. Genauso wie es jedoch einigen Trainings bedarf, um einen Marathonlauf erfolgreich zu bewältigen, erfordern die im folgenden dargestellten Techniken auch ein gewisses Ausmaß an Übung (2-3 Wochen), bevor sie wirksam eingesetzt werden können (Goldfried, 1977). Lassen Sie sich deshalb von ersten Mißerfolgen nicht entmutigen!
    Im folgenden werden drei Entspannungstechniken vorgestellt und eingeübt (sie werden auch im Rahmen des Kapitels 3.5, "Schmerzbewältigungsprogramme", von Bedeutung sein):

✎ Progressive Muskelentspannung nach Jacobson
✎ Ruhebilder
✎ Atemübungen

Entspannung läßt sich jedoch auch noch über eine Vielzahl anderer Wege erreichen, z.B. auch durch anstrengende Tätigkeiten wie Joggen, Radfahren, Schwimmen, Gartenarbeit, Putzen etc. (Meichenbaum, 1991). Achten Sie in Ihrem Alltag einmal darauf, wodurch Sie persönlich für sich Entspannung herbeiführen können. Beobachten Sie sich wieder eine Woche selbst und schreiben Sie die schon von Ihnen intuitiv angewandten Entspannungstechniken in das folgende Protokollblatt 9. Auch diese Techniken können Ihnen in der Folge helfen, Streß zu vermeiden und abzubauen.

Liste eigener Entspannungstechniken:

1. _____

2. _____

3. _____

4. _____

5. _____

Protokollblatt 9

Progressive Muskelentspannung

Bei der *progressiven Muskelentspannung* werden die verschiedenen Muskelpartien nacheinander zunächst angespannt und dann entspannt, bis der gesamte Körper entspannt ist. Der Entspannungszustand tritt dabei als Reflex auf das Lösen der Anspannung ein. Spannen Sie die einzelnen Muskelpartien (Armmuskeln, Beinmuskeln ...; genauere Beschreibung siehe Anleitung im Anhang zu diesem Kapitel) nur so weit an, daß Sie keinen Schmerz verspüren. Sollten Sie generell an Schmerzen leiden, so spannen Sie die schmerzhaften Muskelpartien nicht bzw. nur so stark an, daß sich die bestehenden Schmerzen nicht verstärken! Wichtig ist somit, die Muskeln nicht zu stark, sondern nur deutlich spürbar anzuspannen. Konzentrieren Sie sich nach dem Loslassen der Anspannung auf das langsam eintretende Gefühl der Entspannung und achten auf den Unterschied zwischen der vorangegangenen An- und der sich jetzt einstellenden Entspannung. Die Übung kann sowohl im Liegen als auch im Sitzen durchgeführt werden. Eine bequeme Sitzhaltung erreichen Sie, indem Sie sich weit nach hinten in einen Stuhl setzen. Der Rücken sollte angelehnt und die Körperhaltung gerade sein. "Die Füße stehen ca. 20 cm weit auseinander flach auf dem Boden, die Fußspitzen zeigen leicht nach außen. Die Oberschenkel liegen soweit wie möglich auf der Sitzfläche auf. Die Hände liegen flach und bequem auf den Oberschenkeln. Die Schultern hängen locker nach unten. Der Kopf wird eher etwas nach hinten genommen, damit er nicht soweit nach vorne fällt. Die Augen sind am besten geschlossen." (Rehfisch et al., 1989, S.98). Ihre Sitzhaltung während der Entspannungs-übung muß nicht perfekt, sondern nur bequem sein. Sie können diese auch während der Entspannungsübung verändern.

Die Dauer der Anspannung sollte für jede Muskelpartie ca. 5, die der Entspannung ca. 20 Sekunden betragen. Auch während der Anspannung sollten Sie ruhig und gleichmäßig weiter atmen ohne dabei jedoch den Atem zu kontrollieren.

Die Anweisung für die Langform des Trainings finden Sie am Ende dieses Kapitels. Die gesamte Übung dauert zunächst ca. 30 Minuten. Sie können die Anweisungen auf eine Cassette sprechen und sich in der Folge mittels Cassette entspannen. Sie werden dabei bemerken, daß Sie sich mit zunehmender Übung mehr und mehr von der Cassette lösen und eine eigene Trainingsform entwickeln werden. Die Übung wird durch ein gemeinsames Anspannen der verschiedenen Muskelpartien schrittweise verkürzt, bis (dies erfordert jedoch kontinuierliches Training) ein einmaliges Anspannen des Körpers reflektorisch binnen von Sekunden zu einem tiefen Entspannungszustand führt. Da ein kontinuierliches Training die Voraussetzung für die Wirksamkeit der Methode ist, geben Sie ihrem Training einen festen Platz in Ihrem Tagesablauf (z.B. jeden Tag nach der Arbeit, während der Mittagspause etc.).

Ruhebilder
Dieser Abschnitt behandelt die Entwicklung und Einübung eines Ruhebildes. Es handelt sich hierbei um eine *imaginative Technik*, d.h. das Individuum versucht sich möglichst detailliert und bildhaft ein bestimmtes Bild in sein Gedächtnis zu rufen. Diese Technik erfordert etwas Vorstellungsfähigkeit. Untersuchungen zeigen, daß ca. 90% der Bevölkerung über ein ausreichendes Maß an Vorstellungsfähigkeit verfügen (Rehfisch, 1982). Auch diese Methode erfordert wieder etwas Übung.

Zur Entwicklung Ihres persönlichen Ruhebildes erinnern Sie sich zunächst an die angenehmen Ereignisse der letzten Zeit. Wählen Sie das Ereignis aus, welches für Sie sehr angenehm war und noch gut erinnerbar ist. Es kann sich hierbei z.B. um ein bestimmtes "Bild" aus Ihrem letzten Urlaub oder Ihrer letzten Unternehmung handeln. Schließen Sie Ihre Augen und konzentrieren Sie sich darauf. Achten Sie genau darauf, was Sie alles sehen, hören, riechen, fühlen und vielleicht auch schmecken. Lassen Sie in aller Ruhe die Eindrücke auf sich einwirken und spüren Sie, wie ihr Körper langsam ruhiger wird. Kehren Sie dann nach einiger Zeit mit Ihren Gedanken in die Gegenwart zurück, spannen Ihren Körper kurz an und öffnen Sie wieder die Augen. Je häufiger Sie die Vorstellung ihres Bildes üben, desto schneller und tiefer wird sich bei Ihnen ein Entspannungszustand einstellen, den Sie zur Unterbrechung des Teufelskreises der Streßentstehung benutzen können.

Atemübungen

Anspannung und somit auch Streß ist mit einer Erhöhung der Atemfrequenz verbunden, d.h. die Atmung wird schneller. Zusätzlich stellt sich die Atmung unter Anspannung von einer tiefen Bauch- auf eine flache Brustatmung um, da so die Brustmuskulatur vom Körper zur Atemhilfe herangezogen werden kann. Um bei einer beginnenden Streßreaktion einen Entspannungszustand herbeizuführen, ist es daher notwendig, die Atemfrequenz zu vermindern und die Atemtiefe zu erhöhen. Setzen Sie sich dazu einmal bequem zurück, legen eine Hand auf Ihren Bauch und konzentrieren sich auf Ihren Atem. Zählen Sie langsam von 1 bis 5 und atmen Sie bei 1 und 2 ein sowie von 3 bis 5 aus. Wichtig ist hierbei, daß das Ausatmen länger dauert als das Einatmen. Erst hierdurch entsteht der entspannende Effekt. Sie atmen dann richtig, wenn sich die Hand auf Ihrem Bauch beim Einatmen hebt und beim Ausatmen wieder senkt. Üben Sie auch dieses kontinuierlich! Durch diese Atemtechnik beherrschen Sie eine Strategie, um in Streßsituationen beginnende Anspannung effektiv zu beenden und Entspannung aktiv herbeizuführen.

6. Schritt: Streßbewältigungsstrategien auf der Ebene der Situationen

Häufig entsteht Streß auch dadurch, daß wir uns zuviel zumuten, "zuviel auf einmal wollen". Dabei bestünde häufig die Möglichkeit, tatsächlich "alles" zu bekommen, nur nicht auf einmal, sondern nacheinander. In diesem Abschnitt wollen wir deshalb der Frage nachgehen, ob Sie verschiedene Aufgaben und Situationen, z.B. bei der Arbeit, vielleicht effektiver strukturieren können; es beschäftigt sich somit mit *Zeitmanagement*.

Ziehen Sie dazu zunächst die in Protokollblatt 4 aufgeführten Streßsituationen heran. Sie können die Liste für den Fall, daß noch weitere Situationen hinzugekommen sind, gerne beliebig ergänzen. Ordnen Sie die mit den Situationen verbundenen Aufgaben danach, ob sie zu einem bestimmten Termin erledigt sein müssen, wichtig oder eher unwichtig sind und tragen Sie die Aufgaben danach in den Organisationsplan (Protokollblatt 10) ein. Überlegen Sie auch, warum Sie eine Aufgabe jeweils als Terminsache, wichtig oder unwichtig beurteilen. Sind es objektive Gründe (z.B. von Dritten gesetzte Termine) oder setzen Sie sich selbst unter Druck?

Überprüfen Sie nun, ob Sie Ihre Aufgaben besser, d.h. zeitlich entzerrter, verteilen können. Sprechen Sie mit Freunden, Bekannten oder Kollegen mögliche Alternativen durch. Versuchen Sie bei der Einteilung Pausen innerhalb und Freiräume zwischen den verschiedenen Aufgaben einzuplanen. Stellen Sie nun einen Zeitplan für die nächste(n) Woche(n) auf (Protokollblatt 11). Achten Sie auf realistische Zeiteinschätzungen. Ein Gespräch mit Außenstehenden kann dabei sehr hilfreich sein. Betrachten Sie die Pausen und Freiräume als "verdient" und belohnen Sie sich darin mit etwas für Sie Angenehmem.

Terminsache, zu erledigen bis:	wichtige Aufgabe, weil:	unwichtige Aufgabe, weil:
_____	_____	_____
_____	_____	_____
_____	_____	_____
_____	_____	_____
_____	_____	_____

Protokollblatt 10: Organisationsplan

	Mo	Di	Mi	Do	Fr	Sa	So
Uhrzeit							
6-8							
8-10							
10-12							
12-14							
14-16							
16-18							
18-20							
20-22							
22-24							

Protokollblatt 11: Wochenplan

Machen Sie sich im vorhinein Gedanken darüber, womit Sie sich belohnen könnten. Schreiben Sie mögliche Belohnungen in das Protokollblatt 12. Denken Sie bei der Auswahl der Belohnungen daran, daß diese angemessen und für Sie erreichbar sind (zur genaueren Vorgehensweise bei der Selbst-Belohnung siehe Kapitel 2.2, 5. Schritt).

Achten Sie bezüglich Ihrer Zeiteinteilung darauf, daß Sie die Pausen und Freiräume auch tatsächlich einhalten und nicht in diesen schon mit der nächsten Aufgabe beginnen. Sie werden merken, daß es sich ohne Termindruck und mit Pausen wesentlich angenehmer, aber auch effektiver arbeitet. So können z.B. kurze Pausen im Stundenintervall Ihre Arbeitsleistung erheblich erhöhen. In den Pausen sollten Sie nach Möglichkeit Ihren Arbeitsplatz verlassen, um besser abschalten zu können.

_____

_____

_____

_____

_____

_____

_____

Protokollblatt 12: Liste möglicher Belohnungen

7. Schritt: Streßbewältigungsstrategien auf der Ebene der Gedanken

Wie schon im Abschnitt über die Diagnostik und Analyse der Gedanken besprochen, spielen diese eine bedeutende Rolle im Streßgeschehen. Denn durch die automatischen Gedanken entstehen oft Streßreaktionen mit dysfunktionalen Gefühlen (z.B. Angst vor einer Prüfung), die wiederum zu weiteren negativen Gedanken führen und so den Teufelskreis der Streßreaktion auslösen und aufrechterhalten. In diesem Abschnitt werden deshalb Strategien vorgestellt, mit denen Sie die Gedankenkomponente des Teufelskreises kontrollieren und dadurch günstig beeinflussen können sowie den Teufelskreis dadurch letztendlich unterbechen lernen. Aber auch hier erfordert es ein gewisses Maß an Geduld und Übung, um die vorgestellten Strategien im Alltag erfolgreich anwenden zu können. Lassen Sie sich durch Mißerfolge also nicht entmutigen, sondern verstehen Sie diese mehr als Ansporn, es beim nächsten Mal besser zu machen.

Zuerst wollen wir uns mit der Angemessenheit Ihrer Gedanken beschäftigen. Wir wollen im folgenden zunächst einen *Realitätstest* mit Ihren Gedanken durchführen. Nehmen Sie dazu wieder Ihre Gedanken zur Hand, die Sie im Abschnitt über Diagnostik der Gedanken (Protokollblatt 6) erhoben haben. Sie werden festgestellt haben, daß es sich bei ihren Gedanken oft um Befürchtungen handelt oder Ihre Gedanken mit Befürchtungen verbunden sind. Schreiben Sie, ausgehend von diesen Gedanken, einmal alle Befürchtungen auf, die Ihnen im Zusammenhang mit der jeweiligen streßauslösenden Situation einfallen. Einige Gedanken werden Sie direkt aus dem obigen Abschnitt übernehmen können (wie z.B. "Wenn ich zu spät komme, werde ich entlassen"). Bei anderen Gedanken müssen Sie überlegen, mit welchen Befürchtungen diese verbunden sind. Warum löst z.B. eine Aussage wie "Ich muß alles perfekt machen" Streß aus? Steckt dahinter die Befürchtung, daß Sie von Ihrer

Umwelt nicht mehr gemocht werden, wenn Sie einmal etwas nicht perfekt machen? Oder warum sollen "alle mich lieben"? Steht dahinter die Befürchtung, daß sie bald keiner mehr lieben wird, wenn Sie erst einmal der Erste nicht mehr liebt? Lassen Sie sich für diese Aufgabe viel Zeit. Überlegen Sie gut. Vielleicht finden Sie ja auch den Mut, mit Freunden über Ihre Gedanken und den damit verbundenen Befürchtungen zu diskutieren!

Schreiben Sie nun im Laufe der folgenden Woche einmal auf, was in den oben genannten Situationen wirklich passiert. Verwenden Sie dazu Protokollblatt 13.

Situation	Befürchtung	Was tatsächlich passiert ist
1. _____	_____	_____
2. _____	_____	_____
3. _____	_____	_____
4. _____	_____	_____
5. _____	_____	_____

Protokollblatt 13: Realitätstest

Wie realistisch waren Ihre Befürchtungen? Was von dem Befürchteten ist tatsächlich eingetreten und welche Katastrophen haben sich "nur" in Ihrem Kopf abgespielt? Die meisten Ihrer Befürchtungen werden nicht eingetroffen sein, einige wenige wahrscheinlich schon.

Wenn einige Befürchtungen eingetroffen sind, überlegen Sie bitte einmal, ob Sie in der jeweiligen Situation realistische Erwartungen gehabt haben. Oder waren Ihre Ansprüche an sich selbst oder auch an die anderen an der Situation beteiligten Personen vielleicht zu hoch? Haben Sie sich oder den anderen nicht vielleicht auch zuviel zugemutet? Diskutieren Sie Ihre Erfahrungen einmal mit Freunden oder Kollegen. Achten Sie zukünftig bei der Formulierung von Erwartungen/Bewertungen darauf, daß sie verabsolutierende Begriffe wie "muß", "immer", "brauche" und "nie" durch relative, wie "will/kann", "oft", "hätte gerne" und "selten" ersetzen.

Ein weiterer wichtiger Mechanismus, der häufig dazu führt, daß auch die schlimmsten Befürchtungen wahr werden, ist die *sich-selbst-erfüllende-Prophezeihung*. Das Prinzip der sich-selbst-erfüllenden-Prophezeihung besagt vereinfacht ausgedrückt, daß etwas dann mit hoher Wahrscheinlichkeit eintritt, wenn man es sich nur fest genug einredet. D.h., glauben Sie vor einer Situation fest daran, daß sich in dieser Situation eine Katastrophe nach der anderen ereignen wird, so wird dies mit einiger Wahrscheinlichkeit auch eintreten. Dieses liegt daran, daß es sich bei Streß ja, wie oben dargestellt, um einen transaktionalen Prozeß handelt. Ein Beispiel soll dieses Prinzip wieder illustrieren:

Wenn Sie sich vor einer beruflichen Anforderung immer wieder sagen "Das schaffe ich nie", "Das habe ich noch nie hingekriegt", "Da habe ich zu wenig Ahnung von" etc., dann werden Sie maximal verunsichert in diese Situation hineingehen. Da es sich hierbei um einen transaktionalen Prozeß handelt, wird Ihr Gegenüber in dieser Situation wahrnehmen, daß Sie "irgendwie komisch" drauf sind. Dieses wird ihn irritieren, vielleicht sogar verunsichern. Diese Irritation oder Verunsicherung werden Sie wiederum wahrnehmen und automatische Gedanken wie "Jetzt merkt der auch noch, daß ich nichts kann", "Hab' ich doch gleich gesagt, das geht schief" werden in Ihnen aufsteigen. Weitere Verunsicherung Ihrerseits ist die Folge, was wiederum den anderen verunsichern wird usw., bis zur Katastrophe und der Erkenntnis: "Hab' ich doch direkt gewußt!"

Ein großer Vorteil des Mechanismus der sich-selbst-erfüllenden-Prophezeihung ist jedoch, daß er auch umgekehrt funktioniert: Wenn man sich nur fest genug einredet, daß es funktioniert, dann klappt es meist auch. Vorausgesetzt, Sie haben realistische Erwartungen! Diese Technik, sich selbst etwas Positives vorzusagen, nennt man *positive Selbstinstruktion* (vgl. hierzu Kap. 3.3). Hierbei handelt es sich nicht um semantische Spitzfindigkeiten (Wortklaubereien), sondern um die grundsätzliche Art, Dinge zu sehen. So ist die Ansicht eines halb gefüllten Glases als halbvoll genau so richtig, wie die, es als halb leer anzusehen. Die erste Einstellung ist jedoch angenehmer und zielführender ("Ich hab' noch genug zu trinken") als die zweite ("Ich werde bald verdursten"). Die positive Selbstinstruktion ist somit eine wichtige Strategie zur Vermeidung und Reduktion von Streß und soll im folgenden ausführlicher dargestellt werden.

Bei der Selbstinstruktion handelt es sich dabei nicht um ein formelhaftes Wiederholen positiver Leitsätze (wie z.B. "Mir geht es gut" etc.), sondern um die Entwicklung und Einübung situationsspezifischer Aussagen (wie z.B. "Letztes Mal habe ich es auch geschafft"; "Aus dem letzten Mal habe ich gelernt. Diesmal mache ich es besser"; "Heute bin ich besser vorbereitet"; "Es gibt Schlechtere als mich"; "Um hier zu bestehen, reicht es allemal" usw.). Versuchen Sie nun einmal, für Ihre verschiedenen Streßsituationen solche positiven Selbstinstruktionen zu formulieren (Protokollblatt 14). Formulieren Sie für jede Situation mehrere solcher Aussagen. Fragen Sie ruhig wieder Freunde oder Kollegen nach Ideen. Achten Sie bei der Formulierung darauf, daß Sie positive Formulierungen verwenden. Vermeiden Sie Negationen! Schreiben Sie z.B. "Ich werde entspannt sein" und nicht "Ich werde nicht angespannt sein". Nur eine positive Formulierung ist wirksam (woran denken Sie bei der Aufgabe: "Denken Sie jetzt nicht an einen weißen Eisbären"? Erst die

Aufgabe: "Denken Sie an einen Braunbären" wird Sie den Eisbären vergessen lassen).

An dieser Stelle soll einmal daran erinnert werden, daß es auch Situationen gibt, die objektiv stressig sind, weil sie eine Bedrohungs- oder Überforderungssituation darstellen, der man sich nicht entziehen kann. In solchen Situationen kann es sinnvoller und zielführender sein, "nichts zu tun und nicht an das Streßereignis zu denken. Besonders Lazarus (1984) hat scharfsinnig über den adaptiven Wert der Verleugnung nachgedacht, vor allem in Situationen, in denen keine Kontrolle ausgeübt werden kann." (Meichenbaum, 1991, S.77)

Situation	Positive Selbstinstruktionen

Protokollblatt 14: Situationabhängige positive Selbstinstruktionen

---

8. Schritt: Bewältigungsstrategien auf der Ebene des Verhaltens

Greifen Sie auf Ihre Liste aus dem Kapitel "Erfassung des Verhaltens" (Protokollblatt 7) zurück. Führen Sie sich Ihre konkreten Verhaltensweisen noch einmal vor Augen. Überlegen Sie, wenn möglich auch wieder zusammen mit Freunden oder Kollegen, welche alternativen Verhaltensweisen in den verschiedenen Situationen vielleicht zielführender wären. Welche Auswirkungen hätte Ihr verändertes Verhalten auf die anderen an der Situation beteiligten Personen? Was würde sich ändern? Beobachten Sie auch ruhig einmal andere Personen in der gleichen oder in ähnlichen Situationen. Gibt es Dinge, die diese anders machen? Wie reagiert die Umwelt auf dieses Verhalten? Schon kleine Veränderungen in der Gestik (eine entschuldigende Geste), Mimik (ein Lächeln) oder im Tonfall (sanfter statt aggressiver Tonfall) können eine große Wirkung haben. Sammeln Sie über einige Tage Ihre Ideen und Beobachtungen und tragen Sie diese in eine Tabelle nach dem Muster von Protokollblatt 15 ein. Bewerten Sie das alternative Verhalten auch danach, wie praktikabel es für Sie persönlich ist. Durch die so gesammelten Verhaltensweisen erhalten Sie die Möglichkeit, in der jeweiligen Situation variabel zu reagieren und neue Möglichkeiten auszuprobieren.

Für die schnelle Analyse neuer (aber auch bekannter) Situationen schlägt Wasik (1984, nach Meichenbaum, 1991) in einem *Problemlösetraining* die Schritte aus Abbildung 15 mit dazugehörigen Fragen vor (ein ausführliches Problemlösetraining wird in Kap. 2.4 vorgestellt). Damit können Probleme besser bewältigt und Streß reduziert werden. In den einzelnen Schritten sind alle bisher bearbeiteten Elemente enthalten.

Situation	bisheriges Verhalten	alternatives Verhalten	praktikabel? (ja/nein)	mögliche Reaktion der Umwelt
1. --------	-------------	----------------	---------------	----------------------------
2. --------	-------------	----------------	---------------	----------------------------
3. --------	-------------	----------------	---------------	----------------------------
4. --------	-------------	----------------	---------------	----------------------------
5. --------	-------------	----------------	---------------	----------------------------

Muster für Protokollblatt 15:
Mögliche Verhaltensalternativen

Schritte:	Fragen/Handlungen:
Problemdefinition	Was belastet mich?
Zieldefinition	Was will ich?
Berücksichtigung von Alternativen	Was kann ich tun?
Berücksichtigung der Konsequenzen	Was könnte passieren?
Treffen von Entscheidungen	Wie entscheide ich mich?
Handlungsausführung	Handle jetzt!
Evaluation	Hat es geklappt?

Abbildung 15: Problemlöseschritte nach Wasik (1984)

Anwendung

Im folgenden werden Techniken vorgestellt, die es Ihnen erleichtern sollen, die oben dargestellten Bewältigungsstrategien in Ihre alltäglichen streßauslösenden Situationen zu übertragen.

Vorstellungsübungen
Nehmen Sie noch einmal Ihre Liste mit den nach ihrem Schwierigkeitsgrad geordneten Situationen aus dem Kapitel "Nähere Analyse der stressigen Situationen" (Protokollblatt 4) zur Hand. Wählen Sie diejenige Situation aus, die Sie als am wenigsten stressig beurteilt haben; d.h. die Situation, der Sie den geringsten Wert zugeordnet haben. Gehen Sie von Ihren körperlichen Frühwarnzeichen aus und tragen Sie zusammen, was Sie in den folgenden Kapiteln an Bewältigungsstrategien für diese Situation erarbeitet haben und schreiben Sie dies alles in eine Tabelle nach dem Muster von Protokollblatt 16.

Situation	Körperliche Frühwarnzeichen	Entspannungsverfahren	Positive Selbstinstruktion	Alternatives Verhalten
----------	----------------------	--------------------	----------------------	--------------------
----------	----------------------	--------------------	----------------------	--------------------
----------	----------------------	--------------------	----------------------	--------------------
----------	----------------------	--------------------	----------------------	--------------------
----------	----------------------	--------------------	----------------------	--------------------

Muster für Protokollblatt 16:
Gesammelte Erkenntnisse

Gehen Sie anschließend die Situation ganz langsam und detailliert in Gedanken durch. Stellen Sie sich jedes Detail der Situation vor und versuchen Sie in Gedanken, Ihre Bewältigungsstrategien anzuwenden. Wenden Sie z.B. ein Entspannungsverfahren an, wenn Sie erste körperliche Anzeichen von Streß bemerken. Achten Sie auf Ihre automatischen Gedanken und steuern Sie gegebenenfalls mit positiver Selbstinstruktion entgegen. Stellen Sie sich vor, wie Ihre Umwelt auf verschiedene Verhaltensweisen von Ihnen unterschiedlich reagiert. Was ist die günstigste Verhaltensalternative für Sie oder sind Sie gar in der Lage, je nach Anforderung, flexibel zu reagieren? Spielen Sie die Situation so lange in Gedanken durch, bis die Vorstellung bei Ihnen keinen Streß mehr auslöst. Gelingt es Ihnen nicht, Ihren Streß so zu reduzieren, dann überprüfen Sie einmal Ihre Erwartungen! Sind diese realistisch?

Gehen Sie nach erfolgreicher Bewältigung dieser Situation zu der nächst schwierigeren Situation auf Ihrem Zettel über und verfahren Sie hier ebenso. Wiederholen Sie dieses Vorgehen, bis Sie Ihre stressigste Situation in Gedanken ruhig bewältigen können.

Rollenspiele
Oft hilft es, die streßauslösende Situation, quasi probeweise, einmal mit Freunden oder Kollegen in einem *Rollenspiel* durchzuspielen (siehe auch Kap. 3.3). Anfänglich erscheint es oft schwer, sich zu überwinden oder ernst zu bleiben. Im Laufe der Zeit steigert man sich aber zunehmend in seine "Rolle" hinein, so daß man zunehmend realistischer seine Streßbewältigungsstrategien erproben kann. Gehen Sie auch hier wieder abgestuft vor und fangen Sie mit Ihrer leichtesten Situation an. Spielen Sie alle von Ihnen erarbeiteten Bewältigungsstrategien, hier vor allem auch die verschiedenen Verhaltensalternativen, systematisch durch und achten Sie auf die verschiedenen Effekte. Neue Perspektiven verschafft Ihnen auch ein Rollenwechsel. Spielen Sie einmal die Rollen eines an der Situation Beteiligten und ein Anderer übernimmt Ihre Rolle. Schon alleine der Perspektivenwechsel läßt die Situation oft nicht mehr so bedrohlich erscheinen und vielleicht erkennen Sie ja bei dem Anderen in Ihrer Rolle auch neue Verhaltensmöglichkeiten.

Schrittweiser Transfer in den Alltag
Da es gerade zu Beginn dieser Transferphase sehr schwierig ist, nicht wieder in alte Verhaltensmuster zurückzufallen, fertigen Sie sich für Ihre Streßsituation einen sog. *Notfallplan* an. Orientieren Sie sich an Protokollblatt 16 aus dem Abschnitt über "Vorstellungsübungen". Gehen Sie von Ihren dortigen Eintragungen aus und fertigen Sie sich für jede Ihrer Streßsituationen ein Kärtchen an. Tragen Sie, nach dem Muster von Protokollblatt 17, auf jedes Kärtchen zunächst ein Stichwort zur Kennzeichnung der jeweiligen Streßsituation ein. Listen Sie danach Ihre Frühwarnzeichen, Ihre erlernte(n) Entspannungstechnik(en) (z.B. Stichwort für Ihr Ruhebild), Ihre positiven Selbstinstruktionen und mögliche Verhaltensalternativen für diese Situation auf. Bringen Sie, wenn möglich, diese Zettel anschließend gut sichtbar dort an, wo Sie mit den Stressoren konfrontiert werden (bezogen auf das Eingangsbeispiel hieße das, diesen Zettel z.B. auf das Lenkrad oder an das Autoradio zu kleben). Der Notfallplan sollte in der jeweiligen Situation gut sichtbar sein. Oftmals, wenn keine Möglichkeit vorhanden ist, den Notfallplan gut sichtbar anzubringen, hilft es auch schon, wenn Sie Ihren Notfallplan nur in der Hosentasche bei sich tragen und sich bei Bedarf an ihm orientieren.

Gehen Sie auch bei diesem letzten Schritt, der Anwendung des Erlernten im Alltag, wieder gestuft vor. Fangen Sie wieder mit der für Sie leichtesten Situation an und arbeiten Sie sich langsam hoch.

Frühwarnzeichen	Entspannung	Selbstinstruktion	Verhaltensalternative
----------------------	-------------------	-----------------------	------------------------
----------------------	-------------------	-----------------------	------------------------
----------------------	-------------------	-----------------------	------------------------
----------------------	-------------------	-----------------------	------------------------
----------------------	-------------------	-----------------------	------------------------

Protokollblatt 17: Muster für einen Notfallplan

Ein wichtiges Wort zum Schluß:

Ziel in dieser Transferphase ist nicht, daß Sie Ihre Streßsituationen jeweils ohne Anspannung durchstehen. Im Gegenteil: Untersuchungen zur Leistungsfähigkeit haben gezeigt, daß ein mittleres Maß an Anspannung die besten Resultate bringt. Die erarbeiteten Strategien sollen Ihnen somit dabei helfen, daß Sie Ihren Streß nicht mehr als behindernd oder persönliche Bedrohung erleben, sondern die damit verbundene Anspannung soweit zu reduzieren, daß sie konstruktiv mit Ihrem Streß umgehen können.

2.5.3 Studien zur Wirksamkeit

In einer Vielzahl von Studien wurde der Einfluß von Streß und Streßbewältigung auf die Enstehung und Aufrechterhaltung verschiedener Störungsbilder untersucht. So wurde nach Novaco (1993) Wichtigkeit und Wirksamkeit von Streßbewältigungsstrategien u.a. für die Bereiche schizophrene Erkrankungen (vor allem zur Rückfallprophylaxe; Krämer & Schickor, 1991), Burn-out Syndrom (Tausch, 1991), Krankenpflege (Büssing, 1991; Becker-Carus, 1989), psychosomatische Störungen (Wagner-Hase, 1990), Depressionen (Reicherts et al., 1987), Krebserkrankungen (Hasenbring, 1987), Herz-Kreislaufoperationen (Hübel, 1986) und Alkoholmißbrauch (Hagenstein, 1985) nachgewiesen.

2.5.4 Indikationen und Kontraindikationen

"Streßimpfung wurde für den Umgang mit Angst, Ärger sowie Schmerzen entwickelt und wird eingesetzt, wenn ein Patient identifizierbaren Stressoren ausgesetzt ist und ihm Strategien für eine erfolgreiche Bewältigung fehlen." (Novaco, 1993, S. 296). Das vorliegende Streßbewältigungstraining bietet somit ein breites Anwendungsspektrum. Es hilft bei der Bewältigung von aktuellem und bevorstehendem Streß sowie beim Umgang mit Ärger, Angst

und Schmerzen. Es leitet den Leser zu einer genauen Analyse seines Streßgeschehens an, führt ihn zu einer transaktionalen Sichtweise des Stresses,
vermittelt ihm davon ausgehend Bewältigungsstrategien und hilft ihm bei dem
Transfer des Erlernten in den Alltag. Der Leser lernt in der Folge effektiver mit
alten, zunehmend aber auch mit neuen Anforderungen zurecht zu kommen
und wird dadurch auch präventiv wirksam. Für ein effektives Training ist eine
aktive Mitarbeit unerläßlich und eine hohe Motivation unabdingbare Voraussetzung.

Die kognitiv orientierten Bewältigungsstrategien erscheinen ungeeignet für
geistig behinderte Patienten. Bei Psychotikern in einer akuten Phase ist die
Brauchbarkeit der kognitiven Interventionen, je nach Art und Ausprägung der
Erkrankung, eingeschränkt. Einige Elemente lassen sich jedoch auch bei
Psychotikern anwenden (z.B. Realitätstest). Die Wirksamkeit dieser Verfahren
ist jedoch wesentlich geringer als bei Nicht-Psychotikern.

2.5.5 Weiterführende Literatur

Goldfried, M. (1977). The use of relaxation and cognitive relabeling as coping
skills. In R. Stuart (Hrsg.), *Behavioral self-management: Strategies, techniques
and outcomes*. New York: Bruner/Mazel.

Hautzinger, M. (1994³). *Kognitive Verhaltenstherapie bei Depressionen*.
Weinheim: Psychologie Verlags Union.

Janke, W. (1974). Psychophysiologische Grundlagen des Verhaltens. In M. v.
Kerekjarto (Hrsg.), *Medizinische Psychologie* (S.1 - 101). Berlin: Springer.

Lazarus, R. & Folkman, S. (1984). *Stress, appraisal and coping*. New York:
Springer.

Meichenbaum, Donald (1991). *Intervention bei Streß - Anwendung und
Wirkung des Streßimpfungstrainings*. Bern: Huber.

Novaco, R.W. (1993). Streßimpfung. In M. Linden und M. Hautzinger (Hrsg.),
Verhaltenstherapie (S. 295 - 299). Berlin: Springer.

Rehfisch, H.P. (1989). *Psychologische Schmerzbehandlung bei Rheuma*.
Berlin: Springer.

Selye, H. (1956). *Stress and Disease*. New York: McGraw Hill.

Wendlandt, W. & Hoefert, H.-W. (1976). *Selbstsicherheitstraining*. Salzburg:
Otto Müller Verlag.

ANHANG ZU KAPITEL 2.5:

ANWEISUNG FÜR DIE LANGFORM DER PROGRESSIVEN
MUSKELENTSPANNUNG NACH JACOBSON

Nehmen Sie eine bequeme Haltung ein. Wenn Sie können, schließen Sie die
Augen. Machen Sie es sich bequem; wenn Sie können, schließen Sie ihre
Augen. Wenn nicht, so halten Sie sie noch offen und schließen Sie sie einfach
dann, wenn es an der Zeit ist. Beginnen Sie dann langsam auf Ihren Atem zu
achten, ohne jedoch den Atem dabei zu kontrollieren. Achten Sie auf das Ein-
und Ausatmen und auf das damit verbundene Heben und Senken der Bauchdecke. Heben beim Ein- und senken beim Ausatmen. Und vielleicht spüren Sie
schon - ein klein wenig - diese angenehm entspannenende Wirkung des Ausatmens. Wie ihr Körper mit jedem Ausatmen schon ein klein wenig von seiner
Spannung abgibt. Sie sich mit jedem Ausatmen ein klein wenig mehr in diesen
angenehmen Zustand von langsam einsetzender und sich langsam vertiefender
Entspannung begeben. Wie mit jedem Ausatmen in dem Maße, in dem Sie
Ihren Atem spüren, sich die Entspannung langsam und immer weiter vertieft.
   Wandern Sie nun mit Ihrer Aufmerksamkeit langsam zu Ihrem linken Arm.
Konzentrieren Sie sich auf Ihren linken Arm. Auf den linken Oberarm, den
linken Unterarm und die linke Hand. Spannen Sie nun die Muskeln Ihres linken
Armes an, indem Sie Ihre linke Hand zur Faust ballen. Achten Sie darauf, wie
die Anspannung in Ihrem linken Arm jetzt immer weiter zunimmt. Vergessen
Sie auch den Oberarm nicht. Noch ein kleines bißchen aushalten - und wieder
loslassen - die Hand wieder öffnen. Und achten Sie nun in Ihrem linken Arm
auf dieses angenehme Gefühl der langsam einsetzenden und langsam zunehmenden Entspannung. Achten Sie einmal darauf, ob Sie ein Kribbeln spüren,
Schwere, Wärme oder vielleicht Leichtigkeit. Achten Sie in Ihrem linken Arm
auf Ihr ganz persönliches Gefühl der langsam einsetzenden und sich langsam
vertiefenden Entspannung.
   Wandern Sie nun mit Ihrer Aufmerksamkeit zu Ihrem rechten Arm. Konzentrieren Sie sich auf Ihren rechten Arm. Auf den rechten Oberarm, den rechten
Unterarm und die rechte Hand. Spannen Sie nun die Muskeln Ihres rechten
Armes an, indem Sie Ihre rechte Hand zur Faust ballen. Achten Sie darauf,
wie die Anspannung im rechten Arm jetzt immer weiter zunimmt. Vergessen
Sie auch den Oberarm nicht. Noch ein kleines bißchen aushalten - und wieder
loslassen - die Hand wieder öffnen. Und achten Sie nun auch in Ihrem rechten
Arm wieder auf dieses angenehme Gefühl der langsam einsetzenden und
langsam zunehmenden Entspannung. Achten Sie einmal darauf, ob Sie ein
Kribbeln spüren, Schwere, Wärme oder vielleicht Leichtigkeit. Achten Sie auch
im rechten Arm wieder auf Ihr ganz persönliches Gefühl der Entspannung.
   Wandern Sie nun mit Ihrer Aufmerksamkeit zu Ihrem Gesicht. Konzentrieren Sie sich auf Ihr Gesicht. Achten Sie auf Ihre Stirn, Ihre Augen, Ihre
Nase, Ihren Mund und Ihre Zunge. Spannen Sie nun die Muskeln Ihres Ge-

sichts an, indem Sie zum einen die Stirn in Falten legen, die Augen zusammenkneifen, die Nase rümpfen, die Lippen aufeinander pressen und die Zunge gegen den Gaumen drücken. Achten Sie darauf, wie die Anspannung in Ihrem Gesicht jetzt immer weiter zunimmt. Noch ein kleines bißchen aushalten - und wieder loslassen, Stirn glätten, Augen entspannen, Nase und Lippen lockern - und die Zunge nicht vergessen. Und achten Sie nun auch im Gesichtsbereich wieder auf dieses angenehme Gefühl der langsam einsetzenden und langsam zunehmenden Entspannung. Achten Sie einmal darauf, ob Sie ein Kribbeln spüren, Schwere, Wärme oder vielleicht Leichtigkeit. Achten Sie auch im Gesichtsbereich wieder auf Ihr ganz persönliches Gefühl der Entspannung.

Wandern Sie nun mit Ihrer Aufmerksamkeit zu Ihrem Nacken. Konzentrieren Sie sich auf Ihren Nacken. Wandern Sie dann noch ein Stückchen weiter und konzentrieren Sie sich auch auf Ihre Schulter. Achten Sie auf Nacken und Schultern. Spannen Sie nun die Nacken- und Schultermuskeln, indem Sie zum einen den Kopf etwas nach hinten kippen - so als wenn Sie die Nase hoch tragen würden - und zum anderen den Kopf einziehen. Achten Sie darauf, wie die Anspannung im Nacken und Schulterbereich jetzt immer weiter zunimmt. Noch ein kleines bißchen aushalten - und wieder loslassen. Kopf wieder nach vorne und Schultern fallen lassen - ganz fallen lassen. Und achten Sie nun auch im Nacken- und Schulterbereich wieder auf dieses angenehme Gefühl der langsam einsetzenden, zunehmenden und sich - vielleicht schon - ein wenig vertiefenden Entspannung. Achten Sie einmal darauf, ob Sie ein Kribbeln spüren, Schwere, Wärme oder vielleicht Leichtigkeit. Achten Sie auch im Nacken- und Schulterbereich wieder auf Ihr ganz persönliches Gefühl von sich langsam vertiefender Entspannung.

Wandern Sie nun mit Ihrer Aufmerksamkeit langsam zu Ihrem Rücken und an diesem entlang hinab. Konzentrieren Sie sich auf Ihre Rückenmuskulatur. Achten Sie vielleicht einmal darauf, wie Sie mit Ihrem Rücken Kontakt zur Lehne Ihres Sessels oder Ihrer Matraze haben. Achten Sie auf Ihre Rückenmuskulatur und spannen Sie diese an, indem Sie ein leichtes Hohlkreuz machen - d.h. indem Sie den Bauch leicht nach vorne herausstrecken. Achten Sie darauf, wie die Anspannung im Rückenbereich jetzt immer weiter zunimmt. Noch ein kleines bißchen aushalten - und wieder loslassen. Den Bauch wieder einfallen lassen. Und achten Sie nun auch im Rückenbereich wieder auf dieses angenehme Gefühl der langsam einsetzenden, zunehmenden und sich - vielleicht schon - ein wenig vertiefenden Entspannung. Achten Sie einmal darauf, ob Sie ein Kribbeln spüren, Schwere, Wärme oder vielleicht Leichtigkeit. Achten Sie auch im Rückenbereich wieder auf Ihr ganz persönliches Gefühl von sich langsam immer weiter vertiefender Entspannung.

Wandern Sie nun mit Ihrer Aufmerksamkeit zu Ihrem Gesäß. Konzentrieren Sie sich auf Ihre Gesäßmuskulatur. Achten Sie vielleicht einmal darauf, wie Sie mit Ihrem Gesäß Kontakt zur Auflage Ihres Sessels oder Ihrer Matraze haben. Achten Sie auf Ihre Gesäßmuskulatur und spannen Sie diese an, indem Sie die Pobacken zusammenkneifen. Achten Sie darauf, wie die Anspannung im Gesäßbereich jetzt immer weiter zunimmt. Noch ein kleines bißchen aushalten - und wieder loslassen. Die Pobacken wieder lockern. Und achten Sie nun auch im Gesäßbereich wieder auf dieses angenehme Gefühl der langsam einsetzenden, zunehmenden und sich - jetzt vielleicht schon - immer deutlich immer weiter vertiefenden Entspannung. Achten Sie einmal darauf, ob Sie ein Kribbeln spüren, Schwere, Wärme oder vielleicht Leichtigkeit. Achten Sie auch im Gesäßbereich wieder auf Ihr ganz persönliches Gefühl von sich langsam immer weiter vertiefender Entspannung.

Wandern Sie nun mit Ihrer Aufmerksamkeit zu Ihrem Bauch. Konzentrieren Sie sich wieder, wie schon zu Beginn der Übung, auf das Heben und Senken Ihrer Bauchdecke im ureigenen Rhythmus Ihres Atems. Achten Sie auf Ihre Bauchmuskulatur und spannen Sie diese an, so als ob Sie mit dem Bauch einen leichten Schlag abfedern wollten. Achten Sie darauf, wie die Anspannung im Bauchbereich jetzt immer weiter zunimmt. Noch ein kleines bißchen aushalten - und wieder loslassen. Die Bauchmuskeln wieder lockern. Und achten Sie nun auch im Bauchbereich wieder auf dieses angenehme Gefühl der langsam einsetzenden, zunehmenden und sich - jetzt vielleicht schon - ganz deutlich immer weiter vertiefenden Entspannung. Achten Sie einmal darauf, ob Sie ein Kribbeln spüren, Schwere, Wärme oder vielleicht Leichtigkeit. Achten Sie auch im Bauchbereich wieder auf Ihr ganz persönliches Gefühl von sich langsam immer weiter vertiefender Entspannung.

Wandern Sie nun mit Ihrer Aufmerksamkeit zu Ihren Beinen. Konzentrieren Sie sich auf Ihre Beinmuskulatur. Auf Ihre Oberschenkel, Ihre Unterschenkel und auf Ihre Füße. Achten Sie auf Ihre Beinmuskulatur und spannen Sie diese an, indem Sie die Beine leicht anheben und die Fußspitzen vom Körper wegdrücken. Achten Sie darauf, wie die Anspannung in Ihren Beinen jetzt immer weiter zunimmt. Noch ein kleines bißchen aushalten - und wieder loslassen. Die Beine wieder ablegen, die Fußspitzen lockern. Und achten Sie nun auch in Ihren Beinen wieder auf dieses angenehme Gefühl der langsam einsetzenden, zunehmenden und sich - jetzt vielleicht schon - ganz deutlich immer weiter vertiefenden Entspannung. Achten Sie einmal darauf, ob Sie ein Kribbeln spüren, Schwere, Wärme oder vielleicht Leichtigkeit. Achten Sie auch in Ihren Beinen wieder auf Ihr ganz persönliches Gefühl von sich langsam immer weiter vertiefender Entspannung.

Und wandern Sie nun - zum Abschluß der Übung noch einmal durch Ihren tief entspannten Körper. Von Ihren entspannten Beinen zu Ihrem entspannten Bauch, der genauso entspannt ist wie Ihr Gesäß und Ihr Rücken, Ihre Schultern und Ihr Nacken, Ihr Gesicht und Ihre Arme. Und genießen Sie noch für einige Augenblicke diesen angenehmen Zustand von tiefer Entspannung und kommen Sie dann gleich - während ich langsam von Fünf auf Eins zähle - mit Ihren Gedanken hierhin zurück. Räkeln sich einmal, atmen einmal tief ein und aus, und öffnen spätestens bei Eins wieder Ihre Augen. 5, 4, 3, 2, 1.

ANWEISUNG FÜR DIE KURZFORM

Die Kurzform der Entspannungsübung wird im Prinzip genauso durchgeführt wie die Langform, nur daß verschiedene Muskelgruppen nun zusammengefaßt werden. So werden zunächst zusammen angespannt:

- ✎ Linker und rechter Arm
- ✎ Gesicht, Nacken und Schultern
- ✎ Rücken und Bauch
- ✎ Gesäß und Beine

In einem nächsten Schritt können folgende Muskelpartien zusammengefaßt werden:

- ✎ Arme, Gesicht, Nacken und Schultern
- ✎ Rücken, Bauch, Gesäß und Beine

In einem letzten Schritt erfolgt die Entspannungsinduktion durch ein einmaliges Anspannen der gesamten Körpermuskulatur.

3. PROGRAMME FÜR ALTE MENSCHEN

Das vorliegende Buch stellt Theorie und Praxis der Psychohygiene im Rahmen der Altenpflegeausbildung dar. Das erste Kapitel befaßt sich theoretisch mit der Psychohygiene und klärt den Begriff, indem u.a. auf die Geschichte Bezug genommen wird. Vereinfacht kann gesagt werden, daß praktische Psychohygiene gleichbedeutend ist mit Maßnahmen, die die psychische Gesundheit erhalten oder wiederherstellen.

Im zweiten und dritten Kapitel werden zuerst psycho-soziale Belastungen, denen Altenpflegerinnen und Altenpfleger sowie alte Menschen ausgesetzt sind, beschrieben. Konkrete Maßnahmen zum psychischen Gesundheitsschutz werden in den jeweils folgenden Abschnitten der Kapitel aufgeführt. Sie stellen zuerst den theoretisch-psychologischen Hintergrund der Maßnahmen vor. Anschließend wird erläutert, wie sie vom Leser eigenständig Schritt für Schritt durchgeführt werden können. Bei der Auswahl der Programme wurde darauf geachtet, daß sie in den Bereich der Altenpflege passen und daß ihre Effektivität nachgewiesen ist.

Die Programme des 2. Kapitels richten sich an die Altenpfleger selbst. Sie stellen Hilfen dar, um mit bestimmten Problemen im Berufsalltag besser umgehen zu können. Ein Selbstsicherheitstraining findet dort ebenso Platz wie beispielsweise ein Programm zu Streßbewältigung.

Die Programme des 3. Kapitels sind auf den psychischen Gesundheitsschutz alter Menschen ausgerichtet. Sie sind so beschrieben, daß die Altenpflegekraft sie zusammen mit einem oder mehreren alten Menschen gleichzeitig durchführen kann. Der Altenpfleger wird somit zur Fachkraft für die Psychohygiene des alten Menschen.

Alle Programme des zweiten und dritten Kapitels stellen eigenständige Einheiten dar. Das bedeutet, daß auch jeweils der theoretische Hintergrund erläutert wird. Dies führt teilweise zu Überschneidungen in der Darstellung des Hintergrunds. Um jedoch das Ausmaß an Wiederholungen zu begrenzen, wird teilweise auf genauere Erläuterungen verzichtet und auf andere Abschnitte verwiesen. So ist gewährleistet, daß das Buch nicht vollständig gelesen werden muß, falls nur einzelne Programme durchgeführt werden sollen. Die Autoren wünschen sich, daß möglichst viele Programme durchgeführt werden und zum Erfolg führen!

3.1 PSYCHOSOZIALE BELASTUNGEN IM ALTER
(Bettina Schmidt)

Psychohygiene, gemeint als psychischer Gesundheitsschutz, ist für alte Menschen von zentraler Bedeutung, da sich im Alter oftmals Art und Ausmaß der alltäglichen Anforderungen und Belastungen verändern (z.B. Tod des Ehepartners oder Multimorbidität). Es bedarf deshalb neuer Umgehensweisen, damit die ungewohnten und teilweise problematischen Lebensumstände nicht zu ernsthaften Störungen führen. Viele Menschen benötigen Hilfe (zur Selbsthilfe), um die Schwierigkeiten, die mit dem Älterwerden einhergehen, angemessen bewältigen zu können. In diesem Kapitel werden verschiedene Kompetenztrainings für ältere Menschen dargestellt, die die Möglichkeit beinhalten, ein zufriedenstellendes und selbständiges Leben auch im höheren Alter führen zu können.

Der Umzug in ein Heim beispielsweise bedeutet einen enormen Eingriff in das Alltagsgeschehen eines alten Menschen und somit auch eine starke Belastung. Sowohl psychische Störungen als auch körperliche Erkrankungen stehen in engem Zusammenhang mit solchen Belastungen und mit der allgemeinen Lebenszufriedenheit im Alter. Maßnahmen des psychischen Gesundheitsschutzes ermöglichen eine zufriedenstellende Bewältigung verschiedener Anforderungen im Alltag und helfen damit, psychische und körperliche Erkrankungen zu verringern.

3.1.1 Psychosoziale Belastungen im Alter

Zahlreiche Untersuchungen kommen zu dem Ergebnis, daß (in den westlichen Ländern) etwa 25% der über 65-Jährigen an psychischen Störungen leiden. Hirnerkrankungen und Hirnfunktionsstörungen gehören zu den am häufigsten erscheinenden Störungen, gefolgt von neurotischen und psychotischen Erkrankungen. Die quantitativ bedeutsamste Erkrankung im Alter ist die Demenz, weiterhin sehr häufig treten depressive Störungen auf. Nicht alle Erkrankungen im Alter sind auf organische Ursachen zurückzuführen. Auch Lebensveränderungen, die mit dem Altwerden einhergehen, sind mitverantwortlich für die Leiden im Alter. Um die Entstehungshäufigkeit psychischer Erkrankungen zu senken, ist es auch erforderlich, die Lebensbedingungen der alten Menschen zu verbessern und nicht nur bessere Heilmethoden und wirksamere Medikamente zu entwickeln.

Abgesehen von verschiedenen psychischen Störungen sowie körperlichen Veränderungen und Erkrankungen, stehen ältere Menschen aufgrund besonderer Lebensbedingungen unter enormer Belastung. Armut, Einsamkeit, Heimumzug oder der Tod von Angehörigen gehören zu den psychosozialen Problemen des Älterwerdens. Anhand der in diesem Kapitel vorgestellten Verfahren zur Psychohygiene (Selbstdarstellung in Erzählungen, Schmerzbewältigung, Selbstsicherheitstraining, kognitives Training, Realitätsorientierungstraining und Streßbewältigung) können für eine Vielzahl unterschiedlicher Belastungen wirkungsvolle Schutzmechanismen erarbeitet werden.

Im folgenden soll zuerst kurz auf drei der wichtigsten psychischen Erkrankungen im Alter eingegangen werden - auf Demenzen, depressive Störungen und Wahnerkrankungen. Anschließend werden die wesentlichen psychischen und sozialen Belastungsfaktoren, die gerade die ältere Generation betreffen, genauer dargestellt. Danach werden in diesem Kapitel Programme vorgestellt, mit denen den psychosozialen Belastungen entgegengewirkt oder vorgebeugt werden kann.

Dementielle Erkrankungen

Die Demenz ist die am häufigsten erscheinende Erkrankung im Alter mit einer Häufigkeit von bis zu 5% der über 65-Jährigen mit steigender Alterszunahme bei 20-30% der über 85-Jährigen. In der BRD stellen die dementiellen Erkrankungen die vierthäufigste Todesursache dar.

Unter Demenz wird ein chronisch fortschreitender Abbauprozeß von Nervenzellen im Gehirn verstanden, der zum Funktionsverlust verschiedener geistiger Prozesse führt. Hierzu gehören z.B. Aufmerksamkeit, Konzentrationsfähigkeit, Gedächtnis aber auch Kritik- und Urteilsfähigkeit sowie motorische Fertigkeiten und Antriebsfähigkeit.

Verschiedene bio-medizinische Erklärungsansätze existieren zur Ermittlung der Ursachen dieser Erkrankung. Kleine Schlaganfälle, mangelndes Acetylchlorin, abnormes Eiweiß, Aluminiumintoxikationen oder Viren werden als mögliche Demenz-Verursacher diskutiert. Bislang konnten jedoch keine eindeutigen Nachweise für eine oder mehrere dieser Hypothesen erbracht werden, insbesondere die Entstehung der Alzheimer-Demenz ist nach wie vor ungeklärt.

Mittlerweile werden auch psychosoziale Faktoren in die Ursachenforschung dementieller Erkrankungen mit einbezogen. Soziale Isolation scheint für die Entstehung der senilen Demenz mitverursachend zu sein, zumindest kann von Auswirkungen auf den Verlauf der Erkrankung ausgegangen werden. Witwen und Witwer erkranken dreimal häufiger an einer dementiellen Erkrankung als Gleichaltrige, die mit einem Partner zusammenleben. Auch der Anteil an dementiell erkrankten Personen in Altenheimen ist überdurchschnittlich hoch. Vielleicht liegt die Ursache nicht nur darin begründet, das die meisten erkrankten Patienten in ein Heim eingewiesen werden. Umgekehrt ist es ebenfalls möglich, daß der Heimaufenthalt die Gefahr, an einer Demenz zu erkranken, verstärkt, beispielsweise durch die steigende Isolation oder Reizarmut in Heimen oder auch durch unzureichende Diagnostik, bei ersten Verwirrtheitszuständen gleich den Beginn einer senilen Demenz zu erkennen, ohne andere Faktoren (z.B. Exsikkose) zu überprüfen. Möglich ist auch, daß alte Menschen vom Pflegepersonal als dement betrachtet und folglich so behandelt werden, wodurch entsprechendes Verhalten erst hervorgerufen wird.

Auch Streß wird in der heutigen Demenz-Forschung als Ursachenfaktor untersucht. Gerade alte Menschen haben eine große Anzahl (negativer)

Streßerlebnisse zu verarbeiten, beispielsweise das Sterben naher Angehöriger und Freunde oder auch den Umzug ins Heim. Mangelnde Bewältigungsfähigkeiten solcher kritischer Lebensereignisse führt zu steigendem Streß und Dekompensation, die möglicherweise mit dementieller Symptomatik einhergeht.

Zusammengefaßt kann festgestellt werden, daß sowohl angemessenes Verhalten auf seiten des Altenpflegepersonals als auch des Bewohners selbst Einfluß auf die Entstehung und den Verlauf dementieller Erkrankungen nehmen kann. Hierzu gehören auch therapeutische Maßnahmen, wie beispielsweise das Realitätsorientierungstraining, das einem dementiellen Bewohner die Orientierung im Alltagsleben erleichtert.

Depressive Erkrankungen

Die zweite bedeutende Gruppe psychischer Erkrankungen im Alter beinhaltet Krankheiten mit depressiver Symptomatik. Die Häufigkeit wird zwischen 5 und 50% beziffert, die Zahlen variieren in Abhängigkeit von den allgemeinen Lebensbedingungen. Im Alter steigt die Anzahl depressiver Personen; Pensionierung, Erwachsenwerden der Kinder, Verlust von geliebten Personen, finanzielle Einbußen, Umzug oder chronische Krankheiten lassen das Leben wenig lebenswert erscheinen.

Erkrankungen mit depressiver Symptomatik sind gekennzeichnet von trauriger Verstimmung, Interessenlosigkeit, Antriebshemmung, pessimistischen und hoffnungslosen Gedankeninhalten, Schlafstörungen, Appetitlosigkeit und bestimmten somatischen Beschwerden.

Reaktive depressive Erkrankungen stehen in engem Zusammenhang mit wenig sozialen Kontakten, schlechten Wohnverhältnissen, geringer finanzieller Absicherung und körperlichen Erkrankungen. Überwiegend wird davon ausgegangen, daß zwischen diesen Zusammenhängen ursächliche Beziehungen bestehen, d.h. die schlechten Lebensumstände führen zu depressiven Symptomen oder unterstützen diese zumindest. Es scheint weniger wahrscheinlich, daß die Zusammenhänge zwischen Lebenssituation und Depression umgekehrter Art sind, nämlich daß depressive Störungen die Haupt-Ursache für die schlechten Lebensbedingungen sind. Teilweise muß allerdings von einer wechselseitigen Beziehung ausgegangen werden, denn depressive Symptome führen u.a. zum Rückzug und somit zur Verringerung der sozialen Kontakte. Abbildung 16 veranschaulicht die gegenseitige Beeinflussung von ungünstigen Lebensumständen und depressiven Symptomen. Um jedoch die Entstehung von depressiven Erkrankungen zu senken, ist es erforderlich, die Lebensbedingungen der alten Menschen zu verbessern und ihnen die Möglichkeit zu geben, ein weitgehend selbstbestimmtes eigenverantwortliches Leben zu führen.

Wahnerkrankungen

Wahnhafte oder paranoide Störungen sind hauptsächlich durch ein einziges typisches Symptom gekennzeichnet: den Wahn, d.h. eine Überzeugung, an der unbeugsam festgehalten wird, auch wenn alle Informationen aus der Umwelt die gegenteilige Annahme nahelegen. Zu Beginn der Störung passen einzelne Teile der paranoiden Überzeugung

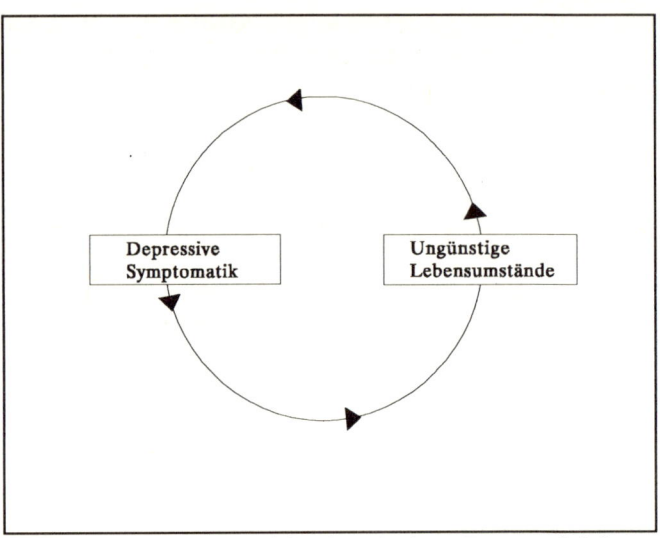

Abbildung 16: Der Kreislauf zwischen Depressivität und Lebensumständen

nicht immer zusammen. Im Verlauf der Erkrankung wird der Wahn in sich immer schlüssiger und für Gegenargumente unangreifbar. Patienten mit einer paranoiden Erkrankung verfügen häufig über ein relativ hohes intellektuelles und auch ökonomisches Niveau im Vergleich zu Personen, die an anderen psychischen Störungen leiden. Wahnvorstellungen beziehen sich fast immer auf die Überzeugung, daß einzelne oder mehrere Menschen eine Bedrohung für die eigene Person darstellen. Eine Sonderform, die selten, aber wenn, dann meistens nur im Alter auftritt, ist der sogenannte *Dermatozoenwahn.* Er bezeichnet die wahnhafte Überzeugung einer Person, auf ihrer Haut bewegten sich kleine Tiere (Ungeziefer, Würmer usw.).

Bei alten Menschen besteht die Gefahr, an einer wahnhaften Störung zu erkranken, besonders bei der Abnahme der Hörfähigkeit. Wer schlecht hört, ist von wichtigen kommmunikativen Prozessen ausgeschlossen. Er entwickelt möglicherweise das Gefühl, alle würden über ihn sprechen, oder über bestimmte Themen (etwa seinen Tod und das erhoffte Erbe), welche aber vor ihm geheimgehalten werden sollen. Wahnvorstellungen alter Menschen beziehen sich typischerweise auf Inhalte, die sie besonders betreffen. Zum Beispiel besteht die Überzeugung, daß die Familienmitglieder durch sämtliche Öffnungen (Heizungsrohre, Toilettenschüssel, Türspalt, Schlüsselloch, Briefkasten) Gas in die Wohnung leiten, um schnellstmöglich das erhoffte Erbe antreten zu können. Es scheint sich zu bestätigen, daß Unverständnis und rücksichtsloses Verhalten auf seiten des sozialen Umfelds (Familienangehörige, Altenpflegepersonal) die Wahnentwicklung fördern.

Eine weitere Entstehungsbedingung für Wahnerkrankungen, die besonders alte Menschen in Heimen betreffen, liegt in starker Reizarmut begründet. Personen, die nur geringsten sensorischen Reizen ausgesetzt sind, entwickeln eine Neigung zu halluzinieren. Alte Menschen, die völlig sozial isoliert sind oder bettlägerige Heimbewohner, die sich ausschließlich in ihrem Zimmer aufhalten, entwickeln möglicherweise Wahnvorstellungen, um sich eine andere Realität zu schaffen, die der früheren stimulierenden Wirklichkeit entspricht.

Für das Pflegepersonal besteht die Aufgabe, Verständnis zu zeigen für die Wahnvorstellungen und ihre Entstehungsbedingungen. Außerdem soll versucht werden, die Angst und Scham der alten Menschen vor nachlassenden Fähigkeiten zu verringern, was ansonsten etwa dazu führt, das schlechter werdende Gehör zu ignorieren und ein Hörgerät abzulehnen. Die angemessene Bewältigung und auch Akzeptanz von Alterserscheinungen können helfen, die Gefahr, an einem Wahn zu erkranken zu verringern.

Suizidalität

In engem Zusammenhang mit depressiver Symptomatik steht die steigende Suizidalität im Alter. In Deutschland begehen jährlich etwa 15.000 Menschen einen Suizid, die Dunkelziffer getarnter Suizide (beispielsweise durch Autounfälle) beläuft sich nach Schätzungen auf etwa die gleiche Anzahl. Die Suizidrate (Anzahl der Selbsttötungen pro 100 000 Menschen) lag in Deutschland (West) im Jahre 1991 bei 15,6 Toten, in den neuen Bundesländern bei 25,1 pro 100 000 Menschen. Die Anzahl der versuchten Selbstmorde liegt um ein Vielfaches höher. 250 000 Personen werden jährlich nach einem Suizidversuch in ein Krankenhaus eingewiesen, unerkannte Selbsttötungsversuche liegen nach Schätzungen um bis zu ein Zehnfaches höher. Suizidversuche sind in den Jugendjahren häufiger, mit steigendem Lebensalter nehmen Suizidversuche ab und vollendete Suizide zu.

An der Spitze der selbstmordgefährdeten Menschen stehen Alte, besonders wenn sie arm, chronisch krank, vereinsamt sind, ihr Leiden sich zunehmend verschlechtert und keine Hoffnung mehr auf Besserung besteht.

Die Suizidrate ist unter den alten Menschen am höchsten. Die hochbetagten Männer führen die Suizidrate der deutschen Bevölkerung an. Die Suizidrate der über 75-Jährigen lag 1991 bei 38,7 (auf 100.000 Menschen) im früherem Bundesgebiet (Männer: 75,3; Frauen: 22,9). In den neuen Bundesländern lag die Suizidrate der über 75-jährigen bei 84,0 (Männer: 147,4; Frauen: 58,5). Die Zahlen machen auf ganz erschreckende Weise deutlich, daß der Alterssuizid gemessen an dem Bevölkerungsanteil extrem überproportional vertreten ist.

Frauen und Männer unterscheiden sich ihr ganzes Leben bezogen auf Suizid und Suizidversuch. Männer begehen häufiger Suizid, bei Frauen treten öfter ein oder mehrere Suizidversuche auf. Tendenziell bevorzugen Frauen eher weiche, Männer eher harte Methoden. Der Suizidversuch als Appell ist im Alter eher selten, die Methoden werden härter, unwiederbringlicher, der Suizid nimmt zu. 80% der Suizidversuche im Alter enden tödlich.

Verschiedene Erklärungen für die steigende Suizidrate lassen sich in der Literatur finden, allerdings ist es im Nachhinein schwierig festzustellen, warum sich ein Mensch das Leben genommen hat. Zu den möglichen Erklärungen gehören:

✎ psychische Erkrankungen, etwa Depressionen oder Alkoholismus
✎ körperliche Erkrankungen, Multimorbidität, Schmerzen,
✎ mangelnde Mobilität,
✎ Abhängigkeit von anderen/Belastung gegenüber anderen,
✎ zwischenmenschliche Konflikte mit dem Partner oder den Kindern,
✎ Soziale Isolation.

Hierbei sind allerdings nicht die objektiven Gegebenheiten von ausschlaggebender Bedeutung, sondern in hohem Maße die subjektiven Bewertungen und Interpretationen der aktuellen Lebenssituation.

Um die Suizidalität bei alten Menschen herabzusetzen ist es u.a. notwendig, die subjektive Bewertung der Nutzlosigkeit und der Sinnlosigkeit des eigenen Lebens zu verändern. Selbstwertsteigernde Maßnahmen (Selbstsicherheitstraining, Schaffung eines positiven Selbstbildes durch Alltagserzählungen) können helfen, das Gefühl der eigen Wertlosigkeit in ein optimistisches und positives Selbstbewußtsein zu verwandeln, welches mit einer günstigeren Lebenseinstellung einhergeht.

Medikamentenmißbrauch

In diesem Abschnitt wird ausschließlich auf Medikamentenabusus eingegangen, da die Erkenntnisse über Alkohol- und andere Drogenabhängigkeit für die Gruppe der alten Menschen bislang noch unzureichend erforscht ist. Aus diesem Grunde ist das bisherige Ausmaß an Abhängigkeiten bei den Alten noch nicht faßbar.

Der Wunsch nach ewigem Leben ist mindestens 2000 Jahre alt. Alter wurde damals und wird auch heute als Erkrankung betrachtet ("pathologische Variante des Erwachsenseins"), die es mit Zaubermitteln zu verhindern gilt. Zahllose Mittel überschwemmen den Markt, die ewig jugendliches Dasein versprechen.

Untersuchungen zum Medikamentenkonsum und zur Verschreibungspraxis von Ärzten belegen, daß ein Drittel aller verschriebenen Medikamente auf die über 65-Jährigen entfallen, obwohl sie nur einen Bevölkerungsanteil von etwa 15% ausmachen (Zahlen von 1984). Durchschnittlich sind das 2 Verschreibungen pro Monat und pro Person. Sie nehmen

✎ 64% der Cerebroaktivatoren
✎ 48% der Schlaf- und Beruhigungsmittel
✎ 37% der Tranquilizer

✎ 33% der Antidepressiva
✎ 31% der Neuroleptika
✎ 24% der Schmerzmittel
(nach Sichrovsky, 1984, S. 203).

Auf diese 15% der Bevölkerung entfallen weiterhin 190 Millionen Krankheitsdiagnosen, das sind etwa 20 Diagnosen pro Person pro Jahr. Vergleicht man Diagnosen und Art der Medikamente miteinander, so wird unverständlicherweise deutlich, daß beispielsweise auf 500 000 diagnostizierte Depressionen 1.3 Mio verschriebene antidepressive Medikamente kommen. Im internationalen Vergleich ist Deutschland "Spitzenreiter" hinsichtlich der Krankheitshäufigkeit alter Menschen, zumindest wenn die Anzahl der gegen ihre Krankheiten verschriebenen Medikamente (z.B. 25 Mio Verschreibungen von Herzglykosiden) zur Grundlage genommen wird.

Für Ärzte und Apotheker ist der alte Mensch ein überaus wichtiger Kunde. Abgesehen von verschreibungspflichtigen Medikamenten nehmen vor allem die älteren Menschen unzählige frei erhältliche Mittel, die angeblich das Alter verhindern, die Gedächtnisleistung stärken, Herz und Kreislauf in Schwung halten, die Rückkehr zur Vitalität erlauben und die Möglichkeit zur aktiven Lebensgestaltung garantieren.

Die Vielzahl von Nebenwirkungen (z.B. Abhängigkeit, Vergiftung, körperliche Folgeschäden) oder die unübersehbare Wirkung durch die Einnahme mehrerer Medikamente gleichzeitig, demonstrieren die Gefahren der zur Zeit praktizierten übermäßigen Medikamentenverschreibung und -einnahme.

Eine zurückhaltendere Verschreibungspraxis auf seiten der Ärzte muß mit der Befähigung der älteren Menschen zur angemessenen und zufriedenen Lebensgestaltung im Alter kombiniert werden. Das in diesem Kapitel vorgestellte Schmerzbewältigungstraining ist ausgezeichnet geeignet zur Kontrolle von Schmerzerleben. Solche Maßnahmen unterstützen die Verhinderung der Entwicklung von Süchten und die Stabilisierung bereits bestehender Abhängigkeitserkrankungen.

Nachlassende kognitive Fähigkeiten

Als immer noch vorherrschende Meinung über die intellektuellen Fähigkeiten des Menschen gilt die Vorstellung, daß der Höhepunkt der intellektuellen Leistungsfähigkeit mit dem Alter von etwa 20 Jahren erreicht ist. Mit steigendem Alter nehmen dann die geistigen Fähigkeiten ab und erreichen im Alter ihren Tiefpunkt ("Defizit-Modell der geistigen Entwicklung"). Trotz vieler Gegenbeispiele (Politiker, Schauspieler, Wissenschaftler, die in höherem Lebensalter noch enorme intellektuelle Leistungen vollbringen) wird diese Annahme über den geistigen Abbau von vielen, auch älteren Menschen, geteilt.

Hinsichtlich der *Intelligenz* eines Menschen, kann nicht von einem allgemeinen Abbau ausgegangen werden, weil zwischen "kristallisierter" und "flüssiger" Intelligenz unterschieden werden muß.

Unter kristallisierter Intelligenz wird der Bereich von Fähigkeiten, Fertigkeiten und Kenntnissen verstanden, die ein Mensch im Laufe seines Lebens während der verschiedenen Lebensabschnitte gesammelt hat, beispielsweise Schule, Ausbildung, Berufstätigkeit, Familienleben oder Freizeit. Das Ausmaß an kristallisierter Intelligenz steigt folglich mit zunehmendem Alter, da immer mehr Erfahrungen gemacht werden, die zur Kenntniserweiterung führen. Beispiele für Intelligenzleistungen in diesem Bereich sind u.a. die Fähigkeit bestimmte Rechenaufgaben zu lösen, politische und geschichtliche Ereignisse zu erinnern, einen Kuchen zu backen oder erste Hilfe bei einem Unfall zu leisten.

Unter flüssiger Intelligenz wird der Bereich von Fähigkeiten verstanden, der Leistungen, wie etwa Probleme zu lösen oder sich auf neue Situationen einzustellen beinhaltet. Eine ausreichende Verarbeitungsgeschwindigkeit der einströmenden Informationen ist hierfür notwendig. Diese ist zum Teil von neurophysiologischen Prozessen im zentralen Nervensystem abhängig und wird deshalb möglicherweise mit zunehmendem Alter geringer. Beispiele für Intelligenzleistungen in diesem Bereich sind z.B. angemessene Reaktionen im Straßenverkehr oder effektive Lösung für ein neu aufgetretenes Problem. Grob vereinfacht kann kristallisierte Intelligenz mit Weisheit und flüssige Intelligenz mit analytischem Verstand übersetzt werden.

Das *Gedächtnis* als weiterer wesentlicher Faktor für die kognitive Leistungsfähigkeit ist ebenfalls nicht von einem allgemeinen Abbau gekennzeichnet. Das Gedächtnis besteht aus drei verschiedenen Teilsystemen, in denen mit zunehmendem Alter unterschiedliche Veränderungen stattfinden. Die Minderleistung der Sinnesorgane und die langsamere Verarbeitung sensorischer Reize führt zu einer eingeschränkten Aufnahme von Informationen in das "sensorische Register" (Ultrakurzzeitgedächtnis). Das "Kurzzeitgedächtnis" im Alter ist gekennzeichnet durch eine geringere Aufnahmekapazität und eine verlangsamte Verarbeitungsgeschwindigkeit. Außerdem werden Speicherung und Abruf aus dem "Langzeitgedächtnis" im Alter schwieriger, obwohl der Umfang dieses Speichers, der das persönliche Weltwissen enthält, steigt.

Es existieren kognitive Trainings, die den Erhalt und die Zunahme sowohl von Intelligenz- als auch Gedächtnisleistungen im Alter ermöglichen und somit zu steigender Alltagsbewältigung und allgemeiner Lebenszufriedenheit führen.

Armut

Bevor die Belastung der älteren Generation durch Armut näher beleuchtet wird, soll zunächst eine Begriffsbestimmung über das Wesen von Armut stattfinden.

Es gibt verschiedene Grade von Armut:

Unter *absoluter Armut* wird der Mangel an existenziellem Lebensbedarf verstanden. In Wohlfahrtsgesellschaften wie Deutschland leiden nur wenige

Menschen (z.B. Obdachlose) unter absoluter Armut, da das Sozialhilfesystem das physische Existenzminimum der Menschen weitgehend sichert.

Mit *relativer Armut* wird der Zustand bezeichnet, der durch Nicht-Gewährleistung eines annehmbaren Lebens gekennzeichnet ist. Nicht die Versorgung mit den lebensnotwendigen Gütern (Lebensmittel, Wohnung, Kleidung) erlaubt ein annehmbares Dasein, sondern erst die Möglichkeit der Teilnahme am sozialen und kulturellen Leben. Relativ arm sind demzufolge die Menschen, deren finanzielle Mittel zwar zur Existenzsicherung reichen, die jedoch zu arm sind, einen VHS-Kurs zu besuchen, ins Kino zu gehen, eine Zeitung zu kaufen oder Freunde in einer anderen Stadt zu besuchen.

1987 bezogen rund 635.000 der über 60-jährigen Menschen Sozialhilfe, das sind etwa 5% der älteren Bevölkerung. Es wird davon ausgegangen, daß die Dunkelziffer derer, die keine Sozialhilfe beantragen, obwohl sie ihnen zusteht, bei etwa der gleichen Anzahl liegt. Mangelnde Informationen, Scham, gesellschaftliche Stigmatisierung, mangelnde Anspruchshaltung und die "Komm-Struktur" der Verwaltung sind wesentliche Faktoren, die für die Nicht-Ausschöpfung der Sozialhilfe verantwortlich sind. Nach den Ergebnissen von intensiven Umfragen aus dem Jahr 1987 leben 4,3% der alten Menschen von einem Einkommen unter 600 DM und 28,7% mit einem Einkommen unter 1.200 DM.

Frauen sind zu einem größeren Anteil sozialhilfe-bedürftig als Männer. Das Einkommen der Männer (1982: 1.880 DM) im Rentenalter (errechnet aus Renten und Pensionen, Zusatzversorgungen, Vermögenseinkünften und sonstigen Einnahmen) übersteigt das der Frauen (851 DM) durchschnittlich um 120%. Frauen haben oftmals überhaupt kein eigenes Einkommen, außerdem sind ihre Einkünfte sehr viel niedriger als die der Männer. Mangelnde Ausbildung und Qualifikation und darum geringer Lohn und geringe Rente, höhere Arbeitslosigkeit, fehlende finanzielle Anerkennung und Absicherung von Familienarbeit und niedrige Versicherungszeiten führen zur kumulativen (angehäuften) Benachteiligung von Frauen im Rentenalter.

Armut hat schwerwiegende Konsequenzen für nahezu alle Lebensbereiche. Armut geht oftmals einher mit schlechtem körperlichen und psychischen Gesundheitszustand sowie schlechter Wohnqualität, mit mangelnden sozialen Kontakten und geringem Selbstwertgefühl, mit kulturellen Defiziten sowie geringer Lebenszufriedenheit und Lebenserwartung. Allerdings sind nicht nur die objektiven Gegebenheiten von Bedeutung, sondern in hohem Ausmaß auch die subjektive Bewertung der eigenen Situation. Ein stabiles Selbstbewußtsein und befriedigende kognitive Kompetenzen steigern die Wahrscheinlichkeit, berechtigte Forderungen hinsichtlich finanzieller Unterstützung zu stellen und durchzusetzen. Auch hier kann wieder ein Kreislauf festgestellt werden, der in Abbildung 17 dargestellt ist.

Einsamkeit und soziale Isolierung

Fast zwangsläufig geht mit dem Älterwerden auch die Verringerung der sozialen Beziehungen einher. Durch die Pensionierung geht der Kontakt zu Arbeitskollegen verloren, die Kinder verlassen die gemeinsame Wohnung, körperliche Beeinträchtigungen behindern die Mobilität, finanzielle Einbußen verringern die Möglichkeiten der Freizeitgestaltung, und die Freunde und Angehörige sterben.

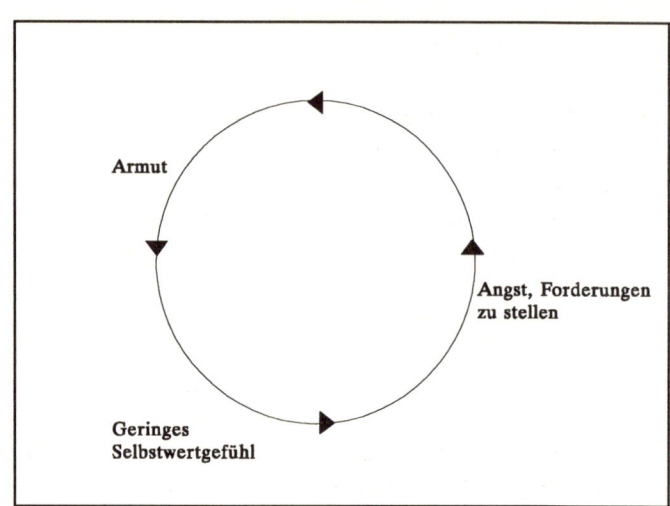

Abbildung 17: Der Kreislauf zwischen Armut, Selbstwert und Angst

Das Gefühl der Einsamkeit oder sozialen Isolierung entsteht immer dann, wenn die sozialen Kontakte, die eine Person besitzt, als nicht zufriedenstellend erlebt werden. Dies kann zum einen durch die Seltenheit der Sozialkontakte begründet sein, zum anderen aber auch durch die mangelnde Qualität der Beziehungen. Es geht also nicht nur um die Frage, wie häufig eine Person mit wievielen Mitmenschen in Kontakt steht, sondern auch darum, wie diese Kontakte bewertet werden. Menschen können sich trotz zahlreicher Kontakte ausgeschlossen, unverstanden und isoliert fühlen.

Abgesehen von den objektiven Gegebenheiten, in denen sich der alte Mensch hinsichtlich seiner sozialen Beziehungen befindet, ist auch die subjektive Einschätzung der Situation von großer Bedeutung. Zum Beispiel erzeugen übertriebene Erwartungen an die Mitmenschen und Hoffnung auf die Unveränderlichkeit früherer Lebensabschnitte Unzufriedenheit und Einsamkeitsgefühle.

In der Regel wird davon ausgegangen, daß Einsamkeit ein sehr schwerwiegendes Problem in der älteren Bevölkerung darstellt. Untersuchungen, in denen alte Menschen nach ihren Sozialkontakten befragt wurden, kommen erstaunlicherweise zu dem Ergebnis, daß nur 4% der über 65-Jährigen nur sehr selten über soziale Kontakte verfügen und daß knapp 60% ihre sozialen Beziehungen als "gut" einschätzen. Allerdings fühlen sich 14% der älteren Bevölkerung trotz ausreichender Sozialkontakte einsam. Es ist davon auszugehen, daß mit zunehmendem Alter der subjektive Leidensdruck der Einsamkeit steigt. Die meisten 65-jährigen sind sicherlich weitaus weniger isoliert als 80- oder 90-Jährige Menschen, obwohl möglicherweise das hohe Lebensalter auch genau umgekehrt als Zeichen von Lebenszufriedenheit und auch guten Sozialkontakten bewertet werden kann. Um Einsamkeit zu verhindern, ist es nicht nur notwendig, die objektiven Bedingungen zu verändern, beispielsweise Wohngemeinschaften zu installieren oder Kontaktgruppen ins Leben zu rufen. Außerordentlich wichtig ist die Aufrechterhaltung und Steigerung der sozialen Kompetenz, die es den alten Menschen überhaupt erst ermöglicht, befriedigende Kontakte aufzubauen und aufrechtzuerhalten.

Pflegebedürftigkeit

Unter Pflegebedürftigkeit wird ein solcher Zustand verstanden, bei dem eine Person aufgrund von Krankheit oder Behinderung das eigene Leben nicht ohne Betreuung oder Pflege meistern kann. Eine pflegebedürftige Person benötigt demnach in einigen Teilen des Alltagsgeschehens Unterstützung. Hierzu gehört beispielsweise die Hilfe der Kinder im Haushalt, die Hilfe der Nachbarn beim Einkaufen oder auch die professionelle Versorgung ambulanter Einrichtungen bei der Grund- und Behandlungspflege. Einem pflegebedürftigen, d.h. hilfsbedürftigen Menschen ist ein teilweise selbstbestimmtes Leben möglich.

Pflegebedürftigkeit entsteht in den meisten Fällen durch Krankheit oder Unfälle. Hierdurch wird die körperliche Flexibilität und Mobilität eingeschränkt oder die geistige Leistungsfähigkeit gemindert.

Die Gruppe der Menschen, die aufgrund ihres hohen Alters häufig von Multimorbidität und durch Chronifizierungen gekennzeichnet sind, machen verständlicherweise den größten Anteil der Pflegebedürftigen in Deutschland aus. 783 000 Menschen über 65 wurden 1991 in Privathaushalten gepflegt, das sind 70,6 % der in Privathaushalten lebenden pflegebedürftigen Personen. Etwa 160 000 Personen wurden in Altenheimen und Altenpflegeheimen versorgt (geschätzte Zahlen aus den Jahren 1977-1979).

Pflegebedürftigkeit, die im Rahmen häuslicher und ambulanter oder stationärer Versorgung gewährleistet wird, bedeutet einen großen Einschnitt in das Leben eines Menschen. Abgesehen von den tatsächlichen Einschränkungen, die das Leben des pflegebedürftigen Menschen erschweren, behindern auch eine Vielzahl subjektiver Faktoren eine zufriedene selbstbestimmte Lebensführung. Das schwindende Vertrauen in die eigenen Fähigkeiten führt im weiteren Verlauf der Pflegebedürftigkeit aus Angst zu mangelndem Training verbliebener Fähigkeiten und somit auch zum Verlernen dieser Fähigkeiten (*gelernte Inkompetenz*). Auch die Wahrnehmung der eigenen Lebenssituation als nicht mehr selbst zu beeinflussen führt zur sogenannten *erlernten Hilflosigkeit* (s. Kap. 2.1). Ein pflegebedürftiger Mensch gewinnt möglicherweise den Eindruck, nicht mehr über sein Leben bestimmen zu können, z.B. hinsichtlich der Wahl seiner Kleidung oder der Freizeitgestaltung, da andere dies für ihn organisieren. In Folge dieser Lebenssituation wird der alte Mensch keine eigenen Aktivitäten mehr entwickeln, sondern in Untätigkeit und Hilflosigkeit verfallen, die möglicherweise zu Resignation und Depression führen.

Um auch im Zustand der Hilfsbedürftigkeit ein zufriedenes selbstbestimmtes Leben führen zu können, ist es von großer Bedeutung, in kompetenter Weise die veränderten Lebensanforderungen zu meistern. Dadurch können Abhängigkeit, Hilflosigkeit, Selbstwertzweifel und psychische Störungen verringert werden.

Heimumzug

Obwohl nur 4,5% der über 65-jährigen Menschen in den verschiedenen Heimformen leben, verbringen doch 20% der alten Menschen ihre letzte Lebensphase in einem Heim. Der Umzug bedeutet eine ganz enorme Anforderung an die Bewältigungsfähigkeit für den alten Menschen. Der Umzug ins Heim ist von elementarer Bedeutung und als bedrohliches Lebensereignis zu bewerten. Die bisher existierenden sozialen Beziehungen zu Freunden und Nachbarn werden sich verringern. Kurze Gespräche und oberflächliche Kontakte zu den Menschen in der näheren Umgebung (Postbote, Verkäuferin) fallen gänzlich fort. Die neue unvertraute Umgebung, in der die alten Menschen sich nicht mehr angstfrei bewegen können, erschwert die Orientierung. Liebgewonnene Aktivitäten können nicht mehr ausgeübt werden und die Möglichkeiten und Fähigkeiten zur selbständigen Haushalts- und Lebensführung gehen verloren.

Zahlreiche verschiedene Wohnformen existieren, die die Balance zwischen selbstbestimmtem Leben und optimaler Versorgung bedarfsgerecht zu halten versuchen. Zwischen Privatwohnung und Altenpflegeheim bestehen einige Zwischenformen, die in unterschiedlichem Ausmaß entweder die Eigenverantwortung oder aber die professionelle Versorgung der alten Menschen gewährleisten.

Es gibt keine optimale Wohnform, die für alle alten Menschen gleichermaßen geeignet ist. Die frühere Lebensweise, bestimmte Persönlichkeitseigenschaften und Bedürfnisse, das soziale Netz und die verbliebenen Fähigkeiten bestimmen die Angemessenheit einer speziellen Wohnform.

Trotz der Vielzahl an Lebensmöglichkeiten im Alter erfordert der Heimumzug eine Anpassung an eine völlig neue Situation. Funktionierende Bewältigungsstrategien, soziale Kompetenz, ein positives Selbstkonzept und ausreichende Orientierungsfähigkeit in der neuen Umgebung sind notwendige Voraussetzungen für einen befriedigenden Lebensabend im Heim.

Tod und Trauer

Ein Ereignis, daß meist mit großer Belastung behaftet ist und vor allem für ältere Personen ein ständiges Problem darstellt, ist das Sterben und der Tod von wichtigen Bezugspersonen. Je älter ein Mensch wird, desto größer ist die Gefahr, daß der Ehepartner oder die Geschwister und auch langjährige Freunde und liebgewonnene Bekannte und Nachbarn sterben.

In den unterschiedlichsten Kulturen ist die erste Reaktion auf das Sterben einer wichtigen Person Kummer und Trauer. Der tiefen Verzweiflung über den Verlust einer geliebten Person sind die meisten Menschen sehr allein ausgesetzt. Freunde und Angehörige stehen der trauernden Person hilflos gegenüber und sind meist nicht in der Lage, in angemessener Weise Trost zu spenden.

Üblicherweise wird davon ausgegangen, daß die Trauerreaktion in vier verschiedenen Phasen vor sich geht. Dies ist jedoch nur eine sehr globale Einteilung, die in Wirklichkeit nicht in dieser starren Reihenfolge existiert und durchlebt wird. Die Nachricht des Todes löst zunächst einen Schock aus, der nach spätestens ein bis zwei Tagen vom Zustand der Kontrolle abgelöst wird. Bis etwa zum Zeitpunkt der Beerdigung erfüllt der Trauernde alle an ihn gestellten Anforderungen, bei einem gleichzeitigen Gefühl der Unwirklichkeit. Im weiteren Verlauf findet eine schrittweise Anerkennung des Verlustes statt, die von Weinen, Angst, Aggressionen, suizidalen Absichten oder Lethargie begleitet sein kann. Am Ende der Trauerreaktion steht der Prozeß der Wiederanpassung, der von der schrittweisen Wiederaufnahme der früheren Lebensgestaltung gekennzeichnet ist.

Damit der Trauerprozeß nicht in eine pathologische Fehlanpassung führt, muß der Trauernde zahlreiche Aufgaben bewältigen. Von pathologischer Trauerverarbeitung kann ausgegangen werden, wenn die Schockreaktion auch nach mehreren Wochen nicht abgeklungen ist oder wenn langandauernde Verhaltensweisen der Apathie oder Isolation und des Nicht-wahr-haben-wollens gezeigt werden. Wahrnehmungsstörungen, Derealisationen, Depersonalisationen, paranoide Ängste aber auch zwanghafte Fröhlichkeit, die nicht von vorübergehender Natur sind, kennzeichnen pathologische Trauerarbeit. Um nicht von der Trauer überwältigt zu werden und eventuell sogar als Folge des *Kummer-Effekts* dem Verstorbenen frühzeitig nachzusterben, ist es notwendig, aktive Bewältigungsstrategien zur Trauerverarbeitung und Neugestaltung des Lebens vorzunehmen. Um überhaupt Kontakte aufnehmen, neue Lebensperspektiven entwickeln oder Hilfsangebote annehmen zu können, sind u.a. ein positives Selbstkonzept, ausreichende Selbstsicherheit oder die Fähigkeit zur Selbstkontrolle erforderlich.

3.1.2 Kompetenztrainings zur Verbesserung der Lebensqualität älterer Menschen

Im vorherigen Abschnitt wurden die Anforderungen und Belastungen dargestellt, mit denen Menschen insbesondere im Alter konfrontiert sind. Nachlassende körperliche Fähigkeiten, kognitive Einschränkungen, psychische Erkrankungen, Armut, Tod von Angehörigen oder der Umzug ins Heim erfordern verschiedene Kompetenzen zur Anpassung und Bewältigung. Mit Hilfe von Gedächtnis-, Selbstsicherheits-, Selbstdarstellungs- oder Realitätsorientierungstrainings sowie Schmerzbewältigungs- oder Problemlösungsprogrammen kann die Selbständigkeit und Lebensgestaltung im Alter gewährleistet und der Erhalt oder die Zunahme der allgemeinen Lebenszufriedenheit realisiert werden.

In der folgenden Abbildung 18 werden einige Lebensanforderungen an den alternden Menschen aufgelistet. In einer weiteren Spalte sind die in diesem Band vorgestellten Interventionsstrategien zur Bewältigung dieser Anforderungen aufgeführt. Die letzte Spalte beschreibt die erwarteten positiven Konsequenzen bei Anwendung solcher Kompetenztrainings im Alter.

Bedingungen/Anforderungen an das Alter	Kompetenztrainings/Interventionsstrategien	Konsequenzen für das Leben im Alter
✎ Körperliche Einschränkungen ✎ Nachlassende kognitive Fähigkeiten ✎ Psychische und körperliche Erkrankungen ✎ Kritische Lebensereignisse	✎ ROT ✎ Selbstdarstellung in Alltagserzählungen ✎ Kognitives Training ✎ Selbstsicherheitstraining ✎ Schmerzbewältigungstraining	✎ Psychohygiene ✎ Selbständigkeit ✎ Selbstsicherheit ✎ Soziale Kompetenz ✎ Bewältigung von Alltagsanforderungen ✎ Steigerung der Lebenszufriedenheit

Abbildung 18: Verdeutlichung der Notwendigkeit von Kompetenztrainings im Alter

An einem Beispiel soll noch einmal die Notwendigkeit einzelner Kompetenztrainings verdeutlicht werden: Der Umzug ins Heim bedeutet ein kritisches Lebensereignis, das zu erhöhtem Streß führt. Hier ist zur Wiedererlangung des allgemeinen Wohlbefindens ein Streßbewältigungsverfahren angeraten. Um die anfängliche Isolation zu verwinden, ist es wichtig, über ausreichende Selbstsicherheit zu verfügen, um in der bereits bestehenden Gruppe der Heimbewohner neue Kontakte zu knüpfen. Hierzu bedarf es eines positiven Selbstbilds, das anhand von Alltagserzählungen aufgebaut und stabilisiert werden kann. Mit Hilfe eines kognitiven Trainings oder auch des Realitätsorientierungstrainings können kognitiven Defiziten vorgebeugt oder bereits bestehende Leistungsminderungen ausgeglichen werden. Zu guter Letzt ermöglicht das Schmerzbewältigungstraining die Veränderung und Kontrolle des eigenen Schmerzerlebens und -verhaltens.

Ein ausreichendes Maß an verschiedenen Kompetenzen zur Alltagsbewältigung steht im Zusammenhang mit Selbständigkeit, allgemeiner Lebenszufriedenheit, positivem Gesundheitszustand und Schutz vor körperlichen und geistigen Erkrankungen. Aus diesen Gründen ist davon auszugehen, daß die Tätigkeit des Altenpflegepersonals nach Vermittlung solcher Fähigkeiten erleichtert wird. Zum einen ist in geringerem Ausmaß Betreuung und Pflege erforderlich und zum anderen verbessert die steigende Lebensqualität der alten Menschen die allgemeine Arbeitsatmosphäre und -zufriedenheit.

3.1.3 Zusammenfassung

In diesem Kapitel wurde versucht, die Bedeutung der hier vorgestellten Maßnahmen zur Psychohygiene für alte Menschen herauszuarbeiten. Zu Beginn wurden die wesentlichen psychischen und sozialen Belastungen, die insbesondere die alten Menschen betreffen, dargestellt. Dazu gehören u.a. psychische Erkrankungen, körperliche Einschränkungen oder auch einschneidende Lebensveränderungen. In dem folgenden Abschnitt wurde die Bedeutung der in diesem Band vorgestellten Verfahren zum psychischen Gesundheitsschutz (Selbstkontroll- und Selbstdarstellungsprogramm, Selbstsicherheits-, Realitätsorientierungs- und kognitives Training, Streßbewältigung) erläutert. In zahlreichen unterschiedlichen Lebensumständen ermöglichen diese Kompetenztrainings eine angemessene und gesundheitsstabilisierende Umgehensweise mit ungewohnten Belastungen.

3.1.4 Weiterführende Literatur

Behrmann, G. (1990). Armut im Alter. In J. Howe u.a. (Hrsg.) *Lehrbuch der psychologischen und sozialen Alternswissenschaft Bd.2* (S. 141-175), Heidelberg: Asanger.

Bundesminister für Gesundheit (Hrsg.). Schriftenreihe des Bundesministeriums für Gesundheit. Bd. 25. Daten des Gesundheitswesens. Ausgabe 1993. Baden-Baden: Nomos Verlags-Gesellschaft.

Dörner, K. & Plog, U. (1990). *Irren ist menschlich*. Bonn: Psychiatrie Verlag.

Gunzelmann, T. & Oswald, W.D. (1990). Aspekte der Erhaltung von Kompetenz im Alter. *Zeitschrift für Gerontopsychologie und -psychiatrie*, 3, S.25-42.

Haske, H.E. (1990). Kumulative Benachteiligungen von Frauen im Alter. In J. Howe u.a. (Hrsg.) *Lehrbuch der psychologischen und sozialen Alternswissenschaft Bd.2* (S. 120-140), Heidelberg: Asanger.

Howe, J. u.a. (1990). *Lehrbuch der psychologischen und sozialen Alternswissenschaft Bd. 2: Psychosoziale Probleme älterer Menschen*. Heidelberg: Asanger.

Howe, J. u.a. (1991). *Lehrbuch der psychologischen und sozialen Alternswissenschaft Bd. 3: Hilfe und Unterstützung für ältere Menschen*. Heidelberg: Asanger.

Howe, J. u.a. (1992). *Lehrbuch der psychologischen und sozialen Alternswissenschaft Bd. 4: Sterben - Tod - Trauer*. Heidelberg: Asanger.

Sichrovsky, P. (1984). *Krankheit auf Rezept*. Köln: Kiepenheuer & Witsch.

Tölle, R. (1988). *Psychiatrie*. Berlin: Springer.

Trebert, M. (1995). *Psychiatrische Altenpflege*. Weinheim: PVU.

3.2 PSYCHOLOGISCHE INTERVENTION IM ALTER: EINE SINNVOLLE MASSNAHME?
(Ralf Schweer)

Im letzten Kapitel 3.1 wurden typische psychosoziale Belastungen im Alter erläutert. Daraus wurden psychologische Interventionsprogramme abgeleitet. Bevor in den nächsten Kapiteln 3.3 bis 3.6 diese Programme genauer vorgestellt werden, soll im folgenden die Frage erörtert werden, ob psychologische Interventionen im Alter überhaupt sinnvoll sind. Daher soll im folgenden in die Problematik der Gerointervention eingeführt werden.

Anschließend ist zu begründen, warum die psychologische Forschung und Praxis sich erst relativ spät mit der Einfügung (Implementation) psychologischer Behandlungsmethoden in den gerontologischen Bereich beschäftigt haben. Es ist in diesem Zusammenhang unverzichtbar, sich mit gerontopsychologischen Theorien und deren Entwicklung im Laufe der letzten sieben Jahrzehnte auseinanderzusetzen. In erster Linie kommt es dabei neben dem Defizit-Modell des Alterns auf die Theorien an, die versuchen, Möglichkeiten des erfolgreichen Alterns[1] aufzuzeigen. Durch diese wissenschaftliche Diskussion hatten sie erheblichen Einfluß auf die Alltagstheorien, also auf das Bild des alten Menschen in der Gesellschaft.

Der Begriff der Intervention und seine Ausweitung auf das späte Erwachsenenalter

Der Begriff *Intervention* bezeichnet die "planmäßige Einflußnahme auf das Erleben und Verhalten von Menschen" (Filipp, 1987, S. 936). Diese Einflußnahme auf das Leben eines Menschen hat das Ziel, dessen psychisches und physisches Wohlbefinden zu steigern oder wiederherzustellen. Darüber hinaus sollen mit Interventionen Beeinträchtigungen des Wohlbefindens vorbeugend verhindert werden. Psychologische Intervention nimmt also die Aufgaben *Prävention*, *Therapie* und *Rehabilitation* wahr. Im Rahmen des Fachs *Psychohygiene*, das den psychischen Gesundheitsschutz eines Individuums anstrebt (s. Kap. 1), wird im folgenden verstärkt auf präventive Ansätze verwiesen[2].

Auf den Bereich der Gerontopsychologie übertragen, stellt Intervention im späteren Erwachsenenalter (verstanden ab dem Alter über 60 Jahre) das "Insgesamt der Bemühungen, bei psychophysischem Wohlbefinden ein hohes

---

[1] Gegen den Begriff des erfolgreichen Alterns wendet sich Rosenmayr (1989). Er sieht den Begriff des Erfolgs als unvereinbar mit dem des Alterns an, da Altern an sich nicht erfolgreich sein kann. Im Nachfolgenden wird der Begriff des erfolgreichen Alterns im Sinne einer für das Individuum befriedigenden Lebensbewältigung gebraucht.

[2] In diesem Abschnitt wird Prävention als Teil der Intervention betrachtet. Im folgenden Text werden die Begriffe synonym verwendet.

Lebensalter zu erreichen" (Lehr, 1979, S.1). Diese Definition betont ausdrück-lich die Verlängerung des Lebens als Ziel der Intervention, jedoch mit einer nicht zu vernachlässigenden Voraussetzung: dem psychophysischen Wohlbe-finden. Es geht damit in erster Linie nicht nur um eine Verlängerung des kalendarischen Alterns. Vielmehr steht vor allem die Erreichung eines hohen Lebensalters bei hoher Lebenszufriedenheit im Mittelpunkt.

Daß Intervention im späten Erwachsenenalter praktiziert wird, war und ist nicht selbstverständlich. Gerointervention wird verstärkt erst seit etwa 20 Jahren betrieben. Einer amerikanischen Studie von 1981 zur Folge sind weniger als 3% der Menschen über 65 Jahre in psychologischer Behandlung. Es wäre sicherlich zu begrüßen, wenn nur ein so geringer Anteil von älteren Menschen interventive Hilfe benötigen würde, jedoch ist dies ein Trugschluß. Der geringe Anteil, den ältere Menschen in psychologischen Maßnahmen ausmachen, ist immer noch eng mit dem traditionellen Altersbild verknüpft: Hilfe sollten die jungen Menschen bekommen, nicht diejenigen, deren Zeit abläuft.

Der Begriff der Prävention

Wie oben angedeutet, stellen die in diesem Buch vorgestellten Programme für Altenheimbewohner präventive Maßnahmen dar. Dies liegt vor allem darin begründet, daß Psychohygiene und Therapie zwar nicht unvereinbar mitein-ander sind, aber dennoch getrennt werden sollten. Im folgenden Abschnitt soll der Begriff der Prävention verdeutlicht und sein theoretischer Hintergrund kurz dargestellt werden.

Die Prävention von Krankheiten, also ihre Vorbeugung, nimmt etwa seit Anfang der siebziger Jahre einen breiten Stellenwert in der Psychologie ein. Das Ziel der Prävention liegt darin, durch gesundheitsförderndes Verhalten Krankheiten zu verhindern und darüber hinaus Alternativen zur medika-mentösen Behandlung zu finden. Präventive Verfahren haben somit einen individuellen Stellenwert, d. h. sie kommen der einzelnen Person zugute, indem sie Krankeiten vorbeugen und einen gesellschaftlichen Stellenwert, indem sie das Gesundheitswesen von übermäßigen Kosten entlasten. Bei-spiele für präventive Verfahren sind, um einen Ausschnitt zu geben, Rücken-schulen, Ernährungsprogramme, Raucherentwöhnungskurse und Entspan-nungstechniken. Weiterhin existieren eine Vielzahl von Methoden, die versu-chen, durch Hilfen bei der Lebensbewältigung, Fehlentwicklungen und damit die Möglichkeit von ernsthaften Erkrankungen zu verringern. Hier sind Selbst-kontrollprogramme und Programme zu Erhöhung sozialer Kompetenz zu nennen.

Präventive Verfahren orientieren sich häufig an den klassischen Lerntheo-rien sowie deren moderneren Nachfolgern. Häufig geht den Programmen eine Verhaltensbeobachtung voraus, in denen das unerwünschte, weil krankheits-förderende Verhalten, analysiert wird. Beispielsweise wird eine Altenpflegerin mit Rückenproblemen von ihrem Orthopäden in eine Rückenschule überwiesen. Hier wird sie beim Tragen von Gegenständen beobachtet und auf ihre Fehlhaltungen aufmerksam gemacht. Anschließend wird versucht, durch das Erlernen von gesundheitsförderndem Verhalten die Rückenschmerzen bedingenden Verhaltensweisen zu reduzieren. Das Erlernen gesundheitsförderndem Verhaltens (Heben mit geradem Rücken/Hebetechniken) kann durch ein Modell demonstriert werden (Modellernen) oder durch eine positive Bekräftigung im Sinne der operanten Konditionierung erreicht werden. Meist werden auch kognitive Verfahren einbezogen, die versuchen, die Einstellungen der Betroffenen gegenüber ihrem Leiden zu verändern. Dies geschieht vor allem durch Aufklärung, d.h. dem Ausräumen falscher und irrationaler Denkprozesse. Bei unserer Rückenpatientin würde sicherlich versucht werden, ihr zu erklären, daß sie selbst Kontrolle über ihren Schmerz haben kann. Die anatomischen Grundlagen ihrer Rückenschmerzen würden dargelegt und entsprechendes Verhalten zur Prävention ihrer Schmerzen würden trainiert werden.

Aus den bisherigen Ausführungen geht hervor, daß Prävention auch möglich ist, wenn bereits eine Erkrankung vorliegt. (Die Altenpflegerin hatte schon Rückenschmerzen, als sie sich in Behandlung begab.) Hier ist eine Unterteilung des Begriffs Prävention notwendig. Unter *primärer Prävention* versteht man die Verhinderung von Krankheiten, bevor eine pathologische Symptomatik vorliegt. *Sekundäre Prävention* ist die Vorbeugung eines erneuten Auftretens oder die Verhinderung der Ausweitung einer Erkrankung, beispielsweise das Erlernen von Kompetenzen zur Verbesserung einer pathologischen Symptomatik.

Gesundheitspräventive Maßnahmen nehmen in der medizinischen Landschaft einen immer größeren Stellenwert ein. Dies liegt darin begründet, daß vor allem die Kostenträger zu der Einsicht gelangt sind, daß eine frühe Vorbeugung von Erkrankungen ein wichtiger ökonomischer Aspekt ist. So ist zu beobachten, daß immer mehr Krankenkassen Präventionsprogramme für ihre Mitglieder kostenlos zur Verfügung stellen.

3.2.1 Sinnhaftigkeit von Prävention beim alten Menschen

Die Fragen, die sich an diesem Punkt stellen, sind: "Sind Prävention und Alter überhaupt miteinander zu vereinbaren?" und "Hat Prävention überhaupt noch Sinn bei älteren Menschen?".

Um diese beiden Fragen angemessen beantworten zu können, bedarf es eines Rückblicks auf die Alternspsychologie der letzten Jahrzehnte. Bis vor zwei Jahrzehnten war auf dem Gebiet der Prävention im Alter so gut wie kein Forschungsinteresse auszumachen. Verantwortlich dafür waren u.a. entwicklungspsychologische Modelle, in denen das (höhere) Erwachsenenalter keine Beachtung genießt (vgl. Lehr, 1991). Die Untersuchungen und Modelle, die bis zu diesem Zeitpunkt existierten, gingen von einem defizitären Altersbild aus. Sie besagten, daß mit dem Alter Abbauprozesse biologischer, kognitiver und sozialer Art einsetzten.

Im folgenden sollen die wohl bekanntesten Ansätze in der Alternspsychologie vorgestellt werden. Dies ist auf der einen Seite das Defizit-Modell der Intelligenz, auf der anderen Seite sind es die beiden einflußreichsten Alternstheorien: das Disengagement- und das Aktivitätsmodell.

Defizitmodell der Intelligenz

Die wissenschaftliche Entwicklungspsychologie des höheren Erwachsenenalters kam erst im Laufe der ersten Jahrzehnte dieses Jahrhunderts in Gang und etablierte sich in den fünfziger und sechziger Jahren. Der Beginn gerontopsychologischer Studien war durch Untersuchungen zur Intelligenz, zur Lernfähigkeit und zur Reaktionsfähigkeit geprägt. Methodisch wurde so vorgegangen, daß zu einem Meßzeitpunkt alle Versuchspersonen getestet und die Ergebnisse danach miteinander verglichen wurden.

So geschah es auch bei den Intelligenztests, die für die Rekrutierung von geeigneten Personen zum Kriegsdienst zu Anfang des Jahrhunderts in den USA entwickelt worden waren. Die Versuchspersonen waren zwischen 18 und 60 Jahre alt und wurden Gruppentests unterzogen. Als Ergebnis fand sich ein Abfall der Intelligenzwerte ab dem 30. Lebensjahr. Ihre Untersuchungen weisen auf einen Abfall der Intelligenz mit zunehmendem Lebensalter hin. Miles, ein amerikanischer Psychologe, der das erste psychologische Institut gründete, das sich mit altersbedingten Veränderungen im psychischen Bereich beschäftigte, fand ein starkes Nachlassen der Intelligenzleistungen bereits in der dritten Lebensdekade.

Mit dem Wechsler-Intelligenztest wurde ein Verfahren entwickelt, das erstmals einen Vergleich von Ergebnissen unterschiedlicher Untersuchungen ermöglichte. Damit brach eine neue Epoche der Intelligenzforschung an. Jedoch wurde auch mit dem Wechsler-Intelligenztest ein Abfall der Intelligenz ab dem Erwachsenenalter aufgezeigt.

Die frühen Untersuchungen zur Entwicklung der Intelligenz verdeutlichen das, was als defizitäres Alternsbild bezeichnet wird, nämlich die Zunahme von Abbauprozessen mit wachsendem Lebensalter.

Die Folgen eines solchen Modells sind weitreichend und bis heute nachvollziehbar. Die Ergebnisse dieser frühen Studien sind in die gesellschaftliche Diskussion eingegangen und verfestigten sich mit der Zeit im Alltagswissen des Einzelnen. Es kommt selten zum Widerspruch, wenn in Diskussionen der geistige Abfall mit zunehmendem Lebensalter als normaler Vorgang thematisiert wird. Wenn Leistungen von alten Menschen herausgehoben werden, dann sind es häufig Ausnahmen von der Regel. So geschieht es, wenn der kürzlich verstorbene Heinz Rühmann wegen seiner geistigen Agilität im hohen Lebensalter gelobt wird. Diese Hervorhebung von einzelnen Personen, die dann meist im Lichte der Öffentlichkeit stehen, führen zur Zurücksetzung des Alternsbildes im allgemeinen und stützen damit das Defizit-Modell (Baltes & Schaie, 1974).

Dieser eben aufgezeigte Mechanismus verhinderte über lange Zeit die Beschäftigung mit dem höheren Lebensalter in Hinblick auf Interventionsmaßnahmen. Der programmierte Abbau von Intelligenz, den das Defizit-Modell belegte, war ein Hindernis für das Engagement der Psychologie im höheren Lebensalter. Warum sollte man auch präventive Maßnahmen einleiten, die Zeit und Geld kosten, wenn der Altersabbau biologisch begründet und damit nicht aufzuhalten ist?

In der wissenschaftlichen Diskussion konnte fünfzig Jahre nach den ersten Belegen für das Defizit-Modell gezeigt werden, daß es sich dabei um einen Fehler in den wissenschaftlichen Studien handelt, der großteils durch methodische Unzulänglichkeiten begründet ist: Wie oben beschrieben, wurden die verschieden alten Versuchspersonen zu einem Meßzeitpunkt getestet, die Ergebnisse dann auf Unterschiede hin untersucht. Eine solche Methode nennt sich *Querschnittstudie*. Bei diesen Erhebungen wurde nicht berücksichtigt, daß ein Vergleich der Versuchspersonen nicht ohne weiteres möglich ist. So hatten die älteren Versuchspersonen geringere Bildungsmöglichkeiten (*Kohorteneffekt*), außerdem wurde nicht beachtet, ob bei den älteren Versuchspersonen überhaupt eine Motivation bestand, sich diesem Test zu stellen. Darüber hinaus wird in Intelligenztests häufig unter Zeitdruck getestet, d.h. der Getestete muß innerhalb einer bestimmten Zeitspanne die Aufgabe bewältigen. Hier sind ältere Menschen allein aufgrund ihrer physischen Veränderungen benachteiligt. Es zeigt sich, daß, wenn man den Geschwindigkeitsfaktor ausklammert, sich die Werte von jüngeren und älteren Personen einander annähern.

All dies hat dazu geführt, daß man in den fünfziger Jahren eine andere Untersuchungsmethode zur Entwicklung der Intelligenz im Lebensalter einsetzte: die *Längsschnittstudie*. Hierbei werden immer dieselben Versuchspersonen getestet, jedoch zu verschiedenen Zeitpunkten. Es ist durch diese Methode möglich, den Verlauf der Intelligenz bei einzelnen Personen über ihre Lebensspanne zu betrachten. Die Ergebnisse dieser Untersuchungen erklärten die bisherigen Befunde von der *generellen* Intelligenzabnahme mit zunehmendem Alter zum Mythos. Es konnte sogar gezeigt werden, daß in einigen Bereichen der Intelligenztests anstatt der erwarteten Abbauprozesse Wachstumsprozesse zu beobachten waren. Hier sind das allgemeine Wissen und Verständnis sowie der Wortschatz zu nennen. Schlechtere Leistungen erzielten die älteren Versuchspersonen in Bereichen wie dem Zuordnen von Symbolen zu Zahlen, dem Erstellen von vorgegebenen Mosaiken und dem Bilderergänzungstest. Den Ergebnissen der Längsschnittstudien zur Folge existieren altersbeständige Bereiche der Intelligenz sowie altersabhängige Bereiche der Intelligenz. Es wurde also nicht mehr von einer generellen Abnahme der Intelligenz gesprochen. Aufgrund dieser Erkenntnis wurde eine Unterteilung der Intelligenz in kristalline (verfestigte) und fluide (flüssige) vorgenommen. *Fluide Intelligenz* ist gekezeichnet durch "eine Flüssigkeit der Umstellung, Wendigkeit, Kombinationsfähigkeit, Orientierung in neuen Situationen" (Lehr, 1991, S. 79). Dieses Bündel von Fähigkeiten zeigt im Alter eine Abnahme.

Hingegen bleibt die *kristalline Intelligenz* bis ins hohe Alter erhalten oder steigt an. Sie subsummiert "Allgemeinwisssen, Erfahrungswissen, Wortschatz und Sprachverständnis" (Lehr, 1991, S. 79).

Diese Erkenntnis, daß kristalline Intelligenz im Alter erhalten bleibt, ist ein Argument für Prävention im Alter. Die Entwicklung verschiedener Gedächtnistrainings (s. Kap. 3.6) und die Einrichtung von Memory-Kliniken beweist, daß auf dem Gebiet der Prävention einiges in Bewegung geraten ist.

Alternstheorien

Die Entwicklungspsychologie versucht neben der Beschreibung, der Vorhersage und der Erklärung von Entwicklungsprozessen die Entwicklung zu optimieren. Im Rahmen der Optimierung müssen auch die beiden Theorien des Alterns, die *Disengagement-* und die *Aktivitätstheorie,* gesehen werden. Sie stellen je ein Modell dar, das erfolgreiches Altern als Ziel hat. Mit ihren Forderungen versuchen sie aber gleichzeitig, Entwicklungsprozesse zu optimieren. Ebenfalls ist ihnen gemeinsam, daß sie behaupten, bei alternden Menschen ändere sich das Verhalten, Aktivitäten des mittleren Erwachsenenalters würden weniger und das Ausmaß an sozialen Aktivitäten sinke. In allen anderen Punkten der Betrachtungsweise nehmen die beiden Theorien jedoch entgegengesetzte Standpunkte ein.

Die Aktivitätstheorie

Die Aktivitätstheorie sieht den alten Menschen mit den gleichen psychologischen und sozialen Bedürfnissen ausgestattet wie den jungen. Ein älterer Mensch, der erfolgreich altern möchte, muß sich über den Rückgang der sozialen Kontakte hinwegsetzen und versuchen, neue Herausforderungen in der Gesellschaft zu finden. Er muß das Gefühl haben, gebraucht zu werden und einen Funktionswert in der Gesellschaft zu haben. Folgendes Beispiel soll die Forderungen der Theorie anschaulich machen:

> Heinrich Engler war sein ganzes Leben über ein aktiver Mensch. Er arbeitete, ging in seiner Freizeit verschiedenen Aktivitäten nach und überstand viele kritische Situationen. Während der wirtschaftlichen Mißlage in den 20er und 30er Jahren arbeitete er hart, um die Familie zu ernähren. Obwohl seine Frau bei einem Fliegerangriff getötet wurde, erzog er, trotz aller Schwierigkeiten, seine beiden Kinder. Mit 45 Jahren heiratete er wieder und arbeitete erfolgreich in seinem Geschäft bis zur Pensionierung. Danach verkaufte er sein Geschäft und suchte sich stattdessen eine Teilzeitbeschäftigung in der Steuerberatung, wo er Jungunternehmern den Einstieg in das Berufsleben erleichterte. Außerdem spielte er Tennis, traf sich mit seinen Freunden zum Skat und reiste viel.

Optimales Altern läßt sich dieser Theorie und diesem Beispiel zufolge durch folgende Verhaltensweisen erreichen: Die Ausrichtung der Aktivitätstheorie ist homöostatisch, d.h., immer wenn ein Defizit entsteht (eine Abweichung vom optimalen Alternsweg), muß dieses Defizit durch Handeln ausgeglichen werden. Defizite sind also nach dieser Theorie durch aktives Handeln, durch den Einfluß auf die Umgebung, ausgleichbar. Diese

> ✎ Aktiv bleiben
>
> ✎ Schwinden von sozialen Kontakten entgegentreten
>
> ✎ Aufrechterhaltung von Aktivitäten aus dem mittleren Erwachsenenalter so lange wie möglich
>
> ✎ Suche nach Ersatz für nicht mehr ausführbare Aktivitäten

Theorie beachtet jedoch nicht, daß es auch Alternsprozesse gibt, die auch mit Aktivität nicht zu überwinden sind.

Ein bedeutender Kritikpunkt an dieser Theorie stellt die extreme Betonung der Aktivität als Mittel zum erfolgreichen Altern dar. Das soll nicht heißen, daß Aktivität im Alter etwas Negatives ist, sondern, daß das Aktivitätsmodell zu pauschal ist. Es erfaßt die Persönlichkeit des alternden Menschen nicht differenziert genug. Nicht jeder Mensch, ob jung oder alt, braucht, um erfolgreich zu leben, die Herausforderung der Umwelt im Sinne einer Funktionalität in der Gesellschaft. Dies wird das Beispiel zeigen, das später im Rahmen der Darstellung der Disengagement-Theorie dargestellt wird.

Es muß jedoch betont werden, daß Untersuchungen zeigen konnten, daß Aktivität im späteren Erwachsenenalter mit hoher Lebenszufriedenheit einhergeht. Longino und Kart (1982) überprüften drei verschiedene Arten von Aktivität auf deren Zusammenhang mit Lebenszufriedenheit:

✎ informelle Aktivität, d.h. Tätigkeiten wie Kontaktaufnahme mit Personen aus dem persönlichen Umfeld, etwa Freunde, Nachbarn, Verwandte;

✎ formale Aktivität, d.h. das Engagement in Vereinen etc.;

✎ einsame Aktivität, Tätigkeiten, die eine Person alleine ausübt.

Die Autoren konnten zeigen, daß informelle Aktivität mehr als formelle Aktivität mit Lebenszufriedenheit einhergeht, und daß weiterhin einsame Aktivität gering mit Lebenszufriedenheit in Beziehung steht.

Das Erklärungsmuster der Aktivitätstheorie ist nicht ausreichend. Für die Prävention im Alter hat sie folgende Bedeutung: Indem Aktivität als einziges Mittel für erfolgreiches Altern postuliert wird, verlieren alle anderen Möglichkeiten ihre Legitimation. Jedoch muß auch gesehen werden, daß, wie die empirische Untersuchung belegt, Aktivität einen positiven Einfluß auf die Lebenszufriedenheit haben kann. Daher sind Maßnahmen zur Aktivierung von älteren Menschen indiziert. Programme, die dem älteren Menschen helfen, auch nach dem Eintritt in den Ruhestand aktiv zu bleiben und damit die

Kontrolle über sein Leben zu behalten, sind sinnvolle Maßnahmen zur Vorbeugung von Unzufriedenheitsgefühlen und negativem Selbstbild. Gerade deshalb sollte es zu mehr Engagement auf dem Gebiet der Prävention im Alter kommen.

Das Disengagement-Modell
Den entgegengesetzten Ansatz zur Aktivitätstheorie stellt das Disengagement-Modell dar. Es besagt, daß der Rückgang von Sozialkontakten im höheren Alter auf der Gegenseitigkeit von Gesellschaft und Individuum beruht. Der ältere Mensch distanziert sich aus der Gesellschaft genauso wie sich die Gesellschaft von ihm distanziert. Altern ist damit ein zwangsläufiger Rückzug, der durch ein Sinken der Sozialkontakte zwischen dem alternden Menschen und den Angehörigen seines sozialen Systems entsteht. Das Gleichgewicht, das im mittleren Erwachsenenalter zwischen dem Individuum und der Gesellschaft bestanden hat, schwindet und verändert sich in ein neues Gleichgewicht mit größerer Distanz zur Gesellschaft. Dieses benötigt der alte Mensch, um noch einmal über sein Leben nachdenken zu können und sich mit seinem existentiellen Ende auseinanderzusetzen. Auch hier sei wiederum ein kurzes Fallbeispiel zur Verdeutlichung der Theorie gegeben:

> Karolin Neuhoff heiratete früh und erzog ihre Kinder verantwortungsvoll. Sie kümmerte sich um den Haushalt und widmete ihre Freizeit der Handarbeit. Für jeden Menschen hatte sie ein offenes Ohr. Sie kannte in ihrer Nachbarschaft viele Menschen und unterhielt sich ausgiebig mit ihnen. Auch beim Einkaufen kam sie immer wieder mit den Verkäufern und den anderen Kunden ins Gespräch und sie hatte sich über die Jahre ein gutes Verhältnis aufgebaut. Als ihre Kinder aus dem Haus waren und ihr Mann pensioniert war, zog sie sich aus dem Leben der gutsorgenden Frau und Mutter zurück. Sie vernachlässigte die Einkäufe und kümmerte sich wenig um die Nachbarn. Auch diese kamen selten zu Besuch und zogen sich von ihr zurück. Frau Neuhoff saß oft in ihrem Stuhl, strickte und sagte sehr wenig.

Die Theorie des sozialen Rückzugs muß, will man sie bewerten, in Zusammenhang mit der Situation älterer Menschen in den Vereinigten Staaten zur Zeit ihrer Erscheinung (1960/61) gesehen werden. Sowohl das Bild vom alten Menschen in der Öffentlichkeit als auch dessen ökonomische Grundlage waren sehr schlecht. Daher wundert es nicht, daß ein Disengagement-Modell entstehen konnte. Geringe finanzielle Mittel sowie die Vernachlässigung durch die Gesellschaft verursachen ja geradezu einen Rückzug von der Gesellschaft.
   Es soll hier jedoch nicht bestritten werden, daß es kein Rückzugs-Verhalten gibt. Nach kritischen Lebensereignissen wie Pensionierung, Institutionalisierung oder Tod des Lebenspartners ist ein *vorübergehendes Disengagement* normal. Nach einer Phase der Neuorientierung kommt es oft wieder zu akti-

verem Verhalten.

Dieses Modell führt jedoch deutlich vor, was unter einem defizitären Altersbild zu verstehen ist. Explizit gibt dieses Modell zu verstehen, daß, wenn ein Mensch den gesellschaftlichen Nutzen erfüllt hat, er das Bedürfnis hat, sich zurückzuziehen, sich auf sein existentielles Ende vorzubereiten. Dann können präventive Maßnahmen nicht greifen, denn der ältere Mensch benötigt keine Hilfe, da der Prozeß des Disengagements zwangsläufig und somit normal ist.

Die extremen Thesen der Aktivitäts- und Disengagementtheorie sind auch deshalb zu kritisieren, weil sie den Alternsprozeß pauschalisieren. Sie schenken einer differentiellen Betrachtung der Jahre im späten Erwachsenenalter keine Aufmerksamkeit. Jedoch sind die Jahre nach dem sechzigsten Lebensjahr auch noch mit vielen Veränderungen behaftet, so daß es zweifelhaft scheint, diese mit einer einzigen Lebensphase, nämlich mit dem späten Erwachsenenalter, zu kennzeichnen. Weiterhin sind in gerontopsychologischen Untersuchungen häufig Unterschiede zwischen den Versuchspersonen zu erkennen, die so groß sind, daß eine individuelle Diagnostik einer Generalisierung der Ergebnisse vorgezogen werden sollte.

Die Ausführungen haben gezeigt, daß klassische Alternstheorien von einem Defizitmodell des Alterns ausgegangen sind oder Alternsprozesse zu wenig differenziert beschrieben haben. Seit einiger Zeit werden die Forderungen nach kognitiven Alternstheorien immer größer (Thomae, 1971). Kognitive Theorien berücksichtigen den Einfluß der Überzeugung eines Individuums auf sein Verhalten. D. h., nicht die objektive Situation, sondern die subjektive Sicht des Individuums bestimmt ein Verhalten in einer bestimmten Situation. Wie Thomae berichtet, hängen die Probleme, die ältere Menschen bei ihrem Einzug in ein Altenheim haben, weniger mit der objektiven Situation des Umzugs, als mit der Erwartungshaltung des neuen Bewohners zusammen. Wichtig ist also die subjektive Überzeugung oder Erwartung an dieses Ereignis (Thomae, 1971).

Eine Erwartungshaltung, die für ältere Menschen besonders in Altenheimen sehr wichtig zu sein scheinen, ist die der *Kontrolle*. Zwei amerikanische Psychologinnen machten folgende Untersuchung:

Sie veranlaßten einen Heimleiter eines amerikanischen Altenheims, den Bewohnern auf zwei Etagen seiner Institution verschiedene Anweisungen zu geben. So erzählte er den Bewohnern einer Etage, daß ihr Wohlbefinden, ihre Sorgen und Schwierigkeiten von ihrem eigenen Verhalten abhingen und dann gebessert werden könnten, wenn die Bewohner sich selbst dafür einsetzen würden. Zum Schluß der Erklärung überreichte er jedem Bewohner dieser Etage eine Pflanze mit der Aufforderung, dafür selbst zu sorgen. Dieser Versuchsgruppe wurde also ein *hoher Kontrolleindruck* über sich selbst und ihre Umwelt gegeben.

Auf der anderen Etage wurden die gleichen Argumente so formuliert, daß bei den Bewohnern der Eindruck entstehen sollte, daß das Altenheim alles erdenklich mögliche für ihr Wohlbefinden tun würde. Auch diese Bewohner bekamen eine Pflanze geschenkt, die ihnen mit den Worten überreicht wurde, daß sich das Personal darum kümmern würde. Diese Gruppe hatte eine *geringe Kontrollerwartung* durch die Erläuterungen des Heimleiters vermittelt bekommen.

Die Versuchsteilnehmer beider Gruppen wurden hinsichtlich ihrer Aktivität, ihrer sozialen Kontakte und ihrem Ausdruck von Freude beobachtet. Bei allen untersuchten Aspekten hatte die Gruppe mit den zur Eigenverantwortung aufgeforderten Bewohnern bessere Werte. Nach 18 Monaten zeigte sich, daß nur 15% der Bewohner verstorben waren, die die Kontrolle ihres eigenen Lebens suggeriert bekamen, während aus der anderen Gruppe 30% der Teilnehmer verstorben waren.

Diese Untersuchung zeigt, daß die Überzeugung, Kontrolle über sein Leben zu haben, zu größerer Zufriedenheit und auch zur Lebensverlängerung beiträgt. Welche Folgerungen lassen sich nun aus den kognitiven Theorien für Interventionsmaßnahmen ableiten? Kognitive Theorien gehen nicht mehr von einem Defizitmodell des Alterns aus. Vielmehr interessieren sie sich für die Überzeugungen und Erwartungen des älteren Menschen. Da diese häufig noch durch ein defizitäres Altersbild gekennzeichnet sind, ist die Aufgabe der Gerointervention die Modifizierung eines solchen Denkmusters. Hierzu stellt die Psychologie einige Verfahren zur Verfügung.

In welchen Problemsituationen Gerointervention betrieben werden kann, zeigt der nächste Abschnitt. Darin befinden sich auch einige Verfahren, die in diesem Buch vorgestellt werden.

3.2.2 Beispiele gerointerventiver Maßnahmen

Interventionen sind in vielen Gebieten des späten Erwachsenenalters denkbar. Am häufigsten werden jedoch Maßnahmen diskutiert, die im Zusammenhang mit kritischen Lebensereignissen stehen. *Kritische Lebensereignisse* sind bedeutende Geschehnisse innerhalb eines Lebens, die mit Veränderungen einhergehen. Die Konfrontation mit kritischen Lebensereignissen können zu Konflikten zwischen dem älteren Menschen und seiner Umgebung führen. Vorübergehende oder dauerhafte Beeinträchtigungen des psychischen Gleichgewichts sind möglich. Da gerade das späte Erwachsenenalter mit einer Vielzahl kritischer Lebensereignisse behaftet ist (Ruhestand, Partnerverlust, Multimorbidität, Institutionalisierung), liegt es nahe, präventive oder begleitende Maßnahmen vorzunehmen. Im folgenden wird ein relativ gut erforschtes kritisches Lebensereignis exemplarisch vorgestellt und kurz auf die Möglichkeiten der Intervention verwiesen.

Intervention zur Vermeidung von Institutionalisierungseffekten

Trotz des eher geringen Anteils alter Menschen in Altenheimen (nur 3% der über 60jährigen; Lehr, 1991), existieren geeignete Interventionen zur Vermeidung von Institutionalisierungseffekten.

Symptome von Institutionalisierungseffekten:

✎ Beeinträchtigung des Selbstwertgefühls
✎ Abnahme der Sozialkontakte
✎ Begrenzung der Zukunftsperspektive
✎ Verminderung geistiger Aktivität und Kompetenz

Wodurch entstehen nun Institutionalisierungseffekte und wie kann man sie verhindern? Mitverursacht werden solche Effekte sicherlich durch das negative Bild von Altenheimen in der Gesellschaft. Die "Endstation des Lebens" muß von den zukünftigen Bewohnern mit Ablehnung beantwortet werden, da die Bedrohung der eigenen Existenz betroffen ist. Jedoch scheint sich für viele die Frage nicht zu stellen, ob eine Institution wie ein Altenheim nicht durchaus auch positive Elemente beinhaltet. Neben der negativen Sichtweise von Altenheimen ist auch die für den zukünftigen Bewohner zu erwartende Instabilität in der neuen Umgebung ein wichtiger Grund für das Auftreten von Institutionalisierungseffekten. Da die meisten Menschen nicht abschätzen können, was sie in einem Altenheim erwartet, ist es für sie ein "Endlager", von dem sie nur wissen, daß der Tod am Ende steht.

Gegen solche einseitigen Überzeugungen und Fehlinformationen läßt sich auf vielfältige Weise einschreiten. Zum einen muß das negative Image der Altenheime durch *Aufklärung* geändert werden. Weiterhin sollte herausgestellt werden, daß Leben im Altenheim nicht Warten auf den Tod bedeutet. Auch in der Institution geht das Leben weiter, häufig kommt es zu positiven Entwicklungen wie einer Erhöhung der Sozialkontakte. In vielen Untersuchungen hat sich gezeigt, daß die Zeit vor dem Eintritt in das Altenheim die schwierigste ist. Hier weiß der zukünftige Bewohner meist nicht, was ihn erwartet, hier ist er emotional instabil und blickt in eine ungewisse Zukunft. Von daher ist die *Erhöhung des Informationsgrades* über den zukünftigen Wohn- und Lebensraum von großer Wichtigkeit. Gut informierte Bewohner sterben nicht so schnell wie schlecht oder nicht informierte Bewohner.

Ebenso verhält es sich mit der Freiwilligkeit bzw. Nicht-Freiwilligkeit des Heimübertritts. Hier konnte Ferrari in den sechziger Jahren ein ebenso interessantes wie niederschmetterndes Ergebnis berichten:

Sie befragte alte Menschen bei der Aufnahme in ein Altenheim, ob sie freiwillig kämen, ob sie Wahlmöglichkeiten hätten oder ob ein großer Druck von seiten der Familie bestünde. Insgesamt wurden 55 Frauen befragt. 17 sagten, daß sie keine andere Möglichkeit gesehen hätten als in dieses Altenheim zu gehen. Von diesen 17 starben in den ersten 10 Wochen des Heimaufenthalts 8 Frauen. Nach weiteren sechs Wochen waren 16 der 17 Frauen dieser Gruppe verstorben. Von den 38 Frauen, die eine Alternative zum Heimaufenthalt gesehen hatten, verstarb innerhalb der gleichen Zeitspanne nur eine Frau. Auffällig am Tod der Frauen aus der ersten Gruppe war, daß der Tod völlig unerwartet eintrat, d. h. es waren keine pathologischen Anzeichen zu erkennen, die auf einen Tod in absehbarer Zeit hingewiesen hätten.

Diese Studie zeigt wiederum die Wichtigkeit der Kontrolle über das eigene Leben. Kontrollverluste werden darüber hinaus von den älteren Menschen erlernt. Wie Untersuchungen hervorbrachten, wird in Altenheimen vor allem passives Verhalten mit sozialer Zuwendung von seiten der Altenpflegerin honoriert. Dies ist auch nachvollziehbar. Wem täte nicht ein Mensch leid, der traurig und deprimiert ist? Jedoch bleibt zu beachten, daß Bewohner mit der Zeit in passives Verhalten verfallen, wenn sie merken, daß ihnen dafür Aufmerksamkeit entgegengebracht wird. Hiermit soll nicht gesagt werden, daß gegenüber Bewohnern, denen es schlecht geht, keine Zuwendung mehr gezeigt werden sollte. Es sei lediglich betont, daß möglichst Verhaltensweisen mit Aufmerksamkeit bedacht werden, die vom Bewohner *selbständig* vollbracht werden. Dies hat den Sinn, seine Autonomie und seine Kompetenz über sein Leben so lange wie möglich aufrechtzuerhalten.

3.2.3 Fazit

Nach den bisherigen Darstellungen kann die Ausgangsfrage eindeutig beantwortet werden: Psychologische Intervention im späten Erwachsenenalter ist eine sinnvolle, ja verpflichtende Maßnahme. Neben der Relativierung der klassischen defizitären Sichtweise vom Altern konnte gezeigt werden, daß das Erleben von Kontrolle ein wichtiger Aspekt für die Lebenszufriedenheit des alten Menschen darstellt. Daher muß jede Möglichkeit genutzt werden, um einem Menschen so lange wie möglich die Kompetenz über möglichst viele Bereiche seines Lebens zu gewähren. In diesem Zusammenhang wurden als Möglichkeiten für Interventionen nach der Übersiedlung in eine Institution Programme zur Erhaltung sozialer Kompetenz vorgestellt. Darüber hinaus existiert eine ganze Reihe anderer Verfahren, die Anwendung beim alten Menschen finden können. Einige von ihnen werden in den folgenden Abschnitten vorgestellt.

3.2.4 Literatur

Baltes, P. & Schaie, W. (1974). Aging and IQ. The myth of the twilight years. *Psychology Today*, 7, 35-40.

Filipp, S.-H. (1987). Intervention in der Gerontopsychologie. In: R. Oerter & L. Montada (Hrsg.), *Entwicklungspsychologie*. Weinheim: Psychologie Verlags Union

Havighurst, R. J., Neugarten, B. & Tobin, S. S. (1964). Disengagement, personality and life satisfaction in the later years. In: P from Hansen (Hrsg.), *Age with a future. Proceedings of the 6th Congress of Gerontology* (S. 419-424). Kopenhagen: Muunksgard.

Horn, J. & Cattell, R. B. (1966). Age differences in primary mental ability factors. *Journal of Gerontology*, *21*, 20-220.

Jones, H. E. & Conrad, H. S. (1933). The growth and decline of intelligence: a study of a homogenous group between the ages ten and sixty. *Genetical Psychology Monography*, *13*, 223-298.

Langer, E. & Rodin, E. (1976). The effects of choice and enhanced personal responsobility for the aged: a field experiment in an institutional setting. *Journal of Personality and Social Psychology*, *34*, 191-198.

Lehr, U. (1979). *Interventionsgerontologie*. Darmstadt: Steinkopff.

Lehr, U. (1991). *Psychologie des Alterns*. Heidelberg: Quelle & Meyer.

Longino, C. F. & Kart, C. S. (1982): Explicating activity theory: a formal replication. *Journal of Gerontology*, *37*, 713-722.

Nissenson, M. (1984). Therapy after Sixty. *Psychology Today*, *14*, 22-26.

Rodin, J. & Langer, E. (1977). Long-term effects of a control-relevant intervention with the institutionalized aged. *Journal of Personality and Social Psychology*, *35*, 897-902.

Rosenmayr, L. (1989). Wandlungen der gesellschaftlichen Sicht und Bewertung des Alters. *Zeitschrift für Gerontopsychologie und -psychiatrie*, 2, 96-101.

Thomae, H. (1971). Die Bedeutung einer kognitiven Persönlichkeitstheorie für die Theorie des Alterns. *Zeitschrift für Gerontologie*, *4*, 8-18.

3.3 SELBSTSICHERHEITSTRAINING FÜR ÄLTERE MENSCHEN
(Bettina Schmidt)

Wie bereits im Kapitel 2.3 ausführlich dargestellt, wird allgemein unter Selbstsicherheit die Fähigkeit verstanden, eigene Ansprüche zu stellen und auch durchzusetzen. Das beinhaltet zum einen, überhaupt eigene Ansprüche zu haben (Einstellung zur eigenen Person); weiterhin, den Mut zu besitzen, diese Ansprüche zu stellen (Angst/Hemmung) und außerdem die Fähigkeit, die Ansprüche durchzusetzen (soziale Fertigkeiten).

Bei einem Teil der älteren und alten Menschen sind selbstsichere Verhaltensweisen und Einstellungen nur gering ausgeprägt oder haben sich zurückgebildet. Es ist notwendig, Selbstsicherheit in der älteren Bevölkerung zu fördern und zu stabilisieren, da zufriedenes Altern u.a. von dem Ausmaß an Selbstsicherheit einer Person abhängig ist. Selbstunsicherheit zeigt sich nicht nur in selbstunsicherem Verhalten, sondern kann sich ebenso in aggressiven Reaktionen äußern, wenn ein Mensch z.B. nicht gelernt hat, in angemessener Weise Forderungen zu stellen und diese deshalb nur in aggressiver Weise ausdrücken kann.

Bedingungen für Selbstsicherheit im Alter

Selbstsicherheit im Alter ist u.a. abhängig von den bisherigen Erfahrungen, die ein Mensch im Laufe seines Leben gesammelt hat. Die elterliche Erziehung, die schulische und berufliche Sozialisation, die Ehe- und Familiensituation nehmen Einfluß auf die Selbstsicherheit eines Menschen. Es ist davon auszugehen, daß eine Person, die in Schule und Beruf erfolgreich ist und ein harmonisches, unterstützendes Familienleben lebt, eher zu Selbstsicherheit neigt als eine weniger begünstigte Person.

Zusätzlich genießen alte Menschen immer noch ein eher geringes gesellschaftliches Ansehen, sind angeblich weniger leistungsfähig, inkompetent und zunehmendem Verfall ausgeliefert. Diese negative Bewertung der alten Menschen führt oft allerdings erst dazu, daß sie viele ihrer Fertigkeiten verlieren, weil sie sich diese nicht mehr zutrauen, sie nicht mehr ausüben und deshalb verlernen (Altern als "soziales Schicksal"). Werden alte Menschen ausreichend gefordert und gefördert, so sind sie möglicherweise bis ins hohe Alter in der Lage, ihr Leben in angemessener Form zu gestalten (man denke beispielsweise an bekannte Politiker oder Schauspieler, die bis an ihr Lebensende, die an sie gestellten hohen Anforderungen erfüllen).

Zahlreiche weitere Gründe können mit dem Verlust von Selbstsicherheit einhergehen. Hierzu gehören: Kontaktverluste durch den Tod von Freunden und Verwandten, Armut mit den daraus folgenden vielfältigen Konsequenzen (kaum Freizeitgestaltungsmöglichkeiten, Scham, Umzug in eine preiswerte aber unbekannte Wohngegend), Multimorbidität, Heimumzug usw. (für genauere Erläuterungen s. Kap. 3.1).

Außerdem wird der soziale Rückzug der älteren Generation teilweise gesellschaftlich erzwungen, da die Belange der Alten bislang im öffentlichen Leben nicht ausreichend berücksichtigt werden. Das beginnt bei unüberwindbaren Busausstiegen und Bürgersteigen oder Straßenkreuzungen mit kurzer Ampelschaltung und endet mit Freizeit- oder Bildungsangeboten, die für die älteren Bürger nicht interessant sind. Durch diesen Rückzug aus dem öffentlichen Leben verlernt der ältere Mensch seine Fähigkeit, sich in unterschiedlichen sozialen Situationen zu bewähren und zu behaupten.

Konsequenzen von Selbstunsicherheit im Alter

Selbstsicher zu sein heißt, die eigenen Gefühle und Rechte zu kennen und zu akzeptieren sowie ihnen verantwortungsbewußt und in gesellschaftlich gebilligter Weise Ausdruck zu verleihen. Erfolgreiches Altern ist z.T. zweifellos abhängig von der Fähigkeit, die eigenen Gefühle und Bedürfnisse zu erkennen und durchzusetzen, also von der Selbstsicherheit des alten Menschen. Unterschiedliche Alternstheorien beschäftigen sich mit der Frage, wovon zufriedenes Altern abhängig ist (im Kap. 3.2 sind die Alternstheorien ausführlich dargestellt).

In der sogenannten *Disengagementtheorie* wird zufriedenes Altern im Zusammenhang mit der Möglichkeit des Rückzugs der alten Menschen von den gesellschaftlichen Verpflichtungen gesehen. Der Rückzug wird dieser Theorie zufolge angestrebt, da die Kraft der älteren Personen schwindet und die Vorbereitung auf den Tod beginnen soll. Die Disengagementtheorie wird heute kritisch betrachtet, da der Rückzug bei vielen alten Menschen als von außen erzwungen erlebt wird und oft Unzufriedenheit und Isolation hervorruft.

Die *Aktivitätstheorie* besagt, daß ein alter Mensch umso zufriedener ist, je aktiver er im Alter ist. Die Fähigkeit und auch die Notwendigkeit, im Alter noch tätig zu sein, vermittelt dem alten Menschen das Gefühl, nützlich zu sein und gebraucht zu werden und ermöglicht so einen zufriedenen Lebensabschnitt. Den Vertretern dieser Theorie wurde vorgeworfen, daß sie das gesellschaftliche Ideal der Industriegesellschaften nach Leistung zu hoch bewerten und für alle Menschen zum erstrebenswerten Lebensziel machen.

Die *kognitive Alternstheorie* stellt die subjektiven Einstellungen des Alters in den Mittelpunkt. Hier werden nicht die objektiven Alternsbedingungen zur Grundlage zur Erklärung des Älterwerdens betrachtet, sondern wie diese objektiven Gegebenheiten des Altersprozesses subjektiv empfunden und interpretiert werden. Zufriedenes Altern steht im Zusammenhang mit der Ausgewogenheit zwischen äußeren Bedingungen und eigenen Bedürfnissen. Diese Theorie erklärt zwar denkbare Bedingungen für zufriedenes Altern, eröffnet jedoch keine Handlungsmöglichkeiten zur konkreten Gestaltung eines zufriedenen Lebensabends.

Das *Kompetenzmodell* des Alterns versucht, den Wandlungen, die das Alter mit sich bringt, gerecht zu werden. Erfolgreiches Altern steht hier im Zusammenhang mit der allgemeinen Fähigkeit, die Anforderungen, die an den alten Menschen gestellt werden, angemessen zu bewältigen. Die Ausgewogenheit zwischen persönlichen Fähigkeiten und Umweltanforderungen ist zur zufriedenen Existenzgestaltung erforderlich. Die Möglichkeit zur erfolgreichen Lebensbewältigung bedingt danach die Fähigkeit selbstsicher und verantwortungsvoll zu handeln und sein Leben zu gestalten.

3.3.1 Theoretischer Hintergrund

Es gibt keine eindeutige Erklärung dafür, warum ein Mensch eher selbstsicher oder selbstunsicher ist. Anders als bei Zahnschmerzen, die (meist) auf eine konkrete Ursache zurückzuführen sind, ist die Erklärung für Selbstunsicherheit komplizierter und nicht auf einen einzigen Anlaß zurückzuführen. Es gibt drei plausible Erklärungsansätze, die das Entstehen von Selbstunsicherheit beleuchten. Diese Erklärungen sind:

✎ Selbstunsicherheit als Folge sozialer Angst,
✎ Selbstunsicherheit als Folge nicht ausreichender Fähigkeiten und
✎ Selbstunsicherheit als Folge eines verzerrten Selbstbildes.

Selbstsicherheit wird demnach als Einheit aus Verhalten, Kognition und Emotion verstanden (ausführlicher im Kapitel 2.3 beschrieben). Selbstunsicherheit ist folgerichtig dadurch gekennzeichnet, daß wir uns selbstunsicher verhalten (leise sprechen, keine Forderungen stellen), daß wir selbstunsichere Gedanken haben (Kognitionen wie "ich bin dumm und unfähig") und daß wir selbstunsicher fühlen (ängstlich, unwohl). Diese Erklärungen beziehen sich allesamt auf veränderbare menschliche Prozesse.

Die Fähigkeit, neues Verhalten zu entwickeln (z.B. Schwimmen oder laut und deutlich sprechen) kommt häufig durch Lernen zustande. Lernen darf dann nicht nur als Aneignen von Wissen verstanden werden, sondern als stabile Verhaltensänderung, die auf Erfahrung beruht. Beispielsweise hat unsere Erfahrung gezeigt, daß wir im Wasser Arme und Beine bewegen müssen, um nicht unterzugehen. Das Schwimmen - als neue Verhaltensweise - haben wir durch Erfahrung gelernt. Selbstsicheres Verhalten ist ebenfalls erlernbar. Ebenso wie in jungen Jahren ist auch der ältere und alte Mensch zur Änderung von Verhalten fähig. Auch alte Menschen müssen neue Verhaltensweisen lernen, wie ein einfaches Beispiel deutlich macht: Ein alter Mensch, der in seiner Beweglichkeit eingeschränkt ist, muß lernen, einen Schuhanzieher zu benutzen oder andere Menschen um Hilfe zu bitten.

Um Verhalten und auch Einstellungen zu verändern, ist es notwendig umzulernen, d.h. erwünschte Verhaltensweisen dazuzulernen und unerwünschte Verhaltensweisen zu verlernen. Im folgenden sollen in kurzer Form die hier wichtigen lernpsychologischen Grundlagen dargestellt werden, da Lernen die Voraussetzung für Veränderung von Verhalten und Einstellung ist.

Methoden der Verhaltensänderung

Seit den ersten Intelligenztests Anfang des 20. Jahrhunderts wurde und wird auch heute noch häufig davon ausgegangen, daß die intellektuelle Leistungs-fähigkeit zu Beginn des Erwachsenseins den Höhepunkt erreicht und dann stetig abnimmt. Im sogenannten "Defizitmodell" wird also von einer kontinuierlichen Abnahme der Lernfähigkeit gesprochen ("Was Hänschen nicht lernt..."). Neuere Untersuchungen konnten jedoch belegen, daß alte Menschen unter bestimmten Bedingungen ebenso leistungsfähig sind wie jüngere Menschen. Die früheren (unzutreffenden) Annahmen beruhen z.B. auf Untersuchungsergebnissen, in denen junge mit alten Menschen verglichen wurden, ohne deren unterschiedliche Schulbildung zu berücksichtigen.

Um Lernmöglichkeiten für ältere Menschen optimal zu gestalten, ist es notwendig zu wissen, worin sich alte Menschen von jungen Menschen etwa hinsichtlich der Lerngeschwindigkeit oder Lernbereitschaft unterscheiden. Es hat sich gezeigt, daß ältere und alte Menschen:

✎ mehr Zeit und Ruhe brauchen, um neues Material zu lernen,

✎ sinnloses Material schlechter lernen, da ihnen dazu die Motivation fehlt,

✎ weniger Lerntechniken ("Eselsbrücken") zur Lernerleichterung benutzen,

✎ weniger Übung haben,

✎ durch Angst und Unsicherheit stärker in ihrer Leistung benachteiligt sind,

✎ durch körperliche Veränderungen oder gesundheitliche Einschränkungen behindert werden.

Es wird deutlich, daß eine angemessene, dem Alter des Menschen angepaßte Lernsituation und Lernumgebung die Möglichkeiten, neue Kenntnisse und Fähigkeiten zu erwerben, enorm verbessern. Um erfolgreich zu lernen, muß der alte Mensch z.B. genügend Ruhe und Zeit zur Verfügung haben; mögliche Minderleistungen der Sinnesorgane müssen ausgeglichen werden. Außerdem ist es wichtig, den alten Menschen zum Lernen zu motivieren, Vorbehalte abzubauen, sein Selbstvertrauen zu stärken, den Leistungsdruck zu nehmen und die Lerntechniken zu verbessern.

Bei der konkreten Ausführung des Trainings soll das Wissen über die Lernbedingungen alter Menschen genutzt werden. So kann ein optimaler Lern-erfolg, d.h. ein hohes Maß an neuerworbener Selbstsicherheit, gewährleistet werden.

In der Lernpsychologie sind verschiedene Formen des Lernens bekannt, u.a. das klassische Konditionieren, das operante Konditionieren oder das Model-lernen. Um selbstsicheres Verhalten zu lernen, sind zwei Arten des Lernens von übergeordneter Bedeutung: das Verstärkungslernen (s. ausführlicher Kap. 2.2) und das Lernen am Modell.

Verstärkungslernen
Beim operanten Konditionieren wird davon ausgegangen, daß ein Mensch aus einer Vielzahl von möglichen Verhaltensweisen eine herausfiltert, um sie als Reaktion auf eine bestimmte Situation zu zeigen. Wird - vereinfacht ausgedrückt - dieses Verhalten belohnt, steigt die Auftretenshäufigkeit, wird es bestraft, sinkt die Verhaltenshäufigkeit dieses Verhaltens. Ein Beispiel soll dies näher erläutern: Eine alte Frau kritisiert beim Besuch ihres Hausarztes in sachlicher Form dessen unverständliche Fachsprache. Wird sie für dieses selbstsichere Verhalten wiederholt belohnt, indem etwa der Arzt sich entschuldigt und zu einer einfachen Redeweise übergeht, wird sie in einer ähnlichen Situation wieder selbstbewußt ihre Bedürfnisse äußern. Wird sie bestraft, z.B. dadurch, daß der Arzt ungehalten auf ihre Kritik reagiert, wird sie dieses Verhalten wahrscheinlich in Zukunft unterlassen. Selbstsicheres Verhalten kann dieser Lernform zufolge dadurch gesteigert werden, daß es beim Auftreten belohnt, d.h. verstärkt wird und unsicherem Verhalten die Belohnung (z.B. Konfliktvermeidung) entzogen wird.

Modellernen
Unter Modellernen wird das Lernen durch Beobachtung verstanden, d.h. wir beobachten das Verhalten anderer Menschen. Unter bestimmten Voraussetzungen imitieren wir und lernen darüber das beobachtete Verhalten. Um bei dem obigen Beispiel zu bleiben: Die Zimmernachbarin der Frau, die ihr Bedürfnis nach verständlicher Information gegenüber ihrem Hausarzt erfolgreich durchgesetzt hat, wird möglicherweise in einer ähnlichen Situation dieses beobachtete Verhalten selbst anwenden und daran eigene selbstsichere Verhaltensweisen lernen. Selbstsicheres Verhalten kann also auch durch Beobachtung gelernt werden, besonders dann, wenn das beobachtete Verhalten belohnt wurde, die beobachtete Person einen sympathischen Eindruck macht und der beobachtenden Person relativ ähnlich ist (Alter, Aussehen, Status).

Weitere Methoden, mit deren Hilfe Verhalten verändert werden kann und die in diesem Selbstsicherheitsprogramm angewandt werden, sind das Rollenspiel, die Selbstverbalisation und das Mentale Training.

Rollenspiel
Beim Rollenspiel wird eine problematische Situation aus der Wirklichkeit in eine Trainingssituation übertragen, in der die vorhandenen Schwierigkeiten spielerisch dargestellt werden können. In verschiedenen Schritten kann geübt werden, wie das gewünschte Verhalten aussehen soll. Die Rollenspielteilnehmer können unterschiedliche Verhaltensweisen ausprobieren, ihr Zielverhalten trainieren, die Rollen tauschen oder anderen beim Rollenspiel zusehen, um durch Beobachtung die gewünschten Verhaltensweisen zu erlernen. Die Verhaltensübungen im Rollenspiel sind geeignet, neues Verhalten in angstfreien Situationen zu trainieren und bereits gelerntes Verhalten zu festigen. In

zahlreichen Verhaltenstrainings werden Rollenspiele angewandt, da gut belegt ist, daß damit tatsächlich Trainingserfolge erzielt werden können.

Selbstverbalisation

Mit Selbstverbalisation sind selbstgeäußerte Instruktionen gemeint, die Menschen dazu benutzen können, sich zu bestimmtem Verhalten zu motivieren oder bestimmte Verhaltensweisen zu bewerten ("Gut gemacht!") und zu verstärken (zu belohnen). Ziel von Selbstverbalisierung ist es, zu sich selbst in einer auffordernden Weise zu sprechen (z.B. "Ich schaffe das schon!"), um so zu dem erwünschten Verhalten angeregt zu werden. In vielen Untersuchungen konnte belegt werden, daß es mit solchen Selbstanweisungen möglich ist, das eigene Verhalten zu steuern.

Mentales Training

Beim mentalen Training soll sich die trainierende Person eine problematische Situation bildhaft und in allen Einzelheiten vorstellen. Es soll versucht werden, sich die einzelnen Phasen des gewünschten Verhaltens in dieser Situation zu vergegenwärtigen und immer wieder zu durchdenken, bis eine genaue Vorstellung darüber entstanden ist, wie das angestrebte Verhalten im Detail auszusehen hat. Diese Form des Trainings wird z.B. von Sportlern angewandt, die auf diese Weise Sicherheit in der Durchführung eines Bewegungsablaufs gewinnen.

Verhaltenstherapie im Alter

Untersuchungen in der Bevölkerung belegen, daß gerade ältere Menschen häufig von psychischen Erkrankungen betroffen sind. Dennoch werden nur bei sehr wenigen alten Menschen psychotherapeutische Maßnahmen ergriffen.

Als verantwortlich dafür werden oft die Vorurteile genannt, die bei vielen Therapeuten vorherrschen. Bereits S. Freud (der Begründer der Psychoanalyse) hielt psychotherapeutische Methoden bei Personen, die älter als 50 Jahre sind, für nutzlos, da sie nicht mehr zu erziehen seien und es ihnen an Vorstellungskraft mangele. Auch C. Rogers, der die klientenzentrierte Psychotherapie entwickelte, bezweifelt die Möglichkeit erfolgreicher Therapie, wenn das Alter von ca. 60 Jahren überschritten ist. Diese falschen Grundvoraussetzungen über die Zusammenhänge von kalendarischem Alter und Therapieerfolg haben lange Zeit die Entwicklung psychotherapeutischer Verfahren für ältere und alte Menschen behindert. Bei psychischen Problemen wendet sich der alte Mensch oftmals an den Hausarzt, der hauptsächlich Medikamente verschreibt.

Die meisten Formen von Selbstsicherheitstrainings können dem verhaltenstherapeutischen Modell zugeordnet werden. Hierbei wird versucht, Störungen durch Verhaltensänderungen zu beeinflussen. Ihr Ziel ist die Ausbildung und Förderung bestimmter Fähigkeiten. Verhaltenstherapie beschränkt sich jedoch nicht auf das Verändern von Verhalten sondern versucht auch, Gedanken und

Gefühle zu beeinflussen und zu verändern. Da der Mensch bis ins hohe Alter - unter bestimmten Bedingungen - die Bereitschaft und die Fähigkeit zu lernen besitzt, ist ein Selbstsicherheitstraining erfolgversprechend, wenn es das Erlernen erwünschten, selbstsicheren Verhaltens bzw. das Verlernen unerwünschten Verhaltens zum Ziel hat. Es ist leichter und erfolgversprechender, neue Verhaltensweisen zu lernen als unerwünschte Verhaltensweisen z.B. durch Bestrafung zu verlernen.

Im folgenden soll ein Selbstsicherheitstraining für alte Menschen beschrieben werden, das zunächst unter fachlicher Anleitung des Altenpflegepersonals und im weiteren Verlauf eigenständig zur Steigerung der Selbstsicherheit alter Menschen angewandt werden kann.

3.3.2 Das Selbstsicherheitstraining

Ziel eines Selbstsicherheitstrainings ist es, unerwünschtes selbstunsicheres Verhalten abzulegen, zu verlernen und neues, erwünschtes selbstsicheres Verhalten zu lernen. Das hier vorgestellte Programm beschränkt sich auf das Erlernen von erwünschtem Verhalten. Methoden, die durch "Bestrafung" von Problemverhalten das Verlernen dieses Verhaltens beabsichtigen, werden hier nicht verwendet.

Auch für ältere und alte Menschen kann ein Selbstsicherheitstraining sehr sinnvoll sein, z.B. um sich gegen unberechtigte Forderungen der eigenen Angehörigen durchzusetzen oder auch um befriedigende Kontakte innerhalb des Altenheims zu knüpfen, aufrechtzuerhalten oder bei Bedarf auch in angemessener Form zu beenden. Auch in der zweiten Lebenshälfte sind die Menschen in der Lage, Verhalten, Gedanken und Gefühle zu kontrollieren und zu verändern, beispielsweise durch ein Selbstsicherheitsprogramm neues Verhalten zu lernen.

In der Literatur finden sich verschiedenene Faktoren, die kennzeichnend für Selbstsicherheit sind und die in unterschiedlichen Verhaltenstrainings erworben werden können. Üblicherweise werden diese Faktoren nach ihrer formalen bzw. inhaltlichen Ausrichtung unterschieden. Zu den formalen Übungszielen gehören: Blickkontakt, Körperhaltung, Gestik, Mimik, Lautstärke, Stimm-Modulation und Ich-Gebrauch. Zu den inhaltlichen Trainingszielen gehören: Lob und Kritik annehmen, Fehler zugeben, Kontakte herstellen und beenden, eigene Interessen durchsetzen, Interessen anderer wahrnehmen (ausführlicher im Kapitel 2.3).

Das hier dargestellte Selbstsicherheitstraining für ältere und alte Menschen ist hauptsächlich aus drei verschiedenen Selbstsicherheitsprogrammen (Rupp; Alberti & Emmons; Wendland & Hoefert) entwickelt worden, da keines der uns bekannten Trainings den hier gewünschten Vorstellungen entspricht: Dieses Selbstsicherheitstraining soll für das Altenpflegepersonal und auch für die Bewohner einfach und wenig aufwendig anzuwenden sein. Außerdem sollen die alten Menschen in der Lage sein, dieses Programm teilweise auch alleine durchzuführen, wenn vom Personal die notwendigen Grundlagen vermittelt wurden und bei Bedarf weiterhin Hilfe und Unterstützung gewährleistet ist.

Es gibt verschiedene Möglichkeiten, Verhalten zu verändern. In diesem Training soll mit Hilfe des Verstärkungslernens und des Modellernens Verhalten ausgebildet werden. Anhand von Rollenspielen, Selbstverbalisationen und mentalem Training sollen selbstsichere Verhaltensweisen gelernt und stabilisiert werden.

Die Schritte des Trainingsprogramms

Abbildung 19 gibt einen Überblick über das Trainingsprogramm, das im folgenden dargestellt wird. Es umfaßt insgesamt fünf Arbeitsschritte einschließlich einem Übungsteil. Der Übungsteil ist wiederum in sechs Unterpunkte unterteilt. Die Aufgabenstellungen sind bereits so ausgedrückt, daß sie den alten Menschen direkt ansprechen. Es ist für das Personal daher möglich, dem Bewohner die Aufgaben vorzulesen, so daß Mißverständnisse durch ansonsten erforderliche Eigenformulierungen vermieden werden können.

Das Trainingsprogramm im Überblick

I.   Einleitendes Gespräch
II. Reflexion über die Selbstsicherheit und Selbstunsicherheit
III. Informationsblatt zum selbstsicheren Verhalten/Feststellung des Zielverhaltens
IV. Erstellen eines Verhaltenkontrollbogens
V.   Erstellen eines Verstärkerplans
VI. Übungsteil

VI.1 Selbstunsichere Situation und Reaktion vorstellen
VI.2 Erfolgreiche Alternativen entwickeln
VI.3 Beobachtung von selbstsicherem Verhalten bei anderen
VI.4 Rollenspiel mit Personal, Bewohnern, Freunden oder Angehörigen
VI.5 Übung in unbedeutenden Realsituationen
VI.6 Übung in bedeutenden Realsituationen

Abbildung 19: Überblick über das Trainingsprogramm

I. Einleitendes Gespräch

Zu Beginn des Trainingsprogramms sollte ein Gespräch über Selbstsicherheit allgemein und ein Selbstsicherheittraining im besonderen zwischen Altenpflegerin oder Altenpfleger und dem alten Menschen stattfinden. In diesem Gespräch soll Klarheit darüber geschaffen werden, was unter Selbstsicherheit verstanden wird, wodurch Selbstunsicherheit oder Aggressivität gekennzeichnet ist und daß es Programme gibt, die das Lernen von Selbstsicherheit ermöglichen. Hierbei sollen die Vorteile von Selbstsicherheit für das allgemeine Wohlbefinden und die Lebensbewältigung insbesondere für den alten Menschen herausgestellt werden. Anhand von Alltagsbeispielen, nach Möglichkeit aus dem Leben des alten Menschen, können Selbstsicherheit und Selbstunsicherheit verdeutlicht werden.

> Frau M., erinnern Sie sich noch daran, wie Sie sich neulich nach dem spontanen Besuch Ihrer Tochter darüber geärgert haben, daß diese ihre Besuche nie ankündigt und deshalb oft ungelegen kommt? Anstatt sich immer wieder darüber zu ärgern und es stillschweigend hinzunehmen, wäre es vielleicht für alle Beteiligten angenehmer, wenn Sie Ihren Wunsch nach Terminabsprache freundlich, aber bestimmt äußern könnten. Die Besuche werden wahrscheinlich harmonischer verlaufen, da Sie die notwendige Ruhe besitzen und sich Ihre Tochter aus diesem Grund auch willkommener fühlt.

Wenn nach einem solchen Gespräch Interesse erkennbar wird, ein solches Training mit Ihrer Hilfe zu absolvieren, dann kann bereits mit dem Training begonnen werden. Allerdings ist eher anzunehmen, daß der alte Mensch nach einem solchen Erstgespräch kein Interesse signalisiert. Dann ist es wichtig, zu einem späteren Zeitpunkt erneut dieses Thema aufzugreifen und hier auch Bereiche mit anzusprechen, die das negative Altersbild thematisieren ("In meinem Alter lohnen sich Veränderungen nicht mehr"; "Was Hänschen nicht lernt..."; "Ich kann nicht anders, Ich bin nun 'mal so" o.ä.). In Abschnitt 3.3.1 wird dargestellt, warum solche Äußerungen auf Vorurteilen beruhen und daß alte Menschen sehr wohl in der Lage sind, zu lernen und neue Verhaltensweisen aufzubauen.

Möglicherweise sind einige Gespräche dieser Art notwendig, um die Bereitschaft eines alten Menschen für ein solches Training zu wecken. Damit nicht bereits zu diesem Zeitpunkt die Motivation des Pflegenden verschwindet, ein solches Training durchzuführen, soll daran erinnert werden, daß Selbstsicherheit bei alten Menschen auch Erleichterung für die pflegerische Tätigkeit bedeutet: Selbstsicherheit bei alten Menschen zeigt sich z.B. dadurch, daß sie weniger Angst vor Kontakten oder Kritik haben, konventionelle Normen weniger beachten und eher in der Lage sind, um Hilfe zu bitten oder Hilfe zu akzeptieren, ohne aggressiv zu sein. Es ist anzunehmen, daß solche Fähigkeiten der Bewohner den Arbeitsalltag erleichtern.

II. Reflexion über die Selbstunsicherheit und Selbstsicherheit des Bewohners

Zu Beginn des Trainings ist es notwendig, daß der alte Mensch sich seiner selbstunsicheren und selbstsicheren Verhaltensweisen und Einstellungen bewußt ist. Es ist sinnvoll, bestimmte Ereignisse zu notieren, in denen der alte Mensch sich selbstunsicher und selbstsicher gefühlt hat.

1. Schritt: Fertigen Sie eine Liste von Situationen an, in denen Sie selbstunsicher sind. Welche Verhaltensweisen zeigen Sie und welche Gedanken und Gefühle haben Sie in solchen Situationen? Verwenden Sie dazu eine Tabelle nach dem Muster von Protokollblatt 1.

Beispiel:

Situationen:
    Gespräche mit Unbekannten, größere Gruppen, Kontakt mit Ärzten, im Bus
Verhaltensweisen:
    Nicht sprechen, leise sprechen, kein Blickkontakt, entschuldigen, rauchen, essen, trinken, auf und ab laufen, mit Gegenständen spielen, schimpfen, schreien
Gedanken:
    Ich bin unfähig, typisch für mich, ich kann das nicht, alle starren mich an, niemand mag mich
Gefühle/Körperreaktionen:
    Herzklopfen, Angst, schweißige Hände, erröten, zittern

Situationen:

Verhaltensweisen:

Gedanken:

Gefühle/Körperreaktionen:

Protokollblatt 1

<u>2. Schritt: Machen Sie eine Liste von Situationen, in denen Sie selbstsicher sind. Welche Verhaltensweisen zeigen Sie und welche Gedanken und Gefühle haben Sie in solchen Situationen? Verwenden Sie dazu ein weiteres Protokollblatt wie Nr. 1.</u>

Beispiel:

Situationen:
Vertraute Umgebung, in der Familie, mit Freunden, im Restaurant

Verhaltensweisen:
Charmant und souverän sein, lächeln, freundlich, höflich und bestimmt sein, laut und deutlich sprechen, entspannte Körperhaltung einnehmen, Blickkontakt halten

Gedanken:
Wo ist das Problem? Ich schaffe das, bislang ist es immer gelungen, andere können das auch

Gefühle/Körperreaktionen:
entspannt, stolz, ruhiger Atem und Puls

Es ist nicht notwendig, daß der alte Mensch sofort versucht alle Begebenheiten zu erinnern, in denen er sich selbstsicher oder unsicher gefühlt oder verhalten hat. Vielleicht nimmt er sich einige Tage Zeit, um die Liste immer weiter zu vervollständigen.

III. Feststellung des Zielverhaltens

Bislang wurde das individuelle Verhalten des Bewohners betrachtet und festgestellt, wann er selbstsicher oder selbstunsicher ist und wie sich dies äußert. Es soll nun systematisch herausgearbeitet werden, wie das Zielverhalten, das erwünschte und selbstsichere Verhalten, aussehen soll. Mit Hilfe eines allgemeinen Selbstsicherheitstrainings soll neues Verhalten gelernt werden. Wie soll dieses Verhalten konkret aussehen? Es gibt unterschiedliche formale und inhaltliche Bedingungen, die selbstsicheres Verhalten kennzeichnen. In Abbildung 20 werden diese aufgelistet.
Es ist von Vorteil, diesen allgemeinen Katalog selbstsicherer Verhaltensweisen dem Bewohner zur Verfügung zu stellen. Er sollte ihn gut sichtbar aufhängen, damit er sich (mindestens) einmal täglich vergegenwärtigt, wie selbstsicheres Verhalten aussehen kann.

Allgemeiner Selbstsicherheitskatalog

Formale Kriterien von selbstsicherem Verhalten

✎ Angemessen lautes, deutliches Sprechen mit entsprechender Betonung und Sprechpausen
✎ Gebrauch des Wortes "Ich" statt "man"
✎ Blickkontakt beim Zuhören und Sprechen herstellen und halten
✎ Gestik, die inhaltlich passend, die Aussage unterstreicht
✎ Mimik, die mit der inhaltlichen Äußerung übereinstimmt
✎ Aufrechte und entspannte Körperhaltung
✎ Zweckmäßige und passende Raumnutzung, angemessene Distanz zum Gegenüber

Inhaltliche Kriterien selbstsicheren Verhaltens

✎ Lob und Kritik annehmen
✎ Lob und Kritik äußern
✎ Komplimenten zustimmen
✎ Sich Fehler erlauben
✎ Sich öffentlicher Beachtung aussetzen
✎ Gespräche und Kontakte herstellen, aufrechterhalten und beenden
✎ Forderungen stellen
✎ "Nein" sagen
✎ Aktiv und passiv Widerspruch äußern
✎ Begründungen verlangen
✎ Bedürfnisse und Interessen äußern und durchsetzen
✎ Sich nicht in eine Rechtfertigungsposition drängen lassen
✎ Eigene Gefühle äußern
✎ Bedürfnisse, Interessen und Gefühle anderer wahrnehmen

Abbildung 20: Selbstsicherheitskatalog

3. Schritt: Erstellen sie einen persönlichen Selbstsicherheitskatalog, indem Sie die Trainingsziele, die für Sie persönlich interessant und anstrebenswert sind, heraussortieren.

Manche Ziele des allgemeinen Selbstsicherheitskatalogs sind für den alten Menschen nicht von Bedeutung, entweder weil er in diesem Bereich ausreichend selbstsicher ist (er ist z.B. in ausreichendem Maße in der Lage, Forderungen zu stellen). Vielleicht kommen bestimmte Situationen in seinem Leben gar nicht oder nur selten vor (beispielsweise sich öffentlicher Beachtung aussetzen), so daß kein Grund besteht, hier selbstsicheres Verhalten zu trainieren. Es kann nützlich sein, den persönlichen Katalog immer wieder zu lesen, damit die Trainingsziele schnell und auch in unterschiedlichen Situationen erinnert werden können.

4. Schritt: Sortieren Sie Ihre persönlichen Ziele nach Ihrer individuellen Schwierigkeitseinschätzung und beginnen Sie Ihr Verhaltensänderungsprogramm mit dem Ziel, welches Ihnen am einfachsten zu erreichen scheint.

Es ist wichtig, sich in kleinen Schritten dem Ziel zu nähern, nur geringe Erwartungen an die eigene Veränderungsfähigkeit zu stellen, um Mißerfolgsgefühle zu vermeiden. So können die verschiedenen Lernziele nacheinander bearbeitet werden, zunächst werden die einfachen Aufgaben bewältigt. Wenn der Bewohner ein Ziel in einer befriedigenden Weise erreicht hat, kann er sich dem nächsten Trainingsziel zuwenden.

IV: Erstellen eines Verhaltenskontrollbogens

Nachdem der Bewohner mit Ihrer Hilfe nun einen Eindruck darüber gewonnen hat, in welchen Situationen er selbstsicher oder aber selbstunsicher ist, in welchen Verhaltensweisen sich dies zeigt, welche Gedanken und Gefühle eine Rolle spielen und wie das Zielverhalten konkret auszusehen hat, soll nun sein Verhalten systematisch beobachtet werden. Jedes selbstsichere und selbstunsichere Verhalten muß beobachtet und notiert werden, um einen genauen Eindruck über den Umfang selbstsicheren und selbstunsicheren Verhaltens zu gewinnen. Um einen Überblick über die Häufigkeit des selbstunsicheren und selbstsicheren Verhaltens zu bekommen und auch tendenzielle Veränderungen festzustellen, ist es sinnvoll, die Ergebnisse in einer Graphik darzustellen. Verwenden Sie dafür Protokollblatt 2.

5. Schritt: Erstellen Sie eine solche Graphik, in die Sie jeden Tag die Anzahl selbstsicherer und auch selbstunsicherer Verhaltensweisen eintragen können.

In die Kurve sind täglich (am besten abends vor dem Schlafen) die Anzahl der selbstsicheren Verhaltensweisen (oberhalb der waagerechten Linie) und die Anzahl der selbstunsicheren Verhaltensweisen (unterhalb der waagerechten Linie) einzutragen. Es werden nur die Verhaltensweisen beachtet und gezählt, die zur Zeit verändert werden sollen, also zu Beginn des Trainings das oberste Trainingsziel des persönlichen Selbstsicherheitskatalogs.

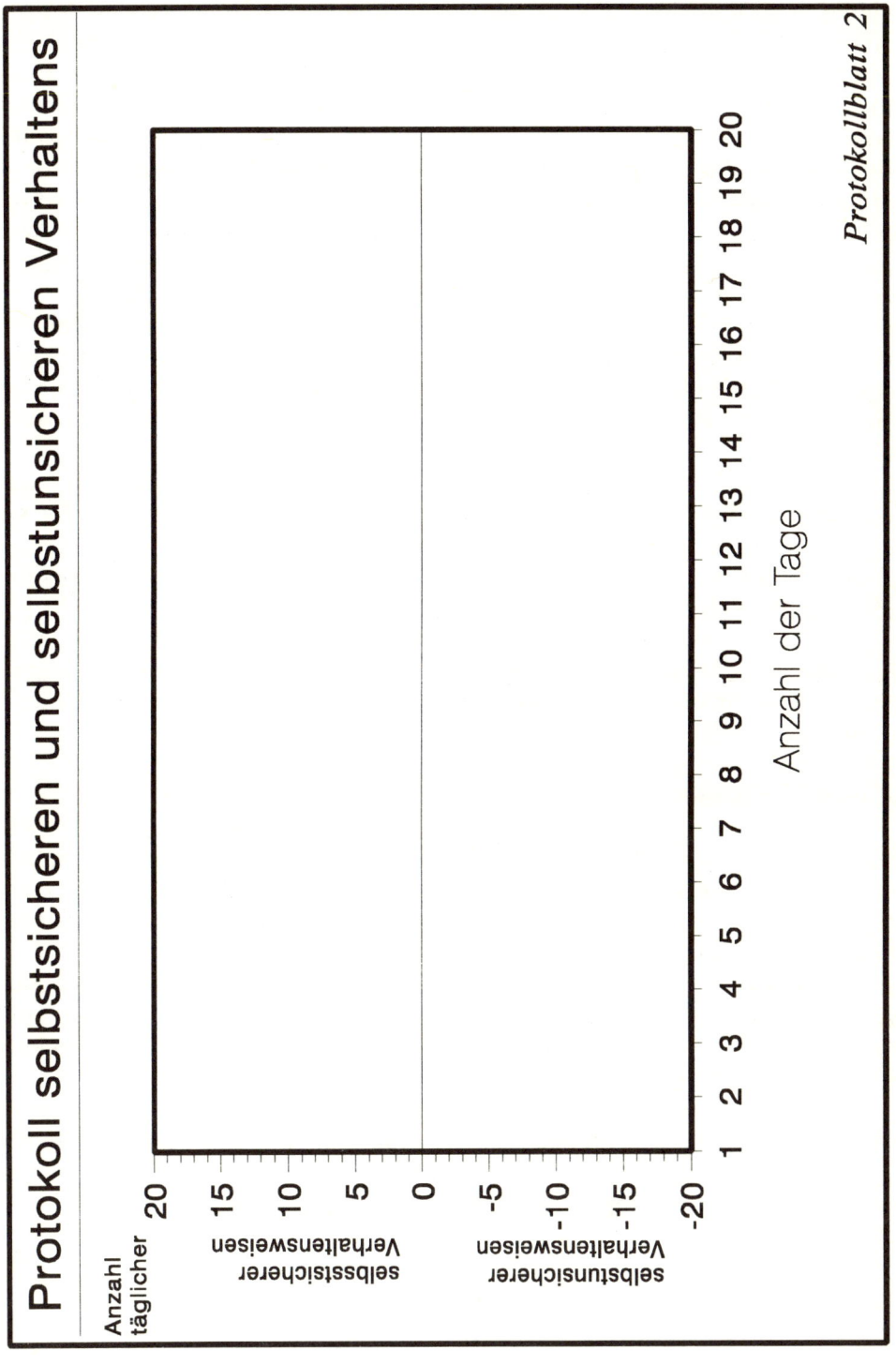

Protokollblatt 2

Um wirklich jede Verhaltensweise erfassen zu können, ist es zwingend notwendig, sich sofort nach Auftreten eines solches Verhaltens eine Notiz zu machen. Das kann bei selbstsicherem Verhalten ein Plus (+) und bei selbstunsicherem Verhalten ein Minus (-) auf einem kleinen Zettel sein. Eine andere Möglichkeit besteht darin, Knoten in ein rotes bzw. blaues Band zu machen, je nachdem, ob es sich um selbstsicheres oder unsicheres Verhalten handelt. Erfinden Sie eine Möglichkeit zusammen mit dem Bewohner, die für ihn praktikabel erscheint. Abends werden dann die Plus- und Minuszeichen oder die roten und die blauen Knoten gezählt und in die Kurve eingetragen. Wenn dies jeden Tag geschieht, kann nach einiger Zeit genau festgestellt werden, wie häufig ein bestimmtes Verhalten auftritt und vielleicht auch, wie es sich im Laufe des Trainings verändert. Es ist sinnvoll, diese Graphik über den gesamten Trainingszeitraum zu benutzen. Die Vorteile einer solchen Graphik liegen darin, daß die aktuelle Situation erfaßt werden kann und weiterhin, daß Veränderungen im Laufe des Trainingsprogramms sehr deutlich erkennbar werden.

Vielleicht ist es aus bestimmten Gründen schwierig oder unmöglich, das zu kontrollierende Verhalten den ganzen Tag zu beobachten, z.B. weil die Konzentration dafür nicht ausreicht. Dann ist es sinnvoller, den Beobachtungszeitraum auf bestimmte Situationen zu begrenzen, beispielsweise kann sich die alte Person vornehmen, ihr Verhalten nur während der Mahlzeiten systematisch zu beobachten. Die Dauer der täglichen Beobachtungszeiträume muß allerdings während der Erhebung konstant bleiben, damit es nicht zu Verfälschungen kommt, die durch die unterschiedliche Länge der Beobachtungsdauer entstehen können.

V. Erstellen eines Verstärkerplans

Wenn es darum geht, Verhalten zu verändern, ist es günstig, mit Verstärkern zu arbeiten. Wie im Kapitel 2.2 dargestellt wurde, führt die Verstärkung (Belohnung) von Verhalten zur Steigerung der Auftretenswahrscheinlichkeit dieses Verhaltens.

Da das erklärte Ziel von Selbstsicherheitstrainings ist, mehr selbstsicheres Verhalten zu zeigen, ist es hilfreich, das Zeigen von selbstsicherem Verhalten zu belohnen, damit es in Zukunft häufiger auftritt. Hierfür müssen die individuellen Verstärker ermittelt werden, d.h. Tätigkeiten, Gegenstände oder Ereignisse, die für diese Person belohnende Funktion haben. Für eine Raucherin kann die Zigarette nach einem anstrengenden Tag einen Belohnungseffekt haben. Ein Nichtraucher hingegen fühlt sich sicher nicht belohnt, wenn er nach einer schweren Arbeit eine Zigarette rauchen "darf".

6. Schritt: Notieren Sie alle Situationen, Gegenstände und Tätigkeiten, die für Sie persönlich einen Belohnungseffekt haben (Protokollblatt 3).

In dieser Aufgabe sollen Dinge gesucht und notiert werden, die die alte Person gerne mag oder gerne macht. Es sollen Gegenstände oder Tätigkeiten sein, die der Person Freude bereiten und über die sie selbst verfügen kann.

Für dieses Selbstsicherheitstraining sind nur die Verstärker geeignet, die selbständig und relativ einfach zu erreichen sind (die Reise nach Indien ist kein geeigneter Verstärker, wenn die finanziellen Mittel nicht ausreichen; Zärtlichkeit ist kein geeigneter Verstärker, wenn zur Zeit kein Partner zur Verfügung steht, der als Belohnung für selbstsicheres Verhalten Zärtlichkeit zeigt). Um möglichst viele Verstärker zu ermitteln, sollte sich der Bewohner mehrere Tage Zeit nehmen, in denen ihm möglicherweise immer noch weitere Verstärker einfallen.

Beispielhafte Verstärkerliste:

Angenehme Situationen:
Kinobesuch, Familienfest, kurze oder längere Reise, Restaurantbesuch, Lob und Komplimente.

Beliebte Gegenstände:
Kleidungsstücke, Bücher, bestimmte Speisen und Getränke, Pflanzen.

Geschätzte Tätigkeiten:
Musik hören und selbst machen, einkaufen, rauchen, kochen, tanzen, Sport treiben, Schlafen, Fernsehen, mit Freunden reden, telefonieren, rätseln.

Persönliche Verstärkerliste

Angenehme Situationen:

Beliebte Gegenstände:

Geschätzte Tätigkeiten:

Protokollblatt 3

Es sollten viele verschiedene Verstärker gesammelt werden, damit diese abwechselnd eingesetzt werden können. Sonst entsteht möglicherweise ein Sättigungseffekt. Wenn der Verstärker "Eis essen" immer auf ein selbstsicheres Verhalten folgt, wird er nach einiger Zeit keine belohnende Wirkung mehr besitzen oder sogar Ablehnung hervorrufen. Ein ebensolcher Sättigungseffekt entsteht auch bei zu häufigem Kinobesuch oder ausgedehnten Waldspaziergängen.

7. Schritt: Ordnen Sie die Verstärker zwei verschiedenen Kategorien zu, je nach dem, ob sie gering verstärkende Wirkung (z.B. eine Tasse Tee) oder stark belohnende Wirkung (Kaufen eines neuen Kleidungsstückes) besitzen.

Es ist wichtig, Verstärker danach zu unterscheiden, ob sie sehr verlockend oder weniger attraktiv erscheinen. Für das Erreichen von Teillernzielen oder einfach zu erreichenden Zielen sollen die geringer wirksamen Verstärker eingesetzt werden. Beim Erreichen eines schwierigen Trainingsziels dürfen dann stärkere Belohnungen erfolgen. Verstärkung erfolgt entweder dadurch, daß nach der vollbrachten Leistung eine tatsächliche Belohnung (Kauf einer interessanten Zeitschrift) erfolgt, oder dadurch, daß eine liebgewonnene Gewohnheit (die alltägliche Tasse Kaffee nach dem Mittagessen) solange zurückgehalten wird, bis das erwünschte Verhalten gezeigt wird.

Bevor nun mit den Übungen begonnen werden kann, muß noch eine Tabelle erstellt werden, die verschiedene selbstsichere Verhaltensweisen auflistet und die darauffolgenden Verstärker festlegt. Die Verstärkung selbstsicheren Verhaltens muß zu Beginn des Trainings sofort nach jedem Auftreten erfolgen, im weiteren Verlauf des Training nur noch nach mehrmaligem Auftreten des erwünschten Verhaltens. Es liegt im Ermessen des Bewohners, wann und nach welcher Aktivität er sich selbst einen Verstärker gibt. Dies soll allerdings immer wieder genau festgelegt werden, damit die Handlungen kontingent verstärkt werden (zum Begriff der Kontingenz und zum genaueren Vorgehen mit Verstärkungsplänen siehe Kap. 2.2).

Wenn ein Lernziel annähernd erreicht wurde (beispielsweise lernt eine alte Frau ein Gespräch zu beginnen) ist es nicht mehr notwendig, dieses Verhalten bei jedem Auftreten zu verstärken. Sie wird anfangs belohnt, wenn sie einmal ein Gespräch begonnen hat, später vielleicht nur noch, wenn sie achtmal ein Gespräch begonnen hat. Dies ist notwendig, um Verhalten auch über einen längeren Zeitraum aufrechtzuerhalten und zu stabilisieren.

8. Schritt: Erstellen Sie nun eine Liste, in der Sie jedes Zielverhalten detailliert auflisten. Notieren Sie daneben die Verstärker, die für das Erreichen eines jeden Lernziels gegeben werden (Protokollblatt 4).

Beispielhafte Ziel-Belohnungs-Liste	Tee trinken	Zeitung kaufen	Kinobesuch
Blickkontakt halten	2	5	10
Laut sprechen	3	8	16
Gespräch beginnen	1	3	6
.....			

Verändern Sie die Liste im Verlauf des Trainings dahingehend, daß es immer schwieriger wird, einen Verstärker zu erhalten, d.h. die einzelnen Verhaltensweisen müssen immer häufiger gezeigt werden, um eine Belohnung zu erhalten.

Protokollblatt 4	Verstärker 1	Verstärker 2	Verstärker 3
Zielverhalten 1			
Zielverhalten 2			
Zielverhalten 3			
Zielverhalten 4			

Verhaltensweisen, die nicht jedesmal verstärkt werden, müssen trotzdem bei jedem Auftreten notiert werden, entweder anhand einer Strichliste auf der jedes Vorkommen eingetragen wird oder mit Hilfe von Münzen, Chips o.ä., die nach jedem Auftreten gegeben und solange gesammelt werden, bis die ausreichende Menge erreicht ist, die einen Verstärker nach sich zieht. Die Methode mit den Chips ist zu empfehlen, da diese wiederum als Verstärker wirken können z. B. dadurch, daß der Behälter, in dem sie gesammelt werden, sich mehr und mehr füllt.

VI. Verhaltensübungen

Bislang wurde eher theoretisch an dem Problem Selbstunsicherheit gearbeitet, ohne praktisch neues, selbstsicheres Verhalten zu trainieren. Dies war notwendig, um zu erfassen, wo genau die Schwierigkeiten liegen, welches Verhalten verändert werden soll, welches konkrete Verhalten erwünscht ist und mit welchen Hilfsmitteln dieses Verhalten herbeigeführt oder auch nur verbessert und erweitert werden soll.

Möglicherweise hat sich allein durch die theoretische Auseinandersetzung mit diesem Thema schon erstes Verhalten verändert. Die verbesserte Wahrnehmung der eigenen Person durch die Bearbeitung der verschiedenen Aufgaben kann bereits Erfolge herbeigeführt haben. Ein genaueres Verständnis für die seit langem selbstverständliche Verhaltensweisen führt möglicherweise zu ersten Korrekturen des eigenen Verhaltens. Allerdings ist es nicht zu empfehlen, das Training an dieser Stelle zu unterbrechen, um die neuen Verhaltensweisen auch über einen längeren Zeitraum zu stabilisieren und außerdem noch zusätzliche Verhaltensweisen zu erlernen.

Bevor mit dem Üben begonnen wird, erhält die selbstunsichere Person einen Informationsbogen (Abbildung 21), der genaue Anweisungen beinhaltet, was man vor, während und nach gezeigtem selbstsicheren Verhalten beachten soll.

Um die Übungen erfolgreich durchführen zu können, muß erwünschtes und unerwünschtes Verhalten sorgfältig registriert und bearbeitet werden. Hier werden noch einmal die verschiedenen Arbeitsblätter vorgestellt, die während des Trainings genutzt werden sollen:

✎ Allgemeiner Selbstsicherheitskatalog (Abbildung 20) zur Erinnerung an die unterschiedlichen Bedingungen sicheren Verhaltens
✎ Protokollblatt 2, auf dem täglich die Anzahl der selbstunsicheren und selbstsicheren Verhaltensweisen aufgeführt werden
✎ Protokollblatt 4 über Verstärkerbedingungen beim Auftreten selbstsicheren Verhaltens
✎ Leitlinien zum selbstsicheren Verhalten (Abbildung 21)

Bevor nun im wirklichen Leben neue Verhaltensweisen ausprobiert werden, ist es ratsam, solche Situationen erst einmal in der Vorstellung durchzuspielen.

LEITLINIEN ZUM SELBSTSICHEREN VERHALTEN

Vor jeder Handlung:

Fordern Sie sich selbst auf, das gewünschte Verhalten zu zeigen. Ermutigen Sie sich selbst, indem Sie sich einen positiven Satz vorsprechen, der Ihre Handlungsbereitschaft demonstriert. Beispiele solcher positiver Signalsätze sind

✎ Ich versuche es!   ✎ Ich schaffe es!   ✎ Ich kann, wenn ich will!
✎ Augen zu und durch!   ✎ Und los!   ✎ Andere können das auch!

Erfinden Sie einen eigenen Satz, der Ihnen gefällt und der zu Ihnen paßt, der kurz und prägnant und positiv formuliert ist. Denken oder sprechen Sie diese Selbstanweisung vor Beginn jeder Handlung und nutzen Sie diese als Startsignal.

Während jeder Handlung:

Achten sie auf die formalen Kriterien selbstsicheren Verhaltens. Sprechen Sie laut und deutlich, versuchen Sie Blickkontakt zu halten, unterstützen Sie Ihre Worte durch passende Gesten und angemessene Mimik und versuchen Sie eine entspannte Körperhaltung einzunehmen. Wählen sie einen freundlichen aber bestimmten (keinen aggressiven) Tonfall und versuchen Sie die geeignete Distanz zu Ihrem Gegenüber zu finden. Beispielsätze zur Unterstützung können sein:

✎ Entspanne Dich!   ✎ Gut so!   ✎ Alles halb so schlimm!

Nach jeder Handlung:

Belohnen Sie sich für Ihre Leistung. Auch wenn Sie nicht erfolgreich waren oder Ihr Handeln nicht zu Ende gebracht haben, ist es beachtlich, daß Sie es überhaupt versucht haben. Versuchen Sie die positiven Seiten dieses Ereignisses zu erkennen, und konzentrieren Sie sich auf Ihre Fähigkeit in kleinen Schritten voranzugehen. Seien Sie stolz darauf, daß Sie den Mut gefunden haben zu handeln. Beurteilen Sie sich selbst nicht so kritisch. Versuchen Sie sich selbst zu verstärken, indem Sie eine positive Bewertung an das Ende Ihrer Handlung stellen.

✎ Ich habe es geschafft! ✎ Es hat geklappt! ✎ Es war gar nicht so schlimm!
✎ Alle Achtung!   ✎ Gut gemacht!

Abbildung 21: Handlungsleitlinien

9. Schritt: Greifen sie eine Situation aus Protokollblatt 1 heraus, in der Sie selbstunsicher sind. Versuchen Sie sich genau in diese Situation zu versetzen und notieren Sie Ihr übliches Verhalten (Stimmlautstärke, Gestik, Mimik, Blickkontakt, Gedanken, Gefühle, Inhalt dessen, was Sie sagen).

Wenn diese Aufgabe zufriedenstellend erledigt wurde, kann gleich zur folgenden Aufgabe übergegangen werden.

10. Schritt: Versuchen Sie in der Vorstellung die Situation in angemessener Weise zu bewältigen, indem Sie sich selbstsichere Handlungsalternativen überlegen. Notieren Sie auch hier genau die einzelnen Verhaltensaspekte, die Selbstsicherheit demonstrieren.

Hier kann es nützlich sein, frühere Ereignisse zu erinnern, in denen es möglich war, souverän auf eine solche oder ähnliche Situation zu reagieren. Auch ist es hilfreich andere Personen zu beobachten oder sich an andere Personen zu erinnern, die in solchen Situationen angemessenes selbstsicheres Verhalten zeigen konnten. Wie aus der Lernpsychologie bekannt ist, sind Menschen in der Lage, durch Beobachtung zu lernen, indem sie das beobachtete Verhalten imitieren.

11. Schritt: Beobachten Sie andere Menschen in Ihrem Verhalten, Registrieren Sie die verschiedenen Einzelheiten und Konsequenzen des Verhaltens der anderen.

Mittlerweile hat der Bewohner ausreichendes Wissen darüber angesammelt, was unter selbstsicherem Verhalten zu verstehen ist und wie selbstsicheres Verhalten konkret aussieht. Nun ist er in der Lage, die ersten Schritte zu wagen, selbstsicher aufzutreten. Die einfachste Möglichkeit hierzu besteht sicherlich darin, daß die Altenpflegerin oder der Altenpfleger eine Situation erzeugt, in der der alte Mensch seine Fähigkeit zum selbstsicheren Handeln testen kann. Beispielsweise kann die Altenpflegerin bei einem gemeinsamen Spaziergang darauf bestehen, daß der Bewohner seinen Mantel anziehen soll, obwohl es nicht kalt ist. Hier muß der Bewohner mit angemessenem, selbstsicheren Verhalten reagieren.

12. Schritt: Machen Sie erste Versuche, die neuen Verhaltensweisen zu zeigen. Vielleicht ist es leichter in einer gespielten Situation, etwa indem Sie mit einer Person Ihres Vertrauens (Pflegepersonal, Angehörige) so tun, als ob Sie sich einer schwierigen Situation befinden, in der Sie selbstsicheres Verhalten zeigen sollten.

Aufgabe des Pflegepersonals ist es an dieser Stelle, mit dem alten Menschen ein Rollenspiel durchzuführen, in dem die neuen Verhaltensweisen ausprobiert werden können. Es gibt hier verschiedene Spielmöglichkeiten. Z.B. kann der

Bewohner in einer Situation zunächst sein übliches selbstunsicheres Verhalten zeigen und erst in weiteren Durchgängen sein Verhalten selbstsicherer gestalten. Oder es wird mit vertauschten Rollen gespielt, so daß die Pflegeperson in einer Situation selbstsicheres Verhalten zeigen muß. Auch dies unterstützt das Vertrautwerden und die Festigung selbstsicherer Verhaltensweisen auf seiten des alten Menschen (der positive Nebeneffekt für die Pflegeperson besteht darin, daß auch sie durch Beobachtung und Verhaltensübung lernt und so eigenes selbstsicheres Verhalten trainiert).

Es ist möglich, daß der Vorschlag, Verhalten durch Rollenspiele zu trainieren, auf Ablehnung stößt. Vielleicht ist der alte Mensch zu stark gehemmt oder kann nicht davon überzeugt werden, daß Verhaltensübungen auch in künstlichen Situationen wirkungsvoll sind. Dann ist es besser, das Verhalten im "wirklichen Leben" zu üben.

13. Schritt: Wenden Sie Ihr Wissen und Ihre Fähigkeit, selbstsicher aufzutreten, in unbedeutenden Situationen an, um Ihr neues Verhalten zu stärken. Sprechen sie vor der Handlung den Signalsatz, achten Sie während der Handlung auf Ihren Körper und belohnen Sie sich nach der Handlung mit selbstverstärkenden Äußerungen und mit den verabredeten Verstärkern.

Es ist sinnvoll, zunächst in unbedeutenden Situationen zu üben, um nicht einen Mißerfolg zu produzieren, der für den alten Menschen mit persönlichen negativen Folgen verbunden sein könnte. Unbedeutende Situationen sind etwa dann gegeben, wenn es sich um Auseinandersetzungen mit unbekannten oder unwichtigen Personen handelt. Der Bewohner könnte beispielsweise bei der Auskunft eine Telefonnummer erfragen, eine unbekannte Person nach der Uhrzeit fragen, einen Polizisten um eine Wegbeschreibung bitten, beim Kulturamt das aktuelle Programm erfragen.

Dieses Aufgabe ist zufriedenstellend bearbeitet, wenn in solchen Situationen keine oder nur geringe Angst auftritt, wenn die formalen Kriterien erfüllt sind, die Äußerungen bestimmt aber nicht aggressiv klingen und die Situation zu weiten Teilen wunschgemäß verlaufen ist. Wenn der Bewohner sich in solchen Situationen meist sicher und erfolgreich erlebt, sollten auch schwierigere und bedeutsamere Situationen trainiert werden.

14. Schritt: Proben Sie in den unterschiedlichsten Situationen das neue Verhalten. Versuchen Sie es immer wieder. Denken Sie daran, daß Sie sich vorher Mut zusprechen, währenddessen gelassen bleiben und sich hinterher belohnen.

Das Ende eines Trainingsabschnitts oder des gesamten Trainings ist erreicht, wenn der ältere Mensch die angestrebten neuen Verhaltensweisen sicher und ohne Angst bewältigen kann. Es ist wichtig, die neuen Verhaltensweisen noch über einen weiteren Zeitraum (wenige Tage oder Wochen, je nach Auftretenshäufigkeit der Verhaltensweise) gelegentlich weiter zu verstärken.

Damit wird erreicht, daß dieses Verhalten auch über den Trainingszeitraum hinaus bestehen bleibt und der Bewohner nicht in seine ursprünglichen Verhaltensmuster zurückfällt.

Mögliche Folgen selbstsicheren Verhaltens bei alten Menschen

Dieses hier vorgestellte Selbstsicherheitstraining hat das Ziel, älteren Menschen in verschiedenen Situationen dazu zu verhelfen, Kontakte zu knüpfen, Forderungen zu stellen, Interessen und Bedürfnisse durchzusetzen, Komplimenten zuzustimmen und angstfrei auf öffentliche Aufmerksamkeit zu reagieren, ohne Verunsicherung oder Aggression zu zeigen.

Eine Gefahr, die zu Beginn des Übungsteils auftreten kann, besteht darin, daß der Bewohner sogenanntes Kontrastverhalten zeigt. Das anfängliche Bestreben, Verhalten zu verändern, kann darin münden, daß der alte Mensch je nach ursprünglicher Schwierigkeit die erwünschte andere Richtung zu sehr betont. Ein früher selbstunsicherer Mensch wird vielleicht zunächst Forderungen in einem sehr aggressiven Ton äußern, jede Bitte abschlagen und auf distanzlose Weise versuchen, Kontakte zu knüpfen. Eine früher eher aggressive Person wird sich in der Trainingssituation eventuell sehr zurückhaltend äußern, überfreundlich und anbiedernd erscheinen. Es ist also nicht nur mit Schwierigkeiten verknüpft, gänzlich anderes Verhalten zu lernen, sondern auch ein Gespür dafür zu entwickeln, in welchem Ausmaß und in welcher Form dieses Verhalten gezeigt werden soll. Außerdem muß der alte Mensch lernen, in welcher Situation das Verhalten angemessen oder eben nicht angemessen erscheint. Während ein Einbrecher das Wohnzimmer durchsucht, ist es wahrscheinlich sinnvoller, sich ruhig zu verhalten anstatt in freundlicher aber bestimmter Form die eigenen Interessen zu äußern und Forderungen durchzusetzen.

Ein Selbstsicherheitstraining hat Verhaltensänderungen zur Folge, die von den anderen bemerkt werden. Wenn der alte Mensch auf bestimmte Situationen in unerwarteter Weise reagiert, wird das bei seinen Mitmenschen zunächst auf Überraschung stoßen. Manche Menschen reagieren vielleicht auf einen solchen Wandel mit Verärgerung oder Ablehnung, weil sie verunsichert sind oder befürchten, die eigenen Wünsche nicht länger problemlos durchsetzen zu können. Hier kann es sinnvoll sein, die andere Person über das Vorhaben zu informieren, damit eine Verunsicherung vermieden werden kann. Wenn Angehörige oder Freunde erfahren, daß ein alter Mensch ein Selbstsicherheitstrainig absolviert, ist die Wahrscheinlichkeit eher gegeben, daß mit Verständnis anstelle von Verärgerung reagiert wird.

Allerdings werden viele Menschen respektvoll reagieren und Achtung entwickeln für einen Menschen, der in der Lage ist, seine Interessen zu verwirklichen, ohne die notwendige Anpassungsfähigkeit an die soziale Umwelt zu schmälern oder zu verlieren.

3.3.3 Wirksamkeit solcher Trainings

Es gibt nur sehr wenige Selbstsicherheitstrainings, die speziell für den alten Menschen entwickelt wurden. Deshalb gibt es in diesem gesonderten Bereich bislang nur wenige Untersuchungen, die Wirksamkeit solcher Trainings überprüfen.

Nach der Teilnahme an dem von Rupp entwickelten Selbstsicherheitstraining für ältere Frauen konnten Verhaltensänderungen festgestellt werden. Auch über den reinen Therapiezeitraum hinaus zeigten die Teilnehmerinnen stärkeres Durchsetzungsvermögen und eine Steigerung bzw. Entwicklung der Kontaktfähigkeit.

Das Selbstsicherheitstraining von Wendland und Hoefert, das zum Teil im hier vorgestellten Training Berücksichtigung findet, ist ebenfalls auf seine Wirksamkeit hin überprüft worden. Bei der Anwendung z.B. bei Lehrern oder Studierenden hat es sich als erfolgreiche Strategie zur Verhaltensänderung erwiesen.

Die Anwendung eines nicht speziell für ältere Menschen entwickelten Selbstsicherheitstrainings (von Ullrich und Ullrich de Muynck) im Rahmen eines stationären Therapieplans bei gerontopsychiatrischen Patienten stärkte das selbstsichere Verhalten, steigerte die Alltagsaktivitäten und verminderte soziale Angst und Depressivität bei den Patienten.

Werden die verschiedenen Techniken, die beim Selbstsicherheitstraining angewandt werden (Modellernen, operantes Konditionieren, Verhaltensübung) isoliert betrachtet, kann auch hier festgestellt werden, daß die einzelnen Methoden zur Verhaltensänderung die Möglichkeit bieten, erfolgreich und überdauernd neue Verhaltensweisen zu trainieren.

Insgesamt betrachtet kann mit einem verhaltenstherapeutisch orientierten Selbstsicherheitstraining wirksam neues Verhalten gelernt werden. Mit diesem einfach anzuwendenden Training sind Altenpflegerinnen und Altenpfleger in der Lage, die Selbstsicherheit alter Menschen zu stärken und somit ihr allgemeines Wohlbefinden zu steigern und ihre Fähigkeit zur Lebensbewältigung zu verbessern.

3.3.4 Indikation und Kontraindikation

Dieses Selbstsicherheitstraining ist ein Programm zur Bewältigung von Schwierigkeiten, die in Alltagssituationen auftreten. Wenn ein alter Mensch soziale Hemmungen in bestimmten Situationen verspürt oder wenn er keine Fertigkeiten zum selbstsicheren Handeln besitzt, entweder weil er sie nie gelernt oder wieder verlernt hat, dann ist dieses Trainingsprogramm anwendbar. Es ist nicht geeignet zur Behandlung tiefgehender psychischer Störungen. In überschaubaren und abgrenzbaren Situationen können Verhaltensänderungen herbeigeführt werden. In Ausnahmesituationen oder persönlichen Lebenskrisen kann ein solches Programm keine (oder nur minimale) Hilfestellung bieten.

Es ist weiterhin nicht anzuwenden, wenn der alte Mensch kein Interesse an einem solchen Training hat oder sich aus anderen Gründen dagegen sperrt. Grundvoraussetzung für die Wirksamkeit eines Verhaltenstrainings ist die Bereitschaft, an einem Übungsprogramm teilzunehmen.

Möglicherweise ist es sinnvoll, ein solches Training gleich zu Beginn eines Heimaufenthaltes einzusetzen. Bis dahin hat der Mensch oft noch einige soziale Kontakte gepflegt, beispielsweise beim Einkaufen oder mit Nachbarn und Freunden. Nun ist es wichtig, daß diese Fähigkeiten nicht verlernt werden. Das kann beispielsweise dann auftreten, wenn der neue Bewohner sehr verunsichert ist durch die fremde Umgebung oder die fremden Menschen. Wenn ein Mensch in dieser Situation mit Rückzug reagiert, kann es leicht passieren, daß er die Fähigkeit, Kontakte zu knüpfen oder Gespräche zu beginnen, verlernt. Um das zu vermeiden, kann bereits mit Eintritt ins Heim mit einem solchen Training begonnen werden.

Da die Übungssituationen auch auf den Heimalltag abgestimmt sind, könnte das gesamte Team in den Trainingsablauf einbezogen werden. Durch die Vielzahl der Übungen wird die Effektivität des Programms gesteigert, so daß häufig Erfolge erlebt werden, die den Bewohner zu weiterer Anstrengung motivierten und wiederum die Erfolgschancen verbessern.

3.3.5 Zusammenfassung

In diesem Artikel wird ein Selbstsicherheitstraining für ältere Menschen vorgestellt. Es kann nach entsprechender Anleitung von Altenpflegern und Altenpflegerinnen eigenständig angewandt werden. In einem einführenden Abschnitt werden die Bedingungen und Konsequenzen selbstunsicheren Verhaltens erläutert. Weiterhin werden ansatzweise die lerntheoretischen Grundlagen vermittelt, die im Zusammenhang mit Verhaltensänderungen insbesondere im Alter stehen. Im Hauptteil wird das Selbstsicherheitsprogramm dargestellt. Es werden genaue Anleitungen gegeben, wie dieses Programm anzuwenden ist, vierzehn verschiedene Übungen werden formuliert, die der Bewohner schrittweise zu absolvieren hat, bis sein angestrebtes Verhalten erreicht ist. Abschließend werden Wirksamkeit und Anwendungsvoraussetzungen solcher Verfahren diskutiert.

3.3.6 Weiterführende und ergänzende Literatur

Alberti, R.E. & Emmons, M.L. (1981). *Ich behaupte mich selbst*. Frankfurt/-Main: Fachbuchhandlung für Psychologie.

Feldhege, F.-J. & Krauthan, G. (1979). *Verhaltenstrainingsprogramm zum Aufbau sozialer Kompetenz*. Berlin: Springer.

Fliegel, S., Groeger, W. , Künzel, R., Schulte, D. & Sorgatz, H. (1993). *Verhaltenstherapeutische Standardmethoden*. Weinheim: Psychologie Verlags Union.

Haske, H.E. (1993). Soziale Kompetenz im Alter. In J. Howe u.a. (Hrsg.), *Lehrbuch der psychologischen und sozialen Alternswissenschaft Band 1* (S. 110-126). Heidelberg: Asanger.

Hirsch, R. D. (1991). *Lernen ist immer möglich*. München: E. Reinhardt.

Lehr, U. (1984). *Psychologie des Alterns*. Heidelberg: Quelle und Meyer.

Olbrich, E. (1987). Kompetenz im Alter. *Zeitschrift für Gerontologie, 20*, 319-330.

Rupp, H.-G. (1984). *Soziale Kompetenz im Alter*. Münster: LitVerlag.

Stuhlmann, W, (1992). Angst und Selbstsicherheit bei alten Patienten. *Zeitschrift für Gerontologie, 25*, 373-379.

Thomae, H., Kruse, A. & Wilbers, J. (1987). *Kompetenz und soziale Beziehungen im Alter*. München: DJI.

Ullrich, R., Ullrich de Muynck, R., Grawe, K. & Zimmer, D. (1980). *Soziale Kompetenz*. München: Pfeiffer.

Ullrich de Muynck, R. & Forster, T. (1974). Selbstsicherheitstraining. In C. Kraiker (Hrsg.), *Handbuch der Verhaltenstherapie* (S. 351-368). München: Kindler.

Wendland, W. & Hoefert, H.-W. (1976). *Selbstsicherheitstraining*. Salzburg: Otto Müller.

3.4 ENTWICKLUNG UND FESTIGUNG DER IDENTITÄT IM ALTER DURCH DAS ERZÄHLEN SELBSTERLEBTER GESCHICHTEN
(Dirk Windemuth)

In Filmen gibt es manchmal Personen, die »ihre Identität verloren« haben. Gezeigt werden dann Menschen mit einem Gedächtnisschwund z.B. durch einen Unfall. Sie können sich an nichts, auch nicht an ihren Namen, ihre Herkunft usw. erinnern. Bei kranken alten Menschen ist dieses Phänomen auch gelegentlich zu beobachten. Was ist aber mit dem Begriff *Identität* genau gemeint? Er wird häufig gebraucht, seine Bedeutung ist jedoch unklar. Dementsprechend werden auch die Begriffe Identitätsentwicklung und -krise unterschiedlich und uneinheitlich verwendet. Übereinstimmung besteht jedoch überwiegend darin, daß Identität etwas ist, das sich von der Kindheit bis zum frühen Erwachsenenalter herausbildet. Von Identitätsentwicklung im Alter wird ebenso selten gesprochen wie von Identitätskrisen im Alter. Auf solche Krisen scheinen junge Menschen eher ein Vorrecht zu haben.

In diesem Kapitel soll zuerst genauer festgelegt werden, was Identität ist und wie sie sich entwickelt. Dabei wird der Schwerpunkt auf die Identität alter Menschen gelegt. Eine ganze Reihe von Ereignissen können eine Identitätsentwicklung hemmen oder ein Identitätsgefühl ungünstig beeinflussen. Gerade alte Menschen sind solchen Faktoren in hohem Maße ausgesetzt (s. Kap. 3.1, "Psychosoziale Belastungen im Alter").

Anschließend wird erläutert, daß das alltägliche Erzählen selbsterlebter Geschichten ganz besonders wichtig ist, um eine Identität zu entwickeln und zu wahren. Erzählungen haben nämlich nicht nur die Funktion, anderen Menschen etwas mitzuteilen oder sie zu unterhalten. Es gibt noch weitere Gründe dafür, daß Menschen so oft Geschichten erzählen, z.B. den der Selbstdarstellung. Selbstdarstellungen sind enorm wichtig, um eine Identität aufzubauen und zu wahren. Dieser Gedanke ist anfangs etwas fremd, leuchtet jedoch ein, wenn das Phänomen des Erzählens genauer betrachtet wird.

Diese theoretischen Darstellungen sind für die Praxis der Altenpflege von großer Bedeutung. Sie haben nämlich zur Konsequenz, daß Altenpfleger den Erzählungen alter Menschen einen hohen Stellenwert beimessen sollten. Die Pflegepraxis verdeutlicht jedoch, daß gerade für ausschweifende Erzählungen häufig keine Zeit zur Verfügung steht (»Herr Schäfer erzählt mir jeden Tag die gleiche Geschichte«). Statt einer Abwertung sollte im Gegenteil auf Erzählungen sehr viel mehr Wert gelegt werden. Wie dies konkret geschehen kann, wird im letzten Abschnitt verdeutlicht. Dort werden Techniken genannt, mit denen Erzählungen angeregt werden können und das Erleben des alten Menschen beim Erzählen noch intensiviert werden kann. Dieses Vorgehen schafft die Möglichkeit, das psychische Wohlbefinden des alten Menschen zu steigern und damit auch das Pflegepersonal zu entlasten.

3.4.1 Der Begriff Identität

Eine Klärung des Begriffs *Identität* ist erforderlich, denn nur dann kann die Bedeutung des Erzählens hierfür herausgestellt werden. Es soll im Rahmen dieses Buches auf eine theoretisch-philosophische Diskussion des Begriffs, wie sie in der Psychologie oft zu finden ist, verzichtet werden. Stattdessen wird Identität beschrieben als das Verhältnis zweier anderer Begriffe zueinander. Diese Begriffe sind das *Selbstbild* und das *angenommene Fremdbild* einer Person. Unter *Selbstbild* oder *Selbstkonzept* wird das Bild verstanden, das eine Person von sich selbst hat. Das Bild, das andere Personen von ihr haben, wird *Fremdbild* genannt. Wenn jemand meint, er selbst sei z.B. nett, sportlich und gutaussehend, dann sind das Eigenschaften aus seinem Selbstbild. Wenn andere Menschen die gleiche Person als nett, gutaussehend, aber unsportlich wahrnehmen, dann sind das Eigenschaften des Fremdbilds von dieser Person. Schon an diesem Beispiel wird deutlich, daß Selbst- und Fremdbilder sehr ähnlich oder sehr unterschiedlich sein können. Wenn jemand fragt: "Wie schätzt Du mich ein?", dann fragt er nach dem Fremdbild, das der andere von ihm hat. Menschen haben aber von sich selbst nicht nur ein Selbstbild, sie haben auch eine Ahnung davon, welches Bild andere Menschen von ihnen haben. Dieses erahnte Fremdbild wird *angenommenes Fremdbild* genannt. Das angenommene Fremdbild muß zudem nicht mit den tatsächlichen Fremdbildern übereinstimmen. Abbildung 22 stellt beispielhaft diese drei Bilder dar.

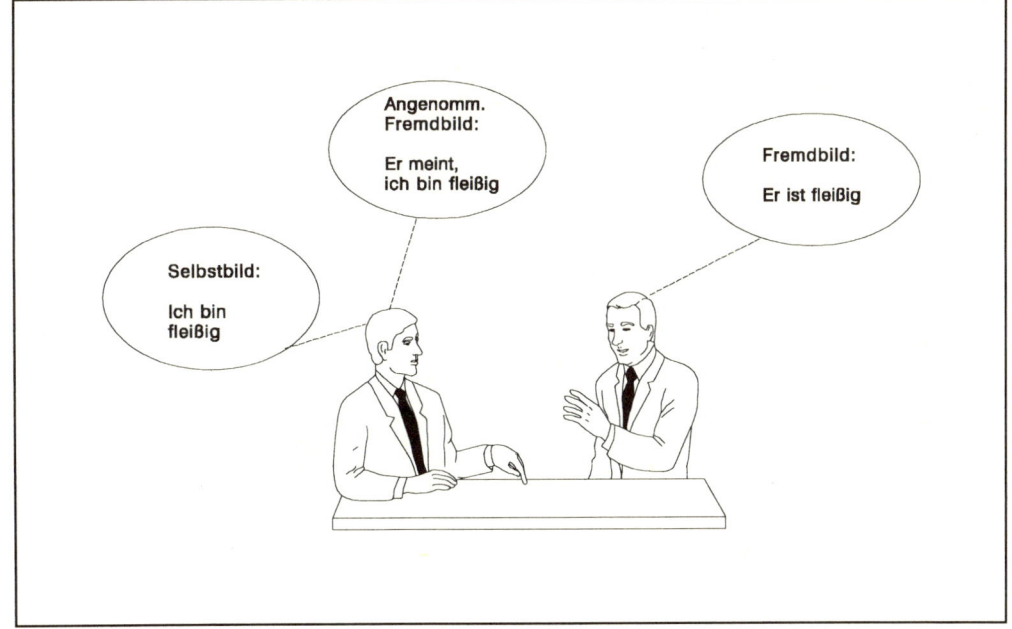

Abbildung 22: Bilder über einen Menschen

Für die Identität sind also folgende Punkte wichtig:

✎ Wie sieht eine Person sich selbst (Selbstbild),
✎ wie sehen andere Menschen diese Person (Fremdbilder) und
✎ welche Vermutung hat diese Person darüber, wie andere Menschen sie sehen (angenommene Fremdbilder).

Alle drei Bilder sind jedoch nicht für jeden Lebensbereich gleichermaßen gültig. Jemand ist nicht generell freundlich oder unfreundlich und wird auch meistens nicht so gesehen. Vielmehr werden die meisten Beurteilungen auf Situations- oder Lebensbereiche bezogen. Jemand ist z.B. im Familien- und Freundeskreis freundlich, am Arbeitsplatz jedoch mürrisch. Auch kann jemand in bestimmten Situationen fröhlich sein, während er in anderen Lebensbereichen eher unglücklich ist.

Selbstbild, Fremdbild und angenommenes Fremdbild können sich sehr ähneln, sie können aber auch sehr unterschiedlich sein. Das ist z.B. dann der Fall, wenn jemand sich darin irrt, wie andere Menschen ihn einschätzen (Unterschied zwischen Fremdbild und angenommenem Fremdbild) oder wenn jemand sich falsch eingeschätzt oder in seiner Person verkannt fühlt (Unterschied zwischen Selbstbild und angenommenem Fremdbild). Den letzten Fall (nur in diesem Fall ist das Identitätsgefühl gering) veranschaulicht Abbildung 23.

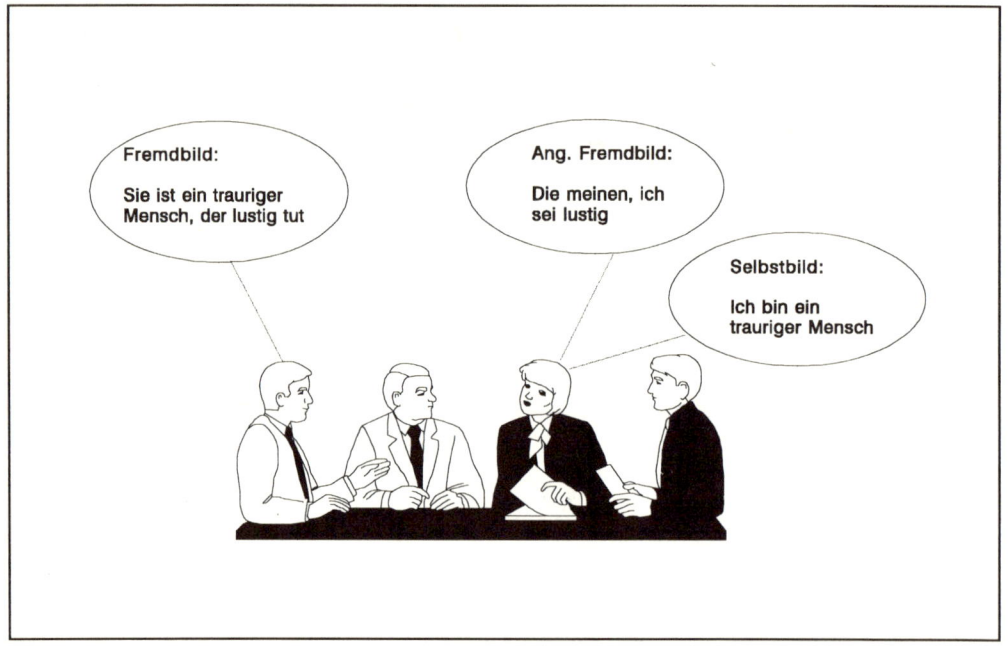

Abbildung 23: Fremdbild und angenommenes Fremdbild stimmen nicht überein

Nachdem diese drei Begriffe eingeführt sind, kann nun sehr einfach der Begriff *Identität* definiert werden:

IDENTITÄT BEZEICHNET DIE ÜBEREINSTIMMUNG ZWISCHEN SELBSTBILD UND ANGENOMMENEM FREMDBILD.

Eine Person empfindet ein hohes Maß an Identität, wenn sie sich genau die Eigenschaften zuschreibt, von denen sie annimmt, daß andere sie bei ihr auch sehen. Somit ist auch deutlich, daß eine Identität mehr oder weniger stark ausgeprägt sein kann, denn Selbstbild und angenommenes Fremdbild stimmen in unterschiedlichem Maße überein.

Da sich das Ausmaß an Identität verändern kann, ist zu klären, wie dies geschieht. Grundsätzlich kann sich das angenommene Fremdbild verändern oder das Selbstbild. Im folgenden wird gezeigt, daß beide Bilder einem ständigen Wandel unterzogen sind und daß jeder Mensch in hohem Maße daran beteiligt ist, diesen Wandel aktiv voranzutreiben.

3.4.1.1 Das Selbstbild

Woher wissen Menschen, welche Eigenschaften sie selbst haben und welche nicht? Woher weiß jemand, daß er fleißig ist oder gesellig, lustig oder mürrisch? Die psychologische Selbstkonzeptforschung gibt darauf Antworten. Sie benennt eine ganze Reihe von Quellen, aus denen Menschen Informationen über sich selbst gewinnen. Hier sollen nur die wichtigsten aufgeführt werden: Direkte und indirekte Eigenschaftenzuschreibungen durch andere sowie die Selbstzuweisung durch den Vergleich mit anderen.

Direkte Eigenschaftenzuschreibungen durch andere
Wie jemand ist, erfährt er manchmal dadurch, daß andere Menschen es ihm direkt mit Worten sagen: »Du bist wirklich ein lustiger Typ«. Mit dieser Aussage wird ihm die Eigenschaft »lustig« zugeschrieben. Eigenschaften werden aber nur selten direkt durch Worte zugeschrieben, besonders bei positiven Eigenschaften ist das selten. Zudem erfolgt eine solche Aussage in der Regel nur von nahen Bezugspersonen, z.B. von Familienangehörigen oder engen Freunden. So eindeutig solche Informationen auch sind, ihre Bedeutung für die Herausbildung eines Selbstbilds ist relativ gering. Informationen werden so selten auf diese Art gewonnen, daß sie nicht ausreichen, um daraus ein Bild von der eigenen Person zu entwerfen.

Indirekte Eigenschaftenzuschreibungen durch andere
Indirekte Zuschreibungen sind viel häufiger und wichtiger für das Selbstbild. Andere Menschen verhalten sich einer Person gegenüber in einer Art, die der Person Informationen darüber geben, wie sie gesehen wird. Zur Verdeutlichung: Ein Schüler wird häufig von anderen Schülern gefragt, ob er ihnen die Hausaufgaben zum Abschreiben geben kann. Das bedeutet wahrscheinlich,

daß sie ihn für fleißig und hilfsbereit halten. Der Mitschüler bekommt also indirekt die Information mitgeteilt, daß er hilfsbereit und fleißig ist. Menschen interpretieren also das Verhalten anderer Menschen ihnen gegenüber. Aus diesen Interpretationen gewinnen sie Informationen über sich selbst. Diese Form der indirekten Eigenschaftenzuschreibung ist weit häufiger als die direkte. Jeder Mensch, mit dem man zu tun hat, kann ein Lieferant einer indirekten Information sein. Problematisch daran ist, daß die Informationen nicht eindeutig sind. Das Verhalten muß interpretiert werden, und jedes Verhalten kann immer unterschiedlich interpretiert werden. Das Verhalten der Schüler im Beispiel von oben kann auch so verstanden werden, daß sie ihren Mitschüler für einen »Streber« halten.

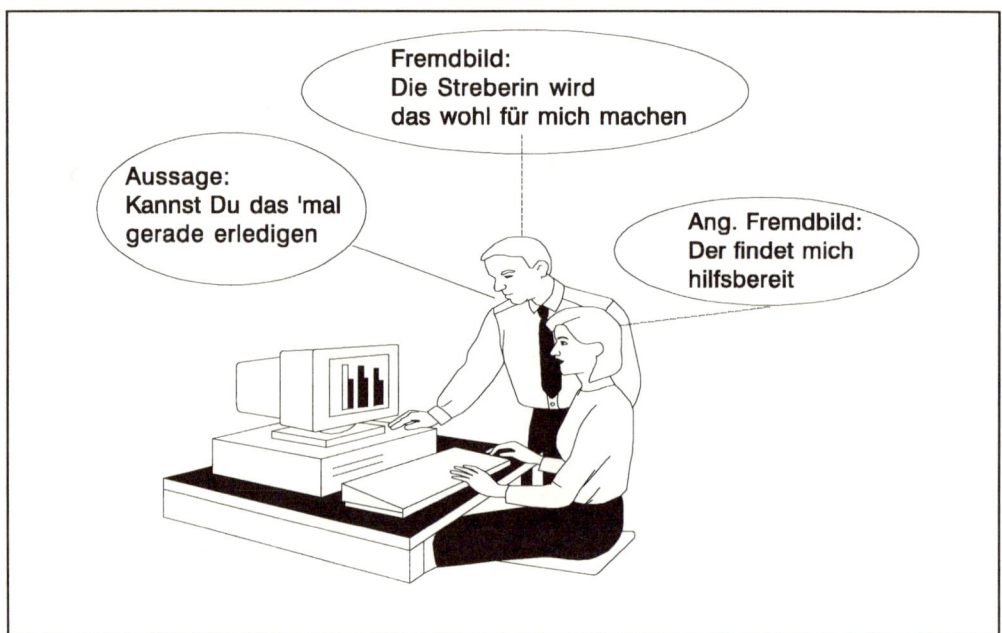

Abbildung 24: Fehlinterpretation eines Verhaltens

Selbstzuweisung von Eigenschaften durch den Vergleich mit anderen
Die vorherigen beiden Informationsquellen gehen auf das Verhalten oder die Aussagen anderer Menschen zurück. Es gibt aber auch die Möglichkeit, Informationen über sich selbst zu gewinnen, indem man sich mit anderen vergleicht. Um sich als fleißig einzustufen, muß man nicht unbedingt die entsprechende direkte oder indirekte Zuschreibung durch andere bekommen. Man kann sein eigenes Verhalten auch mit dem anderer Menschen vergleichen. Wenn ein Pfleger sieht, daß er den ganzen Tag viel arbeitet, während andere Kollegen weniger engagiert oder fleißig sind und viel Zeit untätig im Stationszimmer verbringen, kann er daraus ableiten, daß er selbst wohl fleißig ist. Auch dieser Vergleich mit dem Verhalten anderer Menschen liefert wichti-

ge Informationen über die eigene Person. Aber auch er ist nicht objektiv und ohne Interpretation. Möglicherweise sieht der Pfleger sich selbst als fleißig im Verhältnis zu seinen Kollegen, obwohl er es tatsächlich gar nicht ist. Möglich ist auch, daß er tatsächlich fleißiger ist, daß er aber aus dem Vergleich ganz andere Konsequenzen zieht, z.B. indem er sich sagt: »Ich muß viel mehr arbeiten als die anderen, weil ich viele Sachen nicht so schnell erledigen kann«. Sein Vergleich würde dann nicht die Information »Ich bin fleißig« liefern, sondern die Information »ich bin langsam«.

Weitere Informationsquellen einer Person darüber, wie sie ist, sollen im folgenden nicht weiter aufgeführt werden, da sie weit weniger von Bedeutung sind. Wichtig sind - noch einmal zusammengefaßt -

✎ die direkten, sprachlich mitgeteilten Informationen durch andere (solche Informationen sind selten),
✎ die indirekten Zuschreibungen durch andere (Menschen interpretieren die Art, wie andere sich ihnen gegenüber verhalten. Viele Informationen werden so gewonnen, sie müssen jedoch interpretiert werden) und
✎ der Vergleich eigenen Verhaltens mit dem anderer. Auch so gewonnene Informationen müssen interpretiert werden und sind nicht objektiv.

3.4.1.2 Das Fremdbild

Eine Person erfährt also überwiegend durch andere Menschen etwas über sich selbst. Diese anderen Menschen geben ihr direkt (durch sprachliche Mitteilungen) oder indirekt (durch ihr Verhalten) Informationen aus ihrem Fremdbild. Wie entsteht dieses Fremdbild? Woher wissen Menschen etwas über andere? Auf den ersten Blick scheinen diese Fragen einfach zu beantworten zu sein. Menschen beobachten einander und bilden sich daraus ein Urteil. Tatsächlich sind Beobachtungen wichtig, um sich ein Bild vom Gegenüber zu machen. Aber sie reichen noch nicht aus. Viel wichtiger als das Verhalten einer Person sind ihre Mitteilungen darüber, wie sie ist. Solche direkten Mitteilungen wie »Ich bin ein lustiger Mensch, der außerdem auch freundlich und sportlich ist« werden aber vom Hörer fast nie als eigene Urteile übernommen. Offensichtlich haben Menschen das Bestreben, sich ihre Urteile selbst zu bilden. Deshalb werden Mitteilungen darüber, wie jemand selbst ist, auch selten in so direkter Form weitergegeben. Stattdessen haben sich viele Strategien herausgebildet, diese Eigenschaften nicht offen mitzuteilen, sondern zu verschlüsseln. An die Stelle dieser offenen Mitteilung persönlicher Eigenschaften tritt dementsprechend die Selbstdarstellung. Menschen stellen sich auf verschiedene Arten dar, um bei anderen einen bestimmten Eindruck zu machen - oder anders ausgedrückt: um bei anderen ein bestimmtes Fremdbild zu erzeugen. Woher Menschen ihr Wissen über andere nehmen und die wichtigsten Formen der Gestaltung und Beeinflussung des Fremdbilds, also der Selbstdarstellung, werden im folgenden erläutert.

Selbstdarstellung durch die Kontrolle eigenen Verhaltens
Menschen gewinnen Informationen über andere u.a. dadurch, daß sie deren Verhalten beobachten. Aus diesem Verhalten werden Schlüsse gezogen, die jedoch auch nicht objektiv sind: Jemand, der in einer Gesellschaft wenig erzählt und überwiegend nur den anderen zuhört, wird manchmal als »ruhiger Typ« eingeschätzt, ein anderes Mal aber vielleicht als »ungesellig« oder »mürrisch«. Wie diese Person beurteilt wird, hängt nicht nur von ihrem Verhalten ab, sondern auch vom »ersten Eindruck«, den sie beim Beurteiler hinterläßt. Das Urteil, die Information, ist also keinesfalls objektiv.

Dieses Urteil ist außerdem beeinflußbar durch die beurteilte Person selbst. Mit anderen Worten: Sie kann Verhalten inszenieren, das dazu dient, sich selbst in einer bestimmten Form darzustellen. Solche Verhaltensweisen reichen von einfachem Angeben, das oft als solches durchschaut wird und daher eher ungeeignet ist, über das Tragen oder Verwenden von Statussymbolen bis hin zu sehr unterschwellig wirkenden Selbstdarstellungstechniken, die machmal schwer zu durchschauen sind. Hierzu zählt z.B. das leicht zu durchschauende Telephonieren im Auto (Demonstration von Wichtigkeit und Unersetzlichkeit) oder das schwieriger zu durchschauende »versehentliche« Liegenlassen der Visitenkarte eines wichtigen Menschen, der vielleicht sogar durch Funk und Fernsehen bekannt ist. In diesem Beispiel wird demonstriert: »Ich habe Kontakt zu wichtigen Leuten«. Der Besitz einer Visitenkarte selbst kann schon eine Selbstdarstellung sein, erst recht der Griff in die Seitentasche, um dort mit geübter Hand eine solche hervorzuziehen. Je weniger ein Verhalten als Selbstdarstellung erkannt wird, desto eher hat es die Chance, als wahre Information über den anderen aufgenommen zu werden. Dann besteht für den Beobachter nämlich die Möglichkeit, sich sein »eigenes« Urteil zu bilden. Bei zu leicht zu erkennenden Selbstdarstellungen wird Widerstand produziert, eine andere als die beabsichtigte Information wird gewonnen: "Der Mann ist gar nicht so reich, trotz seines Porsches. Der will ja nur angeben".

Selbstdarstellung durch die Kontrolle des Verhaltens anderer
Wichtige Informationen über eine Person können dadurch gewonnen werden, daß beobachtet wird, wie sich andere Menschen ihr gegenüber verhalten. Wie verhalten sich die Arbeitskollegen? Nehmen Sie den anderen ernst? Fragen sie ihn um Rat (er scheint kompetent zu sein), lachen sie in seiner Gegenwart viel (er ist lustig oder wird nicht ernst genommen)?

Auch hier steht einer Manipulation nichts im Wege. So ist es möglich (und teilweise üblich), daß eine ansonsten umgängliche Stationsleitung im Beisein der Pflegedienstleitung einen herrischen Ton annimmt. Die Kollegen sind daraufhin verschüchtert und verhalten sich dementsprechend. Die Stationsschwester kann so vor der Pflegedienstleitung demonstrieren, daß sie Autorität besitzt. Auch etwa beim Telephonieren sind Techniken der Selbstdarstellung verbreitet. Z.B. gibt es inzwischen auch in Deutschland einen Service, von dem man sich gegen Bezahlung zu einer vereinbarten Zeit anrufen lassen kann, ohne daß dazu eine Notwendigkeit besteht - nur um den Anschein der Wichtigkeit zu verbreiten. Aber Selbstdarstellungen dieser Art sind schwieriger, denn man muß nicht nur das eigene Verhalten kontrollieren, sondern auch das

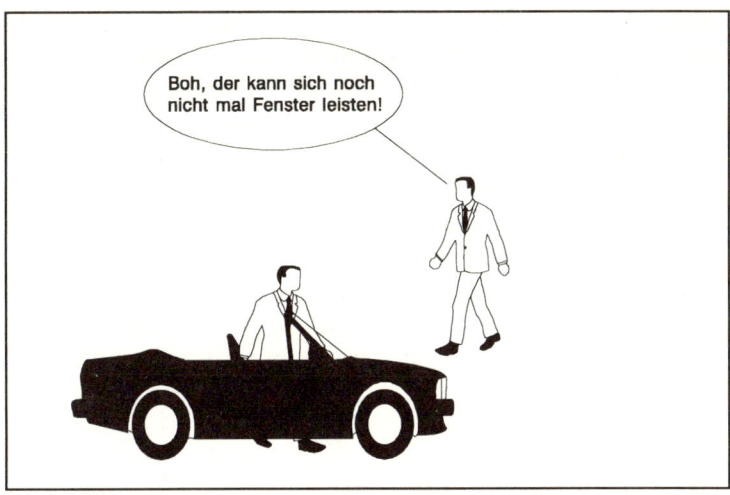

Abbildung 25:
Wenn Selbstdarstellungen »zu dick aufgetragen« werden

von anderen. Selbstdarstellung in dieser Form tritt deshalb nicht ganz so häufig auf, allerdings ist es oft auch schwer als solches zu erkennen.

Selbstdarstellungen durch Mitteilungen

Mitteilungen sind die einfachsten Formen der Selbstdarstellung. Wenn jemand über sich sagt, er sei unglaublich lustig, dann erfordert das keinen so großen Aufwand wie das Einplanen anderer Menschen zwecks Selbstdarstellung. Der Nachteil ist aber ein anderer: Wenn jemand eine positive Selbstaussage macht, stößt er damit auf großen Widerstand beim Hörer. Der wird aus der Aussage nämlich weniger die Information gewinnen, daß der andere so lustig ist, wie er sagt, sondern vielmehr, daß er ungeheuer arrogant ist. Hier macht sich, wie schon oben erläutert, bemerkbar, daß Menschen sich gerne ihr eigenes Urteil bilden und kaum bereit sind, ein Urteil von anderen zu übernehmen. In unserem Kulturkreis ist es ein Tabu, sich selbst direkt mit positiven Eigenschaften zu versehen. Das Ergebnis eines solchen Versuchs der Selbstdarstellung ist Widerstand: Der andere übernimmt diese Information nicht.

Indirekte Mitteilungen dagegen werden häufiger eingesetzt und wirken sehr viel besser. Offensichtlich sind Menschen bestrebt, Informationen über andere nicht direkt zu bekommen, sondern sie als das Ergebnis ihrer eigenen Erfahrungen und Interpretationen zu gewinnen. Deshalb ist eine Schilderung von Ereignissen, die eine ganz bestimmte Interpretation nahelegen, sehr viel angemessener und wirksamer. Jemand, der darüber klagt, daß er den ganzen Tag von Leuten angerufen wird, die etwas von ihm wollen, legt die Interpretation nahe, daß er ungeheuer wichtig ist, obwohl er das nicht gesagt hat. Eine solche Information ist eher beiläufig. Die Hauptaussage besteht ja in der Klage über die vielen Belästigungen. Die Information »andere sind auf mich angewiesen, weil ich so wichtig bin« bekommt der andere nicht direkt mitgeteilt, sondern sie ist das Ergebnis seiner eigenen Interpretation und Schlußfolgerung. Ebenso verhält es sich bei einem Altenpfleger, der darüber klagt, daß er die Arbeit auf der Station überwiegend alleine bewältigen muß. Auch hier teilt er indirekt mit, daß er fleißig und unersetzlich ist. Eine solche Taktik, die indirekte Übermittlung von Informationen über die eigene Person, wird besonders häufig mit Hilfe der Technik des Erzählens angewandt. Im folgenden Abschnitt soll deshalb genauer dargestellt werden, was im Rahmen dieses Artikels unter einer Erzählung (genauer: Alltagserzählung) verstanden wird und weshalb sie sich besonders gut zur Selbstdarstellung eignet. Die Bedeutung für die praktische Altenpflege wird anschließend herausgestellt.

3.4.2 Alltagserzählungen

Unter Alltagserzählungen (im folgenden einfach »Erzählungen« genannt) werden erzählte Erlebnisse verstanden, die eine Reihe von Bedingungen erfüllen müssen: Sie müssen mündlich im Rahmen eines Gesprächs mitgeteilt werden, der Erzähler muß am Erzählten beteiligt sein (als Handelnder oder als Beobachter)[1] und die Erzählung muß etwas Ungewöhnliches beinhalten. Ungewöhnlich ist etwas dann, wenn es den Erwartungen des Erzählers oder den angenommenen Erwartungen des Hörers widerspricht oder wenn das Erlebte den Rahmen des Normalen sprengt (Überschwemmungen in einer Stadt durch das Hochwasser eines Flusses). Später wird deutlich, daß an dieser Stelle in der Erzählung, an der das Ungewöhnliche geschieht, häufig die Selbstdarstellung zu finden ist.

3.4.2.1 Der Wahrheitsgehalt von Erzählungen

Erzählungen sind nie ganz wahr. Häufig sind sie aber subjektiv wahr, d.h. der Erzähler glaubt, daß sich das Erzählte so ereignet hat, wie er es erzählt.

Erinnern ist im Alltagsverständnis etwa gleichbedeutend

> Ich glaube, wir erzählen nie, wie es gewesen ist, sondern wie wir uns vorstellen, daß es wäre, wenn wir es nochmals erleben sollten. Erfahrung offenbart sich als Ahnung.
>
> Max Frisch,
> *Unsere Gier nach Geschichten*

---

[1] Durch diese Voraussetzung fallen die außergewöhnlichen Geschichten, wie sie in den Büchern *Die Spinne in der Yucca-Palme* oder *Die Maus im Jumbo-Jet* von R.W. Brednich zu finden sind, nicht zur Gruppe der Alltagserzählungen. Bei diesen Geschichten handelt es sich überwiegend um das Weitererzählen von Geschichten, die einem anderen widerfahren sind.

mit wahrheitsgetreuer Wiedergabe. Indem Menschen sich erinnern, so die Annahme, wiederholen sie früher Erlebtes. Diese Annahme herrschte lange Zeit auch in der Psychologie vor.

Viele Untersuchungen haben aber gezeigt, daß Erinnerungen keineswegs verläßlich sind. Einfache Sätze beispielsweise können nur kurze Zeit im Gedächtnis gehalten werden, danach stimmt zumindest die Wortfolge nicht mehr. In Erzählungen aber wird gewöhnlich der Höhepunkt der Geschichte in wörtlicher Rede vorgetragen, häufig werden sogar komplexe Gespräche »wörtlich« wiedergegeben. Daß es sich dabei um tatsächlich erinnerte Gespräche handelt, ist ausgesprochen unwahrscheinlich. Das kann leicht an einem Beispiel belegt werden. Ein Schüler erzählt von einem Streit. Auf dem Höhepunkt der Erzählung sagt er:

Und dann hat er gesagt: »Du kannst mich doch 'mal«. Da habe ich die Wut gekriegt und gesagt: »Wenn es Dir hier nicht gefällt, kannst Du ja gehen. Und außerdem habe ich Dir schon tausendmal gesagt, daß ich das nicht leiden kann, wenn Du hier 'rumschnüffelst«. Da hat er geantwortet: »Ich schnüffel hier nicht 'rum, Du leidest ja an Verfolgungswahn...«

Daß diese wörtliche Rede wirklich genau so gewesen ist, ist ausgesprochen unwahrscheinlich, denn niemand kann sich nach einem solchen Dialog an die genaue Wortfolge erinnern. Wie werden wörtliche Dialoge dennoch »erinnert«? Dialoge in Erzählungen sind Erfindungen, keine Wiedergaben. Die Erfindung ist dabei nicht völlig frei und veränderbar, denn der Kern (zentrale Aussagen) eines Dialogs kann durchaus erinnert werden (der Erzähler verdächtigt den anderen, herumgeschnüffelt zu haben, der andere streitet das ab). Rede und Gegenrede um diesen Kern herum werden konstruiert. Diese Konstruktion erfolgt in einem »Nachspielen« der Situation. Das ist häufig dadurch gekennzeichnet, daß durch Imitation der beteiligten Personen einzelne Szenen fast nachgespielt werden (durch Mimik, Lautstärke usw.). Bei diesem »Schauspiel« sind Selbst- und Fremdbilder von zentraler Bedeutung. Jede Figur wird so dargestellt, wie sie vom Erzähler eingeschätzt wird. Die Rolle der eigenen Person wird nachgespielt auf der Basis des Selbstbilds. Die anderen Personen werden aufgrund des Fremdbilds über sie nachgespielt. Statt einer Erinnerung (»Wie war die Geschichte?«) ist also eine Konstruktion (»Wie muß es gewesen sein?«) von zentraler Bedeutung für eine Erzählung.

Ähnlich verhält es sich mit den erzählten Handlungen. Auch diese müssen in der Regel konstruiert werden, weil die entsprechenden Informationen gar nicht im Gedächtnis gespeichert sein können. Auf eine ausführliche Begründung soll in diesem Fall verzichtet werden. Auch die erzählten Handlungen in einer Erzählung sind eher das Produkt eines Schauspiels, einer Konstruktion, als des Erinnerns des wirklichen Geschehens. Dabei kann die schauspielerische Konstruktion auch eine Eigendynamik entwickeln und sich somit zunehmend von dem tatsächlichen Geschehen entfernen. Ein zu starkes Abweichen des Erzählten vom Tatsächlichen oder vom Möglichen wird in der Psychiatrie als *Konfabulation* bezeichnet. Leichte Formen der Konfabulation, der Vermischung von Dichtung und Wahrheit, sind also alltäglich für jeden Menschen.

Ein Erzähler glaubt aber dennoch oft an seine Geschichte, d.h. er hält sie für wahr. Das bestätigt er auch häufig, indem er etwa sagt »Und das ist echt genau so passiert«. Darüber hinaus gibt es aber auch Erzählungen, die weder objektiv noch subjektiv wahr sind. Dabei handelt es sich um Erzählungen, die absichtlich verfälscht oder arg übertrieben oder dramatisiert sind. Übertreibungen sind Beispiele dafür, daß manchmal nicht klar zu unterscheiden ist, ab wann eine Erzählung auch für den Erzähler nicht mehr wahr ist. Wie lange glaubt jemand an seine eigenen Übertreibungen?

Insgesamt kann festgehalten werden: Objektiv ist keine Erzählung wahr. Subjektiv sind Erzählungen oft wahr, lediglich absichtlich verfälschte Geschichten werden auch vom Erzähler nicht mehr als wahr erlebt.

3.4.2.2 Funktionen von Erzählungen

Es gibt verschiedene Funktionen des Erzählens. Dazu gehören besonders die Selbstdarstellung und psychische Entlastung des Erzählers sowie die Unterhaltung/Belustigung und Information des Hörers. Als zentrale Funktionen, so sehen es Sprachwissenschaftler, ist die Selbstdarstellung des Erzählers zu betrachten. Selbstdarstellungen erfolgen durch den Inhalt einer Erzählung. Sie setzen häufig an der Stelle an, an der das Besondere in der Erzählung (s.o.) thematisiert wird. Wenn jemand erzählt, wie er sich den Forderungen seines Chefs entgegengestellt hat, dann ist der Widerstand gegen den Vorgesetzten das Besondere, das Unerwartete. Die Selbstdarstellung besagt: »Ich bin so mutig und so gut, daß ich mir von meinem Chef nichts zu sagen lassen brauche«.

3.4.2.3 Die besondere Eignung der Erzählung zur Selbstdarstellung

Es gibt einige Gründe dafür, ausgerechnet eine Erzählung zum Mittel der Selbstdarstellung zu wählen. Ein wichtiger Grund wurde bereits oben genannt: Erzählungen deuten die Selbstdarstellung nur an. Das Urteil über den Erzähler (»Der ist mutig«) kann und muß sich der Hörer selbst bilden. Dadurch erhält die erzählende Selbstdarstellung den Charakter der Beiläufigkeit, die generell besser geeignet ist, um andere Menschen zu beeinflussen. Zwei weitere Gründe können aufgezeigt werden:

✎ Verhalten, das bestimmte Eigenschaften einer Person verdeutlicht, braucht nicht gezeigt zu werden. Der Familienvater kann den Widerstand gegen seinen Chef zuhause nicht durch sein Verhalten zeigen, er muß darüber berichten oder erzählen.

✎ Sprachlich können falsche Informationen überliefert werden. Tatsächliches und dargestelltes Verhalten können weit auseinanderdriften. Der Familienvater kann erzählen, wie er es seinem Chef gegeben hat, auch wenn er es tatsächlich gar nicht getan und unterwürfig reagiert hat.

Zusammengefaßt kann festgehalten werden: Erzählungen sind aus verschiedenen Gründen besonders gut zur Selbstdarstellung geeignet. Mit diesen Selbstdarstellungen übermitteln Menschen Informationen über sich an andere. Die anderen bilden sich darauf hin ihr »eigenes« Urteil und entwerfen oder verändern ihr Fremdbild vom Erzähler. Da das Dargestellte oft falsch ist, ist oftmals auch das Fremdbild nicht richtig.

3.4.3 Gegenseitige Beeinflussung von Fremdbild und Selbstbild

Grundlegende Motive des Menschen sind sein Bestreben nach Identität und danach, vor sich selbst möglichst gut dazustehen. Dazu ist das Zusammenspiel von Fremdbild und Selbstbild wichtig. Es wurde oben dargestellt, daß Menschen ihr Selbstbild zu weiten Teilen aus den Informationen aufbauen, die sie von anderen Menschen über sich selbst geliefert bekommen. Menschen sehen sich also weitgehend so, wie sie annehmen, daß sie von anderen gesehen werden. Dieses (angenommene) Fremdbild bestimmen Menschen aber wiederum selbst, indem sie täglich bestimmte Formen der Selbstdarstellung anwenden.

Diese beiden entgegengesetzten Vorgänge bedeuten aber letztendlich, daß Menschen sich selbst so sehen, wie sie sich vor anderen Menschen darstellen! Das Selbstbild beeinflußt das Fremdbild und dieses wiederum das Selbstbild. Vereinfacht: Das Selbstbild benutzt das Fremdbild als Spiegel, um sich zu bestätigen.

An einem Beispiel soll dies verdeutlicht werden: Jemand erzählt, daß er nicht zu seiner eigentlichen Arbeit kommt, weil er ständig durch Telephonanrufe von anderen daran gehindert wird.

Heute war wieder ein Tag, man, man, man! Mindestens zwanzig Mal ging das Telephon. Und da soll man noch seine Arbeit vernünftig erledigen. Und dann ruft auch noch der Walter an und fragt: »Hast Du 'mal 'nen Moment Zeit und kannst mir helfen? ...«

Die Selbstdarstellung besagt: »Ich bin sehr wichtig und werde von vielen Menschen als kompetent angesehen«. Durch diese Erzählungen bewirkt der Erzähler, daß andere Menschen vorsichtiger werden im Umgang mit ihm. Bevor sie ihn um Rat fragen, überlegen sie sich vielleicht, ob sie nicht von anderer Stelle die gleichen Informationen bekommen können. Ist dies nicht der Fall, werden sie ihn wahrscheinlich anrufen, sich aber vorweg dafür entschuldigen, daß sie ihn stören. Diese Entschuldigung gibt dem Erzähler jetzt die Information, daß er offensichtlich so wichtig ist, daß er nicht oder nicht gerne wegen Lapalien gestört wird. Durch Selbstdarstellungen in Erzählungen werden Selbstbilder verändert.

Mit der folgenden Erzählung stellt sich eine alte Frau in ungünstiger Form dar. Sie vergleicht ihre Gegenwart mit ihrer Vergangenheit. Sie gelangt zu der Selbstdarstellung, daß sie nun nicht mehr so leistungsfähig ist wie früher.

> Früher, als mein Mann noch lebte, da haben wir viel unternommen. Wir hatten auch einen Schrebergarten. Und neben dem Garten habe ich noch ein ganzes Feld beackert. Jetzt, seit mein Mann tot ist, kann ich das alles nicht mehr. Das ist mir jetzt zu anstrengend.

Die Information für das Fremdbild des Zuhörers lautet: Die Erzählerin ist so schwach, daß sie vielleicht gerade noch ihren Haushalt alleine bewerkstelligen kann. Dementsprechend wird das Verhalten des Zuhörers möglicherweise verändert, indem er der Frau möglichst viel Arbeit abnimmt. Die Frau wird dadurch wiederum erfahren, daß andere Menschen sie für gebrechlich halten. Die Selbstdarstellung verändert auch in diesem Beispiel über den Weg des Fremdbilds das Selbstbild.

Die Veränderung von Selbst- und Fremdbild erfolgt nicht über das Erzählen einer einzelnen Geschichte. In diesem Sinne sind die aufgeführten Erzählungen nur beispielhaft. Wichtig ist, daß Menschen sich in vielen Situationen (und in vielen Erzählungen) immer gleichbleibend oder ähnlich darstellen. Dadurch werden Veränderungen ganz allmählich bewirkt.

Natürlich sind Selbstdarstellungen dieser Art Grenzen gesetzt. Jemand, der die meiste Zeit mürrisch ist, kann sich nicht erfolgreich als lustiger Mensch darstellen und sich dann tatsächlich als einen solchen betrachten. Selbstdarstellungen müssen immer im Rahmen des Glaubwürdigen bleiben, damit der Zuhörer die dargestellten Informationen übernimmt. Das heißt, daß leichte Abweichungen vom tatsächlich Gegebenen, z.B. leichte Übertreibungen, glaubwürdig sind und dementsprechend im Fremdbild etwas verändern können.

3.4.4 Bedeutung der gegenseitigen Beeinflussung für die Identität

Solange die gegenseitige Beeinflussung von Selbst- und Fremdbild reibungslos funktioniert, empfindet eine Person in hohem Maße Identität. Sie sieht sich selbst in etwa so, wie sie meint, auch von anderen Menschen gesehen zu werden. Jemand meint, er sei lustig und gesellig, und er meint, daß andere ihn auch so sehen. Es gibt jedoch eine ganze Reihe von Ereignissen, die diese Harmonie ungünstig beeinflussen können. Dazu gehören besonders alle Ereignisse, in denen für Menschen neue Bezugspersonen wichtig werden (vgl. Kap. 3.1, "Psychosoziale Belastungen im Alter"). Wenn jemand einen oder mehrere Menschen aus seiner nächsten Umgebung verliert, mit denen er viel zu tun hatte (Ehepartner, Freunde, Arbeitskollegen usw., z.B. durch Umzug oder Tod), dann verliert er mit diesem Menschen auch Fremdbilder, die er möglicherweise in vielen Jahren aufgebaut hat. Wenn der Arbeitskollege den Ruf hat (d.h. die meisten Fremdbilder der Kollegen stimmen darin überein), daß er sehr hilfsbereit ist, dann verliert er mit einem Wechsel des Arbeitsplatzes oder mit dem Einstieg ins Rentenalter die Arbeitskollegen als Informationsquellen für sein Selbstbild. Noch drastischer ist dies natürlich der Fall beim Tod des Lebenspartners. Der Lebenspartener ist in der Regel die Person, die dem anderen die meisten und meistens auch angenehmsten Eigenschaften zuschreibt. Der Verlust einer solchen Informationsquelle führt zu einer von zwei möglichen Verhaltenskonsequenzen: Rückzug oder Orientierung an neue Bezugspersonen. Das Identitätsgefühl gerät in beiden Fällen (zumindest vorübergehend) aus dem Gleichgewicht. Eine massive Schwächung der Identität bewirkt eine Identitätskrise.

3.4.5 Identitätskrisen durch den Verlust naher Bezugspersonen

Zuerst soll der Fall untersucht werden, daß eine Person nach dem Verlust einer oder mehrerer wichtiger Bezugspersonen (durch Tod des Ehepartners, Umzug in ein Wohnheim, Verlust des Arbeitsplatzes wegen Kündigung oder Berentung usw.) keine neuen wichtigen Bezugspartner kennenlernt und sich dadurch mehr und mehr isoliert. Das bedeutet, daß sie ihr Selbstbild immer weniger bestätigt bekommt. Stattdessen wird sie viele Eigenschaften zugeschrieben bekommen, die sie nicht als passend wahrnimmt. Solche Zuschreibungen ergeben sich trotz fehlender Bezugspersonen in ganz alltäglichen Situationen: beim Einkaufen (andere versuchen ihr auch dort zu helfen, wo sie keine Hilfe benötigt), beim Benutzen öffentlicher Verkehrsmittel (andere Menschen stehen für sie auf) oder auch im Altenheim, beim unnötigen Helfen während des An- und Ausziehens. Das geschieht dadurch, daß ihr als »typischem« Vertreter einer gesellschaftlichen Gruppe (als alter Mensch, als Witwe usw.) auch die Eigenschaften nachgesagt werden, die dem Vorurteil dieser Gruppe gegenüber entsprechen (alte Menschen sind gebrechlich und schwach, man muß ihnen immer helfen). Die persönlichen Zuschreibungen, die als passend wahrgenommen werden, bleiben aus; die pauschalen Zuschreibungen, die dem Vorurteil entstammen, strömen stattdessen verstärkt auf die Person ein, werden aber nicht als passend erlebt. Am Beispiel einer alten Frau, dessen Ehemann gerade gestorben ist, soll das verdeutlicht werden: Die Frau sieht sich als recht rüstig, bekam dies auch von ihrem Mann, der weniger rüstig war, bestätigt, indem er ihr die körperlich anstrengenden Tätigkeiten überlassen hat. Wenn der Mann nun stirbt, bleibt die Information »Du bist rüstiger als ich« aus. Stattdessen werden ihr von anderen Personen die Eigenschaft »alt« und deshalb »gebrechlich« zugeschrieben. Die Frau erhält also Informationen, die aus ihrer Sicht nicht auf sie zutreffen. Selbstbild und (angenommenes) Fremdbild gehen auseinander. Nach der Definition von oben heißt das, daß die Frau keine Identität empfindet oder zumindest ihre Identität in Frage stellt.

Die zweite Entwicklungsmöglichkeit der Frau nach dem Tod ihres Mannes oder nach einem Heimumzug ist die, daß sie sich einen neuen (engen) Bezugskreis aufbaut. Auch hier werden ihr als alter Frau anfangs viele Eigenschaften zugeschrieben, die sie nicht als passend empfindet. Allerdings hat sie nun die Chance, an den Fremdbildern zu arbeiten. Sie kann dadurch, daß sie sich darstellt, die Fremdbilder bei ihren neuen Bezugspersonen verändern. Sie kann dies durch ihr Verhalten erreichen, aber besonders durch Erzählungen. Denn viele ihrer Eigenschaften kann sie nicht durch Verhalten demonstrieren, weil die Eigenschaften aus ihrer Vergangenheit abgeleitet werden müssen (z.B. dann, wenn sie viele Schicksalsschläge immer wieder weggesteckt hat). Sie ist darauf angewiesen, ihre Vergangenheit zu erzählen - oder anders ausgedrückt: Selbstdarstellung durch das Erzählen von Geschichten zu betreiben. Nur so kann sie zu einer neuen Identität finden, denn so gleicht sie das Fremdbild dem Selbstbild an. Zwar durchläuft sie auch hier eine Phase der Identitätskrise, aber sie findet einen Weg daraus.

Die zweite Lösung - das Suchen einer neuen Identität durch den Aufbau neuer Beziehungen - birgt zugleich eine große Chance, die vielen vertraut ist, die einmal langfristig ihre gewohnte Umgebung z.B. wegen eines Umzugs verlassen haben. Die neue Identität ist oftmals nicht so wie die alte Identität, sondern sie beinhaltet viele neue Aspekte oder betont einzelne Eigenschaften stärker oder schwächer als früher. Diese Chance wird jedoch immer dann sehr erschwert, wenn eine Person einer gesellschaftlichen Gruppe angehört, die mit starken Vorurteilen versehen ist und wenn dazu die Chance gering ist, sich erzählend der neuen Umgebung mitzuteilen. Dies belegt auch ein Befund an türkischen Schülern, die in einer Klasse mit Schülern unterschiedlicher Nationalität unterrichtet wurden: Diese Schüler erhalten von den türkischen und von den deutschen Mitschülern teilweise sehr unterschiedliche Eigenschaftenzuschreibungen. Das Ergebnis ist eine gering ausgeprägte Identität bei diesen Schülern, die nur dann gefestigt wird, wenn zu der deutschen Schülergruppe mehr Kontakt entsteht. Damit würde die Chance eröffnet, sich den anderen erzählend selbst darzustellen.

3.4.6 Konsequenzen für den Umgang mit alten Menschen

Die Konsequenzen aus dem bisher Dargelegten für den Umgang mit alten Menschen gehen in zwei Richtungen. Zum einen muß das Verhalten alten Menschen gegenüber so sein, daß Identitätskrisen vorgebeugt wird; zum anderen müssen Maßnahmen ergriffen werden, um die Identität zu festigen.

Die Vorbeugung einer Identitätskrise bei alten Menschen erfolgt besonders einfach dadurch, daß ihnen nicht der Eindruck vermittelt wird, man schreibe ihnen die »typischen« Eigenschaften alter Menschen zu. Derart ist das Verhalten von Pflegern, wenn sie alten Menschen (vielleicht aus falsch verstandener Fürsorge) alles aus der Hand nehmen und ihnen keinen Verantwortungsbereich mehr überlassen. Die bereits in Kapitel 3.1 referierte Studie zur erlernten Hilflosigkeit im Alter belegt die fatalen Folgen eines solchen Verhaltens. Stattdessen sollte versucht werden, durch eigenes Verhalten den alten Menschen in seinen positiven Selbstannahmen zu bestätigen und in anderen positiven Eigenschaften noch zu stärken. Das gelingt z.B. dadurch, daß den alten Menschen möglichst viele Aufgaben überlassen werden (*aktivierende Pflege*). Diese Aufgaben dürfen keine Alibiaufgaben sein, sondern müssen eine wirkliche Bedeutung haben.

Für die Stärkung des Erlebens von Identität ist das Erzählen von Geschichten von zentraler Bedeutung. Wohl jeder hat sich selbst schon einmal dabei erlebt, daß er ungeduldig wird, wenn jemand, besonders ein alter Mensch, eine bestimmte Geschichte von früher immer wieder erzählt. Häufige Reaktionen darauf sind, daß die entsprechenden Erzähler als in der Vergangenheit lebend und merkwürdig abgestempelt werden. Der Versuch, sich auf diese Geschichten einmal genauer einzulassen, ist eine seltene Reaktion. Dabei wird bei näherer Betrachtung deutlich, daß oftmals nicht Verwirrung der Grund für das Erzählen immer gleicher Geschichten ist, sondern der Versuch, etwas von sich mitzuteilen. Der Erzähler versucht mitzuteilen, wie er war und wie er zu der gegenwärtigen Person geworden ist. Durch das Erzählen versucht er, sich den anderen verständlich zu machen, sich selbst darzustellen und dadurch seine Identität neu zu finden.

> ## Techniken beim Zuhören von Erzählungen
>
> Der Zuhörer muß ...
>
> 1. versuchen, das Erzählte nachzuerleben!
>
> 2. versuchen, die (Psycho-)Logik des Erzählers zu verstehen!
>
> 3. bei positiven Selbstaussagen des Erzählers nachfragen!
>
> 4. Erlebnisqualitäten abfragen!

Abbildung 26: Zuhör-Techniken

In welcher Form sollte auf dieses Erzählen eingegangen werden? Von Bedeutung sind dabei allgemeine Gesprächstechniken, aber darüber hinaus auch andere kommunikative Strategien, die im folgenden erläutert werden.

Statt Überprüfungen der Plausibilität: Nacherleben des Gesagten und des Dargestellten
Wenn im Alltag Geschichten erzählt werden, reagieren Zuhörer oft mit Aussagen, die die Plausibilität der Erzählung betreffen. Das reicht von Äußerungen des Erstaunens (»Das ist doch nicht möglich!«, »wirklich?«, »Das ist ja unglaublich!«), die noch keine oder nur geringe Zweifel an der Glaubwürdigkeit der Aussage aufkommen lassen, bis hin zu offenem Widerspruch (»Das

kannst Du einem anderen erzählen!« oder »Wer's glaubt wird selig!«). Diese Art des Zuhörens ist auf Wahrheitsprüfung ausgerichtet, nicht darauf, die subjektive Wahrheit des anderen zu verstehen. Beim Zuhören ist es wichtiger zu überprüfen, welche Selbstdarstellungen in der erzählten Geschichte verankert sind. Dabei ist es völlig unwichtig, ob das Erzählte objektiv wahr oder übertrieben oder sogar falsch ist. Es kommt darauf an herauszufinden, was der Erzähler einem anderen über sich selbst mitteilt, was er von sich darstellt und wie er das tut. Statt die Plausbilität des Erzählten zu überprüfen, muß der Zuhörer versuchen, das Erzählte aus der Sicht des Erzählers nachzuerleben.

Statt zu widersprechen: Nachfragen

Oftmals werden Widersprüche während des Erzählens offensichtlich. Zuhörer neigen dazu, auf zu große Widersprüche hinzuweisen. Diese Reaktion wird dadurch begünstigt, daß Menschen beim Zuhören ihre eigenen Erlebnisse als Schablone für das Mögliche und das Logische zugrunde legen. Das heißt, daß angenommen wird, andere Menschen müßten Ereignisse genauso erleben wie man selbst. Beim Zuhören muß aber die Geschichte des Erzählers und seine Logik im Vordergrund stehen. Statt zu widersprechen ist es deshalb sinnvoll, den Erzähler nach seiner Logik zu befragen. Wie oder wodurch entsteht für den Erzähler eine Logik? Weshalb weicht sie von der eigenen Logik ab? Danach zu fragen ist wichtiger, wenn das Erzählenlassen zur Identitätsentwicklung eingesetzt werden soll. In einem Beispiel soll angenommen werden, daß in einer Erzählung die Reaktion von Herrn Meier auf Frau Schäfer unglaubwürdig ist. Folgende Nachfragen könnten erfolgen:

✎ »Wie erklären Sie sich, daß Herr Meier so auf Frau Schäfer reagierte?«
✎ »Das ist ja wirklich eine erstaunliche Reaktion von Herrn Meier, finden Sie nicht?«
✎ »Wieso meinen Sie, daß Herr Meier ausgerechnet so reagiert hat?«

Statt der Konzentration auf Problembereiche: Nachfragen bei positiven Selbstäußerungen

Vielen Menschen ist es unangenehm, positive Selbstäußerungen auszusprechen (s.o.). Das gilt auch oft für positive Selbstaussagen, die in Geschichten verschlüsselt sind. Dieses Phänomen ist paradox, denn letztlich ist es ein menschliches Motiv, vor sich selbst und vor anderen Menschen möglichst positiv dazustehen. Daß es oft peinlich ist, erklärt sich daraus, daß die positive Selbstäußerung in unserer Kultur tabuisiert ist. Zur Identitätsfindung können solche positiven Selbstäußerungen aber sehr wichtig sein. Sie können mit leichten Mitteln angeregt werden. Untersuchungen von psychologischen Lerntheoretikern haben belegt, daß ganz bestimmte Aussagen einer Person einfach dadurch in ihrer Häufigkeit gesteigert werden können, daß sie belohnt werden. Eine solche Belohnung stellen schon einfache Rückmeldungen dar, die die Aufmerksamkeit des Zuhörers bestätigen (Kopfnicken, Lächeln usw.). Noch stärker belohnend wirken gezielte Nachfragen an den Stellen, an denen der Erzähler positive Eigenschaften andeutet. Es kann gezielt nachgefragt werden, was genau geschehen ist, weshalb der Erzähler sich so verhalten hat, welche anderen Möglichkeiten zu dem Zeitpunkt zur Verfügung standen usw. Solche Nachfragen bewirken nicht nur eine stärkere Konzentration auf das Geschehen (s.u.), sie geben dem Erzähler auch die Möglichkeit, sich stärker selbst darzustellen. Der Zuhörer kann diese Selbstdarstellungen belohnen und sie somit in ihrer Auftretenshäufigkeit steigern. Zudem ermöglichen die verbalen Belohnungen Erzählungen, die unter anderen, unaufgeforderten Bedingungen, vielleicht zu peinlich wären.

Die Konzentration auf das Angenehme hat darüber hinaus den Vorteil, daß im Erzähler Ressourcen freigesetzt werden, die das Wohlbefinden steigern. Die Erinnerung an positive Eigenschaften verschafft dem Erzähler ein angenehmes Gefühl seiner selbst. Gesprächstherapeutische Verfahren gehen oft genau umgekehrt vor. Sie lassen den Patienten sich oftmals auf Problembereiche konzentrieren. Inwieweit dieses Vorgehen tatsächlich wirksam ist, bleibt bis zum gegenwärtigen Zeitpunkt fraglich.

Statt Konzentration auf das Geschehen: Abfragen von Erlebnisqualitäten
Die Erzählung einer Person kann so gelenkt werden, daß sie das Erzählte zumindest in Ansätzen wiedererlebt. Hierzu ist eine geschickte Form der Gesprächsführung erforderlich. Ihr Grundprinzip besteht darin, den Erzähler danach zu befragen, was er in der erzählten Geschichte ganz konkret erlebt hat (Erlebnisqualitäten). Es kann global gefragt werden, welche Gedanken ihm zu der Zeit durch den Kopf gegangen sind oder was er erlebt hat, als das Erzählte geschah. Viel konkreter kann noch nach sensorischen Erlebnissen gefragt werden, wobei generell jeder Sinneskanal angesprochen werden kann. Eine solche Interview- oder Gesprächstechnik ist in der Abbildung 27 beispielhaft wiedergegeben. Ihr Ziel ist es, den Erzähler sich in eine angenehme Situation hineindenken und -fühlen zu lassen.

Dieses Vorgehen ist selten und wirkt manchmal befremdend. Tatsächlich aber wird es im Alltag und auch psychotherapeutisch in weniger günstiger Form angewandt. Wenn jemand von einem Problem erzählt, reagiert der Zuhörer, besonders wenn er geschult ist (z.B. in klientenzentrierter Gesprächsführung), indem er das Problem vertieft. Er fragt zum Beispiel: »War das nicht schrecklich für Dich?« oder sagt (als Gesprächstherapeut): »Du bist sehr traurig, während Du das erzählst.«

Die Reaktion des Erzählers ist dann typischerweise eine Steigerung der Problembeschreibung. Auch hier wird eine Einengung der Konzentration auf ein einzelnes Ereignis oder Problemfeld erreicht. Nur handelt es sich hierbei um eine Konzentration auf ein unangenehmes Ereignis und auf unangenehme Gefühle. Die Konzentration auf angenehme Gefühle (»War das nicht toll für Dich?«) ist unüblich, obwohl sie für den Erzähler sehr viel angenehmer ist.

✎ Als das geschehen ist, was ist da in Ihnen vorgegangen, was haben Sie da gedacht?

✎ Als Sie das damals erlebt haben, waren Sie da auch so ruhig/so aufgeregt wie jetzt, wenn Sie davon erzählen?

✎ Wenn Sie das jetzt erzählen, erleben Sie das alles dann wieder ein wenig?

✎ Können Sie sich erinnern, wie das genau war? Können Sie vielleicht etwas wahrnehmen - so wie damals? Vielleicht haben Sie ja auch jetzt solche Empfindungen, daß Sie etwas spüren, vielleicht sogar etwas riechen oder schmecken wie damals.

✎ Versuchen Sie doch noch einmal, sich in diese Situation hineinzuversetzen, ob Ihre Vorstellung vielleicht noch klarer wird und Sie einige Kleinigkeiten vielleicht wieder sehen können.

Abbildung 27: Gesprächstechniken für Zuhörer von Erzählungen zur Steigerung der Konzentration auf angenehme Erlebnisse

Erzählungen anregen

Viele alte Menschen neigen dazu, wenig oder gar nichts zu erzählen. Möglicherweise haben sie zu oft erfahren, daß ihre Erzählungen nicht erwünscht oder unglaubwürdig sind. Eine wichtige Aufgabe für Altenpfleger besteht deshalb darin, Erzählungen alter Menschen anzuregen. Dies ist einfach zu erreichen und wird in der Erzählforschung oft praktiziert, indem sogenannte Stimulusfragen gestellt werden. Solche Fragen, z.B. »Können Sie erzählen, wie Sie sich einmal gestritten haben?«, initiieren anfangs kurze und einfache Erzählungen, die jedoch vom Erzähler in der Regel vertieft werden, wenn entsprechende Zuhörtechniken (s.o.) angewandt werden. Abbildung 28 listet eine Reihe solcher Stimulusfragen auf. Sie können in Situationen gestellt werden, in denen der alte Mensch mit anderen Personen zusammen ist. Gruppentreffen können auch speziell die Funktion des Erzählens selbsterlebter Geschichten haben. Dann ist es zum Beispiel möglich, jeden Teilnehmer eine vorher aufgeschriebene Stimulusfrage ziehen zu lassen. Seine Aufgabe ist es dann, den anderen Teilnehmern seine Geschichte zu dem vorgegebenen Thema zu erzählen.

✎ Können Sie sich erinnern,

- als Sie sich einmal versöhnt haben?
- wie Sie einmal etwas besonders Schönes verschenkt haben?
- wie Sie einmal eine gute Tat begangen haben?
- wie Sie sich einmal erfolgreich durchgesetzt haben?
- wie sie einmal einen Unfall hatten?

✎ Können Sie sich an ein besonders schönes Erlebnis im Urlaub erinnern?

✎ Können Sie sich an einen besonders schönen eigenen Geburtstag erinnern?

✎ Haben Sie einmal etwas gekonnt, was Sie anderen voraus hatten?

Diese Fragen können weiter ergänzt werden. Wichtig ist dabei, daß durch die Fragen etwas angesprochen wird, was für die andere Person mit großer Wahrscheinlichkeit angenehm war und daß sie auf ein Thema abzielen, zu dem die Person wahrscheinlich etwas sagen kann.

Abbildung 28: Stimulusfragen zur Initiierung von Alltagserzählungen bei alten Menschen

3.4.7 Indikation und Kontraindikation

Das Erzählen von Geschichten bedarf keiner besonderen Indikationsstellung, denn es ist ohnehin alltäglich. Die gezielte Förderung von Erzählungen kann immer wirkungsvoll eingesetzt werden, wenn ein alter Mensch Schwierigkeiten hat, sich einer neuen Umgebung anzupassen. Generell sollte Erzählungen viel Zeit eingeräumt werden, wenn ein alter Mensch in ein Heim umzieht. Gerade in dieser Situation nämlich muß er sich den anderen Menschen mitteilen.

Eine wichtige Kontraindikation ist jedoch gegeben: Erzählungen sollten nicht speziell gefördert werden bei psychotischen Menschen, also im Alter besonders nicht bei Personen mit einem hirnorganischen Psychosyndrom oder mit anderen Erkrankungen, die mit paranoiden Symptomen verbunden sind. Bei solchen Personen kann die gezielte Förderung von Erzählungen ein sehr starkes Abrücken von der Realität bis hin zum wahnhaften Erleben verursacht werden.

3.4.8 Zusammenfassung

Identität ist das Empfinden von Ähnlichkeit zwischen dem, wie eine Person sich selbst sieht (Selbstbild) und dem, wie sie meint, von anderen gesehen zu werden (angenommenes Fremdbild). Durch viele Techniken betreiben Menschen Selbstdarstellungen, um bei anderen einen bestimmten Eindruck zu hinterlassen. Dieser Eindruck ist wichtig, denn er wirkt auf das eigene Bild von sich selbst zurück. Identität ist durch eine Harmonie dieses Austausches gewährleistet. Viele Ereignisse, besonders im Alter, zerstören jedoch diese Harmonie, eine Identitätskrise ist die Folge. Daraus erwächst gerade dem Altenpflegepersonal eine wichtige Aufgabe für den Schutz und die Festigung der Identität. Ihre besondere Aufmerksamkeit muß darauf gerichtet sein, angemessen mit Erzählungen alter Menschen umzugehen und Erzählungen hervorzurufen. Erzählungen sind ein besonders wichtiges Mittel, um Identität zu wahren oder zu festigen. Spezielle Techniken mit dem Ziel der Förderung des Erzählens werden vorgestellt und erläutert.

3.4.9 Weiterführende Literatur

Zu diesem Themenbereich gibt es nur wenig Literatur. Zu empfehlen ist jedoch das folgende, nicht ganz leicht verständliche, aber sehr interessante Buch:

Mummendey, H.-D. (1990). *Psychologie der Selbstdarstellung*. Göttingen: Hogrefe.

Einige Sprachwissenschaftler haben sich ausführlich mit dem Thema Alltagserzählungen befaßt. Besonders die Ausführungen von U.M. Quasthoff sind für die Erzählforschung wichtig gewesen. Leider ist ihr Buch sehr schwer verständlich geschrieben:

Quasthoff, U.M. (1980). *Erzählen in Gesprächen. Linguistische Untersuchungen zu Strukturen und Funktionen am Beispiel einer Kommunikationsform des Alltags*. Tübingen: Narr.

Auf dieses Buch von Quasthoff haben einige Autoren Bezug genommen und versucht, aus der Kritik daran eigene Theorien zu entwerfen. Dazu gehört G. Michel. Ihre Kritik ist jedoch überwiegend unzutreffend, die aufgestellte Theorie überwiegend nicht oder unzureichend belegt. Dafür ist ihr Buch recht leicht verständlich:

Michel, G. (1985). *Biographisches Erzählen - zwischen individuellem Erlebnis und kollektiver Geschichtentradition*. Tübingen: Niemeyer.

Aus volkskundlichem Interesse hat sich A. Lehmann mit Alltagserzählungen befaßt. Er berücksichtigt bereits in den 70er Jahren die Bedeutung des Zuhörers für die Identitätsentwicklung des Erzählers von Geschichten:

Lehmann, A. (1978). Erzählen eigener Erlebnisse im Alltag. Tatbestände, Situationen, Funktionen. *Zeitschrift für Volkskunde, 74,* 198-215.

Lehmann, A. (1983). *Erzählstruktur und Lebenslauf.* Frankfurt/ Main: Campus.

Literarisch befaßt sich Max Frisch in vielfältiger Weise mit dem Phänomen *Identität durch Erzählungen.* Zu empfehlen sind insbesondere der Roman *Mein Name sei Gantenbein* und die kleine Prosaschrift *Unsere Gier nach Geschichten.* Sie behandeln genau die vorgestellte Thematik auf eine literarisch spannende Art. Der folgenden Quelle ist auch das Zitat von Seite 192 entnommen:

Frisch, Max (1976). Unsere Gier nach Geschichten. In: Max Frisch: *Gesammelte Werke, Bd.4,* S.262-264. Frankfurt/Main: Suhrkamp.

3.5 SCHMERZBEWÄLTIGUNG
(Achim Bongers)

Statistiken ist zu entnehmen, daß sich z.B. in den USA jeder Erwachsene im Durchschnitt an 23 Tagen im Jahr durch Schmerzen beeinträchtigt fühlt. In Deutschland leiden schätzungsweise 5 Millionen Menschen an chronischen Schmerzen. Mehr als eine halbe Millionen von ihnen sind in ständiger Behandlung. Ein großes Problem stellen dabei oft ältere Menschen dar, die Ärzte oder Pflegepersonal immer wieder mit den verschiedensten Beschwerden und Schmerzzuständen aufsuchen, ohne daß für diese Beschwerden eine ausreichende organische Ursache festzustellen ist. Diese Tatsache bedeutet jedoch nicht, daß diese älteren Menschen keine Schmerzen haben! Denn wie weiter unten dargestellt wird, handelt es sich bei Schmerz nicht um ein rein körperliches Phänomen. Vielmehr zeigte sich in Untersuchungen in den letzten 100 Jahren zunehmend die große Bedeutung, die psychologische Faktoren bei der Entstehung und Aufrechterhaltung von - vor allem chronischen - Schmerzen haben. Dadurch entwickelte sich im Laufe der Zeit immer mehr die Auffassung, daß Schmerzen kein objektiv zu erfassendes und zu messendes Phänomen, sondern daß sie zu einem bestimmten Anteil von dem subjektiven Erleben des einzelnen Individuums abhängig sind. So ist es dann letztendlich auch nicht mehr verwunderlich, wenn häufig eine große Diskrepanz zwischen den Klagen der Patienten[1] und den (vermeintlich objektiven) Befunden des Arztes besteht.

Deshalb wird in den nachfolgenden Abschnitten eine Schmerztheorie entwickelt, die dem Leser eine differenzierte Sichtweise der vielfältigen körperlichen und psychischen Prozesse vermittelt, die bei der Entstehung und Aufrechterhaltung von Schmerz eine Rolle spielen. Zunächst soll jedoch in bezug auf die Schmerztherapie auf eine wichtige Unterscheidung eingegangen werden, nämlich die Unterscheidung zwischen akuten und chronischen Schmerzen.

Vorweg noch ein Wort zum Ziel dieses Kapitels: Die Ausführungen zur Entstehung und Aufrechterhaltung von Schmerzen sowie zu den sich daraus ergebenden psychologischen Interventionen sollen dem mit chronischen Schmerzpatienten arbeitenden Personal in erster Linie ein neues Verständnis von Schmerz und so in der Folge ein besseres Verständnis für den Patienten vermitteln. Weiterhin sind in dem Abschnitt über die Anwendung psychologischer Interventionstechniken viele Anregungen zu einem effektiveren Umgang mit Schmerzpatienten enthalten, die letztendlich auch zu einer Verbesserung der Symptomatik auf seiten der Patienten führen sollen. Es sei an dieser Stelle jedoch ausdrücklich erwähnt, daß eine gezielte (psychologische) Schmerz-

---

[1] Hier und im folgenden wird von Patienten, nicht von Bewohnern gesprochen, da es sich dabei um einen geläufigeren und einfacheren Begriff als "der alte Mensch/ der Bewohner mit Schmerzen" handelt.

therapie **immer von einem in der Schmerztherapie erfahrenen Therapeuten vorgenommen** werden sollte, optimaler Weise in Zusammenarbeit mit einem in der Schmerzbehandlung erfahrenen Arzt.

3.5.1 Theoretischer Hintergrund

Schmerz an sich nimmt eine wichtige Funktion im menschlichen Leben ein. Er bildet ein *biologisches Warnsystem. Akuter Schmerz* weist uns auf eine aktuelle Gefährdung unserer Gesundheit hin, z.B. in Form von Erkrankungen, Verletzungen oder Überlastungen. So veranlaßt uns der stechende Schmerz, den wir an der Hand verspüren, wenn wir sie auf eine heiße Herdplatte legen dazu, die Hand möglichst schnell zurückzuziehen - noch bevor schwerwiegende Verbrennungen entstanden sind. Oder der akute Blinddarmschmerz, der uns dazu veranlaßt, einen Arzt aufzusuchen. Das Ignorieren von Schmerzen kann zu schwerwiegenden Folgen für die Gesundheit führen. Der akute Schmerz hat somit eine sinnvolle Warnfunktion.

Von diesem akuten Schmerz, der eine biologisch sinnvolle Warnfunktion besitzt, unterscheidet man den *chronischen Schmerz.* Von chronischem Schmerz spricht man dann, wenn der Schmerz länger als ein halbes Jahr anhält. Dieser chronische Schmerz besitzt keine biologische Funktion mehr. Er stellt für die Betroffenen zumeist ein großes Problem dar, da chronische Schmerzen im Laufe der Zeit zu schwerwiegenden Beeinträchtigungen führen, wie z.B. zu Rückzug, Depressionen, Angst, Verzweiflung und Hoffnungslosigkeit. Die chronischen Schmerzen treten dabei häufig infolge chronischer Erkrankungen auf. Beispiele für derartige Schmerzen sind Rheumaschmerzen, Rückenschmerzen, Kopfschmerzen, Gesichtsschmerzen, Karzinomschmerzen etc. Bei derartigen Erkrankungen hat der Schmerz seine Warnfunktion verloren und wird für den Erkrankten oft zum Hauptproblem. Der Schmerz und seine Folgen (Depression, Angst, Hoffnungslosigkeit etc.) werden zur eigentlichen Krankheit. Die Möglichkeiten der Medizin sind in solchen Fällen häufig beschränkt, da die Ursache der Schmerzen nicht behoben werden kann. Der Schwerpunkt der medizinischen Maßnahmen liegt somit zumeist nicht auf der Behebung, sondern auf der Linderung der Schmerzen. Dies geschieht durch die Verschreibung von Schmerzmitteln, krankengymnastischer Behandlung oder Psychopharmaka. Die Praxis zeigt, daß diese Maßnahmen bei chronischen Schmerzen sinnvoll sind, ihre Wirksamkeit jedoch auch begrenzt ist. Aus diesem Grunde erscheinen psychologische Behandlungsmethoden eine sinnvolle Ergänzung zu den o.g. medizinischen Behandlungsansätzen.

In den folgenden Abschnitten wird ausgeführt, welche psychologischen Behandlungsmethoden existieren und warum sie wirken. Deshalb wird zunächst beschrieben, wie Schmerz (oder besser gesagt: die Schmerzwahrnehmung) in unserem Körper entsteht. Auf Grundlage der dargestellten physiologischen Prozesse, die bei der Schmerzwahrnehmung beteiligt sind, werden in einem nächsten Schritt die psychologischen Faktoren abgeleitet, die das Schmerzerleben beeinflussen. Aus den genannten psychologischen Faktoren werden wiederum psychologische Behandlungsmethoden abgeleitet, die in einem weiteren Schritt, auch in ihrer Bedeutung für die Altenpflege, dargestellt werden.

Die Entwicklung einer Schmerztheorie -
Wie Schmerz entsteht und warum man etwas dagegen tun kann

Betrachtet man die Entwicklung von Schmerztheorien im Laufe der Zeit, stellt man fest, daß diese immer komplexer wurden und zunehmend auch psychologische Prozesse mit berücksichtigen. Im vorigen Jahrhundert bestand zunächst eine sehr einfache Auffassung von der Entstehung von Schmerzen. Man nahm an, daß jeder Hautreiz zunächst eine Berührungs- oder Temperaturempfindung hervorruft. Weiterhin nahm man an, daß dann Schmerzen entstehen, wenn die Intensität (Stärke) des Reizes eine bestimmte Schwelle, die sog. *Schmerzschwelle* überschreitet. Diese Theorie wird deshalb auch *Intensitätstheorie* genannt. Ein Beispiel soll diese Theorie verdeutlichen:

> Kneift man sich zunächst leicht in den Arm, so entsteht zunächst ein leichtes Druckgefühl. Mit zunehmender Stärke des Druckes wird auch das Gefühl stärker, bis sich das Druckgefühl ab einer bestimmten Schwelle schließlich in Schmerz verwandelt. Dabei gilt, bis zu einer gewissen Grenze, auch der Zusammenhang: Je stärker der Reiz, desto stärker der Schmerz.

Gegen Ende des 19. Jahrhunderts führten experimentelle Untersuchungen zu einer neuen Schmerztheorie, der *Spezifitätstheorie*. In diesen Untersuchungen stellte man folgendes Phänomen fest: Sticht man mit sehr feinen Stacheln an verschiedenen Stellen vorsichtig in die Haut, so empfindet man an einigen Stellen einen reinen Schmerzreiz und an anderen Stellen spürt man gar nichts. Aus diesen Ergebnissen folgerte man:

✎ Es gibt in der Haut Nervenzellen, die auf die Wahrnehmung von Schmerzreizen spezialisiert sind. Diese *spezifischen Rezeptoren* nennt man auch *Nocizeptoren*.
✎ Schmerz entsteht nur, wenn diese Nocizeptoren, nicht aber wenn andere Rezeptoren, z.B. Nervenzellen für Druckempfindungen, gereizt werden.
✎ Die Nocizeptoren sind unterschiedlich über den Körper verteilt. An einigen Körperstellen sind sie zahlreich, an anderen Stellen kaum vorhanden.

Ein Beispiel soll auch diese Theorie illustrieren:

> An der Zunge wird schon durch ein leichtes Kneifen Schmerz ausgelöst, während dieselbe Reizstärke am Ohrläppchen zu keinerlei Schmerzempfindung führt.

Genauere Untersuchungsmethoden führten in der Folge zu noch differenzierteren Ergebnissen und somit zu noch komplexeren Schmerztheorien. So zeigten Untersuchungen, daß es nicht nur verschiedene Rezeptoren und somit auch verschiedene Nervenfasern gibt (welche die durch die Rezeptoren aufgenommenen Reize über das Rückenmark an das Gehirn weiterleiten), sondern daß diese Nervenfasern sich z.T. in ihrer Wirkung gegenseitig hemmen. Das bedeutet für die Schmerzentstehung, daß erst bei einem bestimmten *Erregungsmuster* von verschiedenen Nervenfasern Schmerz entsteht. Diese Theorien werden deshalb auch *Erregungsmuster-Theorien* genannt. Diese Theorien beinhalten dabei jedoch auch die Intensitätstheorie: Erst ab einer bestimmten Reizintensität entsteht Schmerz. Auch hier soll ein Beispiel diese Theorie veranschaulichen:

> Wenn Sie sich mit einer Hand in eine Wange kneifen, so verspüren Sie ab einer bestimmten Reizstärke einen Schmerz. Kratzen Sie sich nun gleichzeitig heftig mit der anderen Hand unmittelbar neben der Stelle, an der Sie sich mit der erstgenannten Hand kneifen, so läßt der Schmerz dort nach.

Die hemmende Wirkung des Kratzens läßt sich - stark vereinfacht dargestellt - wie folgt erklären: Sowohl die Nervenfasern, die Schmerzreize weiterleiten, als auch die, die für die Weiterleitung anderer Reize (z.B. des Kratzens) verantwortlich sind, enden zusammen auf ein und demselben Neuron im Rückenmark. Das Neuron ist eine Nervenzelle, das für die Weiterleitung der Nervenimpulse an das Gehirn verantwortlich ist. Die Weiterleitungskapazität der Neurone ist jedoch begrenzt, d.h. sie können in einer bestimmten Zeit nur eine bestimmte Menge an Informationen an das Gehirn weiterleiten. Kommen nun gleichzeitg Impulse durch Kratzen und Kneifen bei diesem Neuron an, so können nicht alle Informationen weitergeleitet werden. Ein Teil der Schmerz- und Kratzimpulse wird damit nicht an das Gehirn weitergeleitet, sondern "verpufft" auf der Ebene des Rückenmarks. Da die Weiterleitungskapazität des Neurons im Rückenmark begrenzt ist, werden bei gemeinsamem Kratzen und Kneifen beide Reize somit nur abgeschwächt weitergeleitet. Die im Gehirn ankommende Schmerzinformation ist somit schwächer als der eigentliche Schmerzreiz am Körper. Diesen Mechanismus macht man sich in der Schmerztherapie z.B. im Rahmen der Akupunktur, Massage oder transkutanen elektrischen Nervenstimulation (TENS) zunutze.

Weiterhin zeigten Untersuchungen, daß sich der menschliche Organismus im Laufe der Evolution auch seine eigenen Möglichkeiten geschaffen hat, mit Schmerzen umzugehen. So hat der Körper die Möglichkeit, bei Bedarf Stoffe (sog. Endorphine = körpereigene Opiate) zu produzieren und auszuschütten, um die Schmerzwahrnehmung abzuschwächen. In der Regel werden diese Stoffe in extremen Streßsituationen ausgeschüttet und führen zu einer Schmerzunempfindlichkeit (Analgesie). Diesen Zustand der Schmerzunempfindlichkeit in extremen Streßsituationen nennt man deshalb auch Streßanalgesie. Im Rahmen der Evolution spielt die Streßanalgesie eine lebens-rettende Rolle, da sie dazu führt, daß ein verletztes Individuum in einer Gefah-rensituation seine Aufmerksamkeit nicht auf die Verletzung richtet (siehe auch oben: Schmerz als Warnsignal), sondern weiterhin auf seine möglicherweise weiterhin gefahrvolle Umwelt. Die Wirkung der Endorphine hält nach Wegfall des Stressors noch für einige Zeit an und geht anschließend zumeist in eine Überempfindlichkeit gegen Schmerzen über. So zeigten z.B. Untersuchungen an Langstreckenläufern, daß die Streßanalgesie nach Ende des Laufes noch ca. 20 Minuten anhält und anschließend in eine Übersensibilität übergeht.

Neben den oben genannten Faktoren der Schmerzschwelle, der Spezifität der Rezeptoren für Schmerzreize, der Weiterleitungskapazität der Neurone im Rückenmark und der Endorphine spielt auch die *muskuläre Anspannung* eine große Rolle bei der Entstehung und Aufrechterhaltung von Schmerzen. So führen Schmerzen i.d.R. auf der Ebene des Rückenmarks reflektorisch, d.h. in Form eines unwillkürlichen und somit nicht bewußt steuerbaren Reflexes, zu einer Muskelanspannung im Gebiet des Schmerzreizes. Die Muskelanspannung wiederum führt dazu, daß dieses Gebiet schlechter durchblutet wird. Die schlechte Durchblutung hat zur Folge, daß der verspannte Bereich über das Blut nicht mehr mit den für eine normale Muskelfunktion notwendigen Stoff-wechselprodukten (wie z.B. Sauerstoff, Elektrolyte etc.) versorgt wird. Diese Unterversorgung führt dann wiederum zu einer weiteren Anspannung der Muskulatur. Hierdurch nehmen einerseits die Schmerzen weiter zu, anderer-seits wird die Blutversorgung durch die weitere Anspannung noch schlechter. Diese Faktoren führen wiederum zu einer weiteren Zunahme der Schmerzen und in der Folge zu einer weiteren Verstärkung der Anspannung usw. Ein *Teufelskreis des Schmerzes* ist entstanden. Hält der Schmerz länger an, so kann es zu einer Chronifizierung der Schmerzen kommen. Der Teufelskreis ist dann ohne Therapie nicht mehr zu durchbrechen. Ein Beispiel für diesen Teufelskreis ist wahrscheinlich jedem aus seinem Alltag bekannt: der Muskel-krampf.

Darüber hinaus können auch Prozesse der Bewertung zu einer weiteren Verstärkung des Teufelskreises und somit zu einer Chronifizierung der Schmerzen beitragen. Denn wird der Schmerz vom Individuum wahrgenom-men, so wird er von ihm i.d.R. als unangenehm und/oder bedrohlich - und somit als Stressor - bewertet. Eine Reaktion des Individuums auf einen Stres-sor ist nun aber auch die Anspannung, wodurch es zu einer weiteren Ver-stärkung des Teufelskreises kommt (zum näheren Zusammenhang zwischen Stressor, Bewertung und körperlichen Reaktionen siehe Kap. 2.5.).

Gehen wir nun noch einmal zurück zu dem Beispiel des gleichzeitigen Kneifens und Kratzens. Wir konnten hieran sehen, daß durch die begrenzte Weiterleitungskapazität der Neurone im Rückenmark die im Gehirn ankommen-de Schmerzinformation schwächer ist als der eigentliche Schmerzreiz am Körper. Dieses hat wiederum zur Folge, daß wir nur einen abgeschwächten Schmerz verspüren. Bei genauer Analyse beinhaltet das Beispiel noch einen weiteren, sehr wichtigen Aspekt des Schmerzes:

Der Schmerz entsteht erst im Kopf, durch die Verarbeitung von (schmerzre-levanten) Informationen und nicht an der Stelle, an der wir den Schmerz letztendlich wahrnehmen. Nicht das Kneifen an sich ist der Schmerz. Die Empfindung von Schmerz entsteht erst dann, wenn die Schmerzreize im Gehirn als solche verarbeitet werden. Schmerzentstehung und -wahrnehmung unterliegen somit auch immer der Wirkung von kognitiven Faktoren. Unter ko-gnitiven Faktoren versteht man Prozesse der Informationsverarbeitung, der Aufmerksamkeit und Aufmerksamkeitssteuerung, der Konzentration, des Gedächtnisses, der Gedanken in Form von Erwartungen und Bewertungen (zur Bedeutung der Bewertung siehe auch oben bei Teufelskreis der Schmerzent-stehung). Mit diesen Faktoren stehen wiederum andere Faktoren in Wechsel-wirkung, die dann ihrerseits wieder Einfluß auf die Schmerzempfindung haben. Solche Faktoren sind z.B. Gefühle (vor allem in Form von Angst, Depression und Hilflosigkeit), Aktivitäten, Sozialkontakte, Persönlichkeitseigenschaften, Lernprozesse in Form von Vorerfahrungen mit Schmerzen und erlernten Copingstrategien, Alter, Geschlecht und kulturelle Einflüsse.

Die bisherigen Ausführungen haben gezeigt, daß es - anders als noch im letzten Jahrhundert angenommen - keine einfache Beziehung zwischen Schmerzreiz und Schmerzempfindung gibt. Schmerz ist vielmehr immer eine Empfindung, die durch zahlreiche körperliche und psychologische Faktoren sowie durch Wechselwirkungen zwischen diesen entsteht und beeinflußt wird. Deshalb ist man in der jüngeren Vergangenheit dazu übergegangen, Schmerz nicht mehr als eine Empfindung zu betrachten, die unmittelbar durch eine organische Erkrankung hervorgerufen wird. Schmerz wird inzwischen vielmehr als ein Phänomen betrachtet, das sich auf drei verschiedenen Ebenen abspielt, wobei diese verschiedenen Ebenen nicht unbedingt in einem engen Zusam-menhang stehen müssen. Die drei Ebenen des Schmerzes sind dabei:

- ✎ Die *physiologisch-organische* Ebene. Schmerz führt auf der körperlichen Ebene zu einer Reihe von meßbaren physiologischen und organischen Reaktionen und Veränderungen, wie z.B. Erregung von Nociceptoren, Freisetzung von Endorphinen etc.
- ✎ Die *subjektiv-psychologische* Ebene. Auf dieser Ebene führt Schmerz zu Reaktionen wie Klagen, Stöhnen, Gedanken, Gefühle usw. Einige dieser Reaktionen können von Außenstehenden beobachtet werden, z.B. Klagen oder Stöhnen. Man spricht hier deshalb auch von offenen Reaktionen. Andere Reaktionen wiederum sind nicht von außen beobachtbar. Man kann auf ihr Vorhandensein lediglich aufgrund von Äußerungen des betrof-fenen schließen, so z.B. auf das Vorhandensein bestimmter Gedanken oder Gefühle. Diese Reaktionen werden deshalb auch verdeckte Reaktionen genannt. Eng mit dieser Ebene verbunden sind wiederum Informationsver-arbeitungs- und Aufmerksamkeitsprozesse sowie Erwartungen, die ihrer-seits wiederum Gedanken und Gefühle beeinflussen. Die Erwartungen ihrerseits hängen wiederum mit Gedächtnisprozessen und diese wiederum mit Erfahrungen und somit mit Lernprozessen zusammen.

✎ Die *motorisch-verhaltensmäßige* Ebene. Hier äußert sich Schmerz als muskuläre Reaktion, z.B. in Form von Muskelanspanung oder zurückziehen eines Gliedes.

Wie der Einfluß der psychologischen Faktoren im einzelnen aussieht und wie man sich ihrer in der (psychologischen) Schmerztherapie bedienen kann, wird ausführlich in den folgenden Abschnitten dargestellt.

Psychische Faktoren, die die Schmerzwahrnehmung beeinflussen

In diesem Abschnitt werden die wichtigsten psychischen Faktoren innerhalb des Schmerzgeschehens dargestellt und ihr Einfluß auf die Schmerzwahrnehmung wird erläutert.

Kontrollierbarkeit
Das Gefühl der Kontrollierbarkeit bzw. Unkontrollierbarkeit kann das Erleben ein und desselben Schmerzreizes drastisch verändern. So zeigten Untersuchungen, daß eine Person dann eine höhere Schmerztoleranz zeigt, wenn sie sich den Schmerzreiz selbst applizieren oder dessen Dauer und Intensität selbst bestimmen kann. So konnten z.B. in Versuchen Versuchspersonen (Vp) eine wesentlich höhere Temperatur (und diese auch noch länger) aushalten, wenn sie den Temperaturregler selbst bedienen durften. Wichtig in diesem Zusammenhang ist jedoch nicht die objektive, sondern die subjektiv empfundene Kontrollierbarkeit. Denn die Schmerztoleranz war bei den Vp auch dann erhöht, wenn man ihnen nur sagte, daß sie die Temperaturzunahme selbst regulieren können, diese jedoch in Wahrheit vom Versuchsleiter gesteuert wurde (vgl. zur Bedeutung des Kontrollglaubens auch Kap. 2.1).
    Im Alltag begegnet uns jedoch häufig die Vorstellung, daß Schmerz ausschließlich organisch bestimmt ist, er nur durch Medikamente gemildert werden kann und das betroffene Individuum an sich keinen Einfluß hat. Es herrscht die Vorstellung vor, daß man seinem Schmerz hilflos (unkontrollierbar) ausgeliefert ist. Für die Wirksamkeit psychologischer Schmerzbewältigungsstrategien erscheint es deshalb ungeheuer wichtig, dem Betroffenen ein angemessenes Verständnis von Schmerz zu vermitteln und ihm seine Einflußmöglichkeiten (häufig sehr mühsam) immer wieder aufzuzeigen, um ihn behutsam zu einem angemesseneren Umgang mit seinen Schmerzen anzuleiten.

Aktivität
Gerade chronische Schmerzen führen fast immer zu einer andauernden Schonhaltung. Während diese Schonhaltung bei akuten Schmerzen durchaus sinnvoll ist - so ist es z.B. bei einem Beinbruch für den Heilungsprozeß durchaus sinnvoll, das Bein zu schonen und ruhig zu stellen - leistet sie bei lang anhaltenden Schmerzen oft einer Chronifizierung Vorschub. Dieses hat mehrere

Gründe:

✎ langandauerndes Schonverhalten führt zu einer zunehmenden Verschlechterung des körperlichen Trainingszustands. Auch kleinste Anstrengungen werden in der Folge zunehmend anstrengender und können über muskuläre Verspannungen zu weiteren Schmerzen führen

✎ durch Inaktivität kommt es zu einem Verlust an sozialen Verstärkern (Zuwendung, Anerkennung usw.), d.h. anregende Umweltreizen fallen weg (vgl. Abb. 16 in Kap. 3.1). Das Individuum wird so weniger von seinem Schmerz abgelenkt und wendet seine Aufmerksamkeit zunehmend auf den Schmerz, wodurch dieser verstärkt wird (s.u.). Diese Tatsache erklärt auch den hohen Zusammenhang zwischen Depression und Schmerz, da bei Depressiven ein extremer Verlust an Verstärkern besteht

✎ Bewegung führt dazu, daß neben den Nociceptoren auch andere Rezeptoren gereizt werden. Dadurch kommt es aufgrund der oben beschriebenen begrenzten Weiterleitungskapazität der Neurone im Rückenmark dazu, daß ein Teil der Schmerzreize nicht mehr weitergeleitet werden kann. Dieser "schmerzlindernde" Mechanismus entfällt bei Schonung.

Abbildung 29 zeigt beispielhaft die Angaben eines Patienten mit chronischen Rückenschmerzen, wie stark er in verschiedenen Situationen seine Schmerzen wahrnimmt.

Aufmerksamkeit und Aufmerksamkeitslenkung
Die menschliche Fähigkeit, Informationen in einer bestimmten Zeit zu verarbeiten ist - nicht nur auf neuronaler Ebene - begrenzt. Strömen zu viele Reize auf einmal auf uns ein, sind wir gezwungen, eine Auswahl zwischen den verschiedenen Reizen zu treffen. Die Fähigkeit, unsere Aufmerksamkeit gezielt auf Reize richten zu können und andere dadurch auszublenden, ermöglicht es uns, zwischen der Wahrnehmung verschiedener Reize "auszuwählen". Dies kann dazu führen, daß wir Schmerzreize in bestimmten Situationen eine Zeitlang gar nicht wahrnehmen und somit auch keinen Schmerz empfinden. Aber auch der gegenteilige Effekt ist möglich: Richten wir unsere Aufmerksamkeit auf den Schmerz, so wird dieser sich verstärken. Um dies zu verdeutlichen, wenden wir uns noch einmal unserem Beispiel des Kneifens zu:

Richten Sie einmal Ihre Aufmerksamkeit auf eine empfindliche Stelle. Kneifen Sie sich dort dann so stark, daß ein (leichter) Schmerz entsteht. Lenken Sie sich anschließend ab. Richten Sie Ihre ganze Aufmerksamkeit z.B. auf einen spannenden Film im Fernsehen oder hören Sie sich einmal Ihr derzeitiges Lieblingslied an. Ist Ihr Schmerz immer noch so stark oder spüren Sie das Kneifen kaum noch?

Kreuzen Sie bitte bei den nachfolgenden Fragen an, wie stark Sie Ihren Schmerz jeweils in Abhängigkeit von den verschiedenen Aktivitäten empfinden. Beobachten Sie sich einmal einige Tage selbst und tragen Sie jeweils ein, wie stark der Schmerz war.

	kein Schmerz	unerträglicher Schmerz
Musik hören	--------X--------------------------------------	
Fernsehen	--------------X--------------------------------	
Sport machen	---X---	
Alleine sein	--X---	
Beim Arbeiten	-----------------------------------X-------------	
Niedergeschlagen sein	---X	
Lesen	-----------------------X-----------------------	
Kinobesuch	----------------------X------------------------	
Mit Freunden zusammen	------X--	
Gelangweilt sein	--X-	
Einkaufsbummel	----------X------------------------------------	
Angst haben	---X	
Dem Hobby nachgehen	--X--	
Beim Sport zusehen	----------------------X------------------------	
Weitere Aktivitäten:		
_____	--	
_____	--	

Abbildung 29: Schmerzstärke in Abhängigkeit von verschiedenen Aktivitäten
(Fragebogen nach Köhler, 1982)

Ein weiteres extremes Beispiel ist der Fußballspieler, der mit einer gebrochenen Zehe weiterspielt und die Schmerzen erst nach Spielschluß wahrnimmt. Eng verbunden mit der Aufmerksamkeitssteuerung ist in diesem Beispiel das oben beschriebene Phänomen der Streßanalgesie, denn es ist davon auszugehen, daß in einem wichtigen und dramatischen Spiel der Spieler soweit gestreßt wird, daß sein Körper Endorphine ausschüttet und der Einfluß der Schmerzreize auf diese Weise abgeschwächt wird. Insofern verdeutlicht dieses Beispiel einen möglichen Zusammenhang der physiologisch-organischen mit der subjektiv-psychologischen Ebene.

Auch in vielen psychologischen Experimenten konnte die Rolle der Aufmerksamkeit innerhalb des Schmerzerlebens nachgewiesen werden. So wies man z.B. Versuchspersonen an, ihre Hand so lange in einen Behälter mit Eiswasser zu halten, bis die Schmerzen unerträglich sind. Die Verweildauer der Hand im Eiswasser wird hierbei als Anzeichen für das Schmerzerleben gesehen. In der Regel gelingt es den Versuchspersonen, ihre Hand ca. zwei

Minuten im Eiswasser zu lassen. Lenkt man die Vp aber von ihrer Hand ab, indem man ihnen Dias zeigt, so sind sie im allgemeinen in der Lage, ihre Hand ca. vier Minuten in dem Behälter zu belassen. Weist man die Versuchsperson hingegen an, sich auf ihre Hand im Eiswasser zu konzentrieren, so halten es die meisten nur ca. 90 Sekunden aus.

Ein wichtiger Punkt innerhalb der psychologischen Schmerztherapie ist deshalb, daß die Patienten lernen, ihre Aufmerksamkeit derart zu steuern, daß sie den Schmerzreiz weniger stark wahrnehmen.

Bewertung - die Rolle der Gedanken
Eine große Rolle im Rahmen des Schmerzerlebens spielt auch die jeweilige Bewertung des Schmerzes durch das Individuum. So wird der Kopfschmerz nach einer durchzechten Nacht von Person A nicht annähernd so schlimm und quälend erlebt wie der gleichstarke Kopfschmerz von Person B, die glaubt, daß der Schmerz von einem Gehirntumor herrührt. Objektiv leiden beide Personen vielleicht an demselben Schmerz. Während Person A jedoch höchstens eine Aspirin einnehmen und den Schmerz nicht weiter beachten wird, wird Person B sehr besorgt sein und den Schmerz ständig beobachten. In der Folge wird sie die geringste Zunahme des Schmerzes als Verschlechterung ihres Gesundheitszustands und als Anzeichen des sich nähernden Todes bewerten. Der Schmerz wird hier als wesentlich quälender empfunden als der nach einer unsolide durchlebten Nacht.

Dieses Beispiel verdeutlicht, wie die Bewertung des Schmerzes durch das Individuum das Schmerzerleben drastisch verändern kann. Je nachdem, ob das Individuum den Schmerz auf eine ernste oder weniger ernste Erkrankung (Ursache) zurückführt (attribuiert), wird es mit dem Schmerz gut oder weniger gut leben können.

Aus diesem Grunde erscheint es im Rahmen der psychologischen Schmerztherapie sehr wichtig, Patienten eine angemessene Sichtweise ihrer Schmerzen zu vermitteln. Dieses erscheint umso wichtiger, wenn man bedenkt, daß bei Patienten häufig unangemessene und unrealistische Krankheitsmodelle bestehen. So bedeutet auch bei einer Tumorerkrankung eine Zunahme des Schmerzes nicht, daß der Tumor in diesem Moment wächst.

Lernprozesse
Kulturelle Unterschiede im Umgang mit Schmerz weisen auf die große Bedeutung von Lernprozessen in diesem Bereich hin. So zeigte sich in kulturvergleichenden Untersuchungen, daß es z.B. in sogenannten Primitivkulturen keinen Geburtsschmerz gibt. Auch wurde in vielen Untersuchungen belegt, daß Japaner im Durchschnitt weniger schmerzempfindlich sind als Westeuropäer. Erklären lassen sich diese Unterschiede durch den verschiedenen Umgang der Gesellschaft mit Schmerzen schon im Kindesalter. So erhalten Kinder in Primitivkulturen und in Japan intensive positive Zuwendung für die erfolgreiche Bewältigung von Schmerzen, während bei Kindern in Westeuropa zumeist das Schmerzverhalten verstärkt wird. So wird eine Mutter in Deutsch-

land ihr Kind i.d.R. nicht dafür mit Zuwendung belohnen, wenn es beginnt, seinen Schmerz zu bewältigen, sondern sie wird beim ersten Schreien ihres Kleinkindes mehr oder weniger in Panik zu diesem rennen und es trösten. Dadurch lernt das Kind, daß das, was ihm gerade wiederfahren ist und der daraus resultierende Schmerz etwas sehr Schlimmes sein muß. Bei der nächsten ähnlichen Erfahrung wird es somit den Schmerz als etwas sehr Bedrohliches bewerten, was wiederum, wie bereits oben gezeigt, zu einer Zunahme des erlebten Schmerzes führt. Lernprozesse haben im Zusammenhang mit Schmerzerleben aber auch noch andere Effekte:

✎ Die Zuwendung von Arzt oder Pflegepersonal - bzw. in dem obigen Beispiel durch die Mutter - auf Schmerzäußerungen wirkt als Belohnung. Das Individuum lernt, daß es bei Schmerzäußerungen Zuwendung aus seiner Umwelt erhält. Dadurch wird die Wahrscheinlichkeit von Schmerzäußerungen erhöht.

✎ Bei einem kurzen Kopfschmerz wird eine Tablette eingenommen und der Kopfschmerz verschwindet. Dies führt dazu, daß die Tabletteneinnahme beim nächsten Schmerz wiederholt wird. Der Medikamentenverbrauch wird erhöht. Andere, gesündere Bewältigungsstrategien werden nicht eingesetzt - wie z.B. ein Spaziergang. Mittelfristig entsteht die Gefahr einer Medikamentenabhängigkeit. Aus Gründen der Vollständigkeit sei noch hinzugefügt, daß bei unsachgemäßem Gebrauch von Schmerzmitteln diese langfristig wiederum Schmerzen verursachen können und hier somit ein Teufelskreis entstehen kann: Das Individuum nimmt Schmerzmittel gegen die durch diese Medikamente verursachten Schmerzen ein.

Wie diese Beispiele zeigen ist gerade für Ärzte und Pflegepersonal der angemessene Umgang mit den Schmerzäußerungen der Patienten äußerst wichtig, um diese zu einem funktionalen Umgang mit ihren Schmerzen anzuleiten.

Gefühle - Der Einfluß von Angst und Streß auf den Schmerz
In mehreren Untersuchungen konnte der enge Zusammenhang zwischen Gefühlen und Schmerzerleben aufgezeigt werden. So stellte man fest, daß ein enger Zusammenhang zwischen Schmerz und Angst sowie Streß besteht:

✎ Schmerz und Angst: Versuche im Labor und Beobachtungen in der Klinik zeigten, daß ängstliche Personen im Vergleich zu durchschnittlich ängstlichen schmerzempfindlicher sind. Mit ein Grund hierfür ist, daß ängstliche Personen in kritischen Situationen körperlich angespannter sind (Anspannung ist ein körperliches Symptom von Angst). Anspannung wiederum führt zu einer Verstärkung von Schmerzen (s.o.). So wird eine ängstliche Frau bei einer Geburt wesentlich angespannter sein und somit mehr Schmerzen erleiden als eine weniger ängstliche Frau. Aus diesem Grunde ist ein wesentlicher Bestandteil von Geburtsvorbereitungskursen auch der Entspannung gewidmet.

✎ Schmerz und Streß: Auch bei langanhaltendem Streß kann es über den Mechanismus der Muskelanspannung zu einer Verstärkung der Schmerzsymptomatik kommen. (Zum Zusammenhang zwischen Streß und Anspannung s. Kap. 2.5.)

Der Einfluß von Angst und Streß verdeutlicht noch einmal die große Bedeutung von An- bzw. Entspannung bei der Entstehung und Aufrechterhaltung von chronischen Schmerzzuständen. Daß von diesen Gefühlen wiederum Querverbindungen zu den o.g. Faktoren bestehen, sei hier nur am Rande erwähnt, da eine ausführliche Darstellung dieser Zusammenhänge den Rahmen dieses Buches ganz erheblich sprengen würde. Nichtsdestotrotz verdeutlicht dieser kurze Abriß der wichtigsten psychologischen Faktoren jedoch noch einmal, daß Schmerz kein rein organischer Prozeß ist. Vielmehr ist Schmerz eine Empfindung, die erst im Kopf entsteht und bei deren Entstehung eine Vielzahl verschiedener Faktoren eine Rolle spielt, zwischen denen wiederum Wechselwirkungen bestehen. Aus diesem Grunde ist Schmerzreiz ungleich Schmerzempfindung. Ist man sich dieser Ungleichung erst einmal bewußt geworden, so ermöglicht einem diese Erkenntnis die erfolgreiche Anwendung verschiedener psychologischer Interventionsstrategien. Diese sollen im nächsten Abschnitt dargestellt werden - jedoch nicht ohne vorher noch einmal zu erwähnen, daß auch deren Wirksamkeit einerseits Grenzen gesetzt sind und sie oft eine fachgerechte medizinische Behandlung nicht überflüssig machen. Sie bieten lediglich eine sinnvolle Ergänzung.

3.5.2 Anwendung

Ziel jeglicher psychologischer Behandlungsmaßnahmen kann nicht sein, dem Patienten seine Schmerzen zu nehmen. Dies wäre eine unrealistische Erwartung an die Psychologie. Anhand psychologischer Maßnahmen kann man dem Patienten "lediglich" dabei helfen, seine aktive Rolle beim Schmerzerleben zu erkennen und ihm Techniken an die Hand geben, durch die er seine Schmerzen lindern kann. In der Folge wird er sich dann nicht mehr als "wehrloses Opfer" seiner Schmerzen fühlen, sondern beginnen, sein Leben wieder aktiv zu gestalten. Dies ist oft mit einer beträchtlichen Steigerung der Lebensqualität verbunden. Es sei aber noch einmal auf die auch oft notwendige fachgerechte (keine Selbstmedikation mit Schmerzmitteln!) medizinische Behandlung der Schmerzen verwiesen.

Im folgenden werden die effektivsten psychologischen Techniken zur Schmerzbewältigung, deren Wirkweise im vorangegangenen Abschnitt theoretisch begründet wurde, im einzelnen so dargestellt, daß sie im Rahmen der Altenpflege angewandt werden können.

1. Schritt: Aufbau von Kontrollüberzeugung - Vermittlung eines angemessenen Verständnisses von Schmerz

Schmerzpatienten erleben in der Regel ihren gesamten Tag als von Schmerzen dominiert. Häufig hört man von diesen Patienten ähnliche Aussagen wie die folgende: "Ich habe den ganzen Tag fürchterliche Schmerzen. Von morgens bis abends nichts als Schmerzen." Sie sehen sich hilflos ihren Schmerzen ausgeliefert. Um einen Patienten zu motivieren, bei Schmerzen anstelle von Medikamenteneinnahme selbst aktiv zu werden, erscheint es zunächst notwendig, ihm ein Verständnis von Schmerz zu vermitteln, bei dem er sich nicht mehr länger als wehrloses Opfer seiner Schmerzen sieht. Er muß zu der Einstellung gelangen: "Ich kann aktiv etwas gegen meine Schmerzen tun!" Dazu ist es zunächst notwendig, dem Patienten eine differenzierte Sichtweise seines Schmerzgeschehens zu vermitteln. Der Patient soll erkennen lernen, daß nicht sein gesamter Tag aus Schmerzen besteht, sondern daß die Schmerzstärke über den Tag schwankt. Um dies zu erreichen wird der Patient zur Selbstbeobachtung angewiesen. Hierbei soll der Patient in sog. *Schmerz-* oder *Aktivitätstagebüchern* festhalten, wie stark seine Schmerzen zu einem bestimmten Tageszeitpunkt waren und was er zu diesem Zeitpunkt gerade gemacht hat. In Protokollblatt 1 ist ein solches Schmerztagebuch abgebildet.

Der Patient wird angewiesen, einerseits an jedem Wochentag zu jeder vorgegebenen Uhrzeit in Stichworten zu notieren, was er gerade gemacht hat. So z.B. für Montag, 6-8 Uhr: Aufgestanden, Morgentoilette, Frühstück. Andererseits wird der Patient aufgefordert, an jedem Tag zu jeder vorgegebenen Uhrzeit die Stärke seiner Schmerzen auf einer Skala zwischen den Polen 0 = kein Schmerz und 100 = unerträglicher Schmerz, einzuschätzen. Wichtig ist hierbei, daß mit dem Patienten vorab die Bedeutung der einzelnen Zahlen besprochen wird, so daß er genau weiß, welche Zahlen er den Empfindungen "kein Schmerz", "etwas Schmerz", "mittlerer Schmerz" usw. zuordnen muß. Weiterhin ist wichtig, daß der Patient seine Eintragungen spätestens am Ende eines jeden Tages macht, damit seine Erinnerungen an die verschiedenen Aktivitäten und Schmerzzustände noch frisch sind. Es ist sinnlos, wenn der Patient am Ende einer Woche alle Eintragungen für die gesamte Woche vornimmt.

In einem nächsten Schritt werden die einzelnen Eintragungen besprochen. Ziel ist hierbei, mit dem Patienten zu erarbeiten, daß

✎ die Schmerzstärke im Verlauf eines Tages schwankt
✎ die Schwankungen oft von den jeweiligen Aktivitäten abhängig sind. So kommt es häufig vor, daß Patienten in Zeiten, in denen sie alleine sind, die stärksten Schmerzen haben, während sie in Zeiten, in denen sie aktiv etwas mit anderen zusammen unternehmen, kaum Schmerzen verspüren (siehe auch oben Abbildung 29).

			Wochentag				
Uhrzeit	Montag	Dienstag	Mittwoch	Donnerstag	Freitag	Samstag	Sonntag
6- 8							
8-10							
10-12							
12-14							
14-16							
16-18							
18-20							
20-22							
22-24							
24- 6							

0 = kein Schmerz .... 50 = mittelstarker Schmerz .... 100 = unerträglicher Schmerz

Protokollblatt 1: Schmerztagebuch

Gelingt es dem Therapeuten, diese Punkte dem Patienten zu vermitteln, so erzeugt er in dem Patienten die angemessene Überzeugung, daß seine Schmerzen (in gewissem Ausmaß) von seinem Verhalten abhängig sind. D.h. mit anderen Worten: Der Patient erhält das Gefühl, daß er seine Schmerzen kontrollieren kann.

Oft ist es in diesem Zusammenhang auch hilfreich, dem Patienten in groben Zügen die Mechanismen der Schmerzentstehung zu vermitteln.
Mit Hilfe der in den vorherigen Abschnitten dargestellten Mechanismen der Schmerzentstehung kann ihm verdeutlicht werden, daß Schmerz nicht unmittelbar von dem Schmerzreiz abhängt, sonderen letztendlich eine "Sache des Kopfes ist".

Bei besonders hartnäckigen Zweiflern empfiehlt es sich, ein Foto z.B. von einem Fakirs zu zeigen und zu besprechen. Fakire spüren trotz massivster Schmerzreize aufgrund meditativer Techniken keine Schmerzen. D.h. sie sind in der Lage, die Wahrnehmung auch unerträglicher Schmerzreize auszublenden und so schmerzfrei zu bleiben.

2. Schritt: Aufbau von Aktivitäten

Im Anschluß an den obigen Schritt leitet man den Patienten nun dazu an, die Aktivitäten zu sammeln, bei denen seine Schmerzen am geringsten sind. Dazu geht man zusammen mit ihm seine Aufzeichungen in den Schmerztagebüchern durch und läßt ihn die Aktivitäten in den folgenden Notfallplan (Protokollblatt 2) eintragen, bei denen er die geringste Schmerzstärke angegeben hat. Der Patient erhält so eine Liste mit Aktivitäten, durch die er Schmerzspitzen abmildern kann. Wichtig bei diesem Notfallplan sind zwei Punkte:

✎ Die Aktivitäten müssen detailliert aufgeschrieben werden. So nützt es i.d.R. sehr wenig, wenn ein Patient die Aktivität "telefonieren" aufschreibt, da ihm in dem Ausnahmezustand von extremen Schmerzen niemand einfallen wird, mit dem er telefonieren kann. Fällt dem Patienten aber jemand ein, so ist in dieser Situation die Wahrscheinlichkeit hoch, daß er nichts zu sagen weiß oder über seine Schmerzen spricht. Der Patient soll deshalb
  - eine Person seines Vertrauens einweihen und diese darauf vorbereiten,
  - deren Telefonnummer immer bei sich tragen und
  - vorher in Ruhe mögliche Gesprächsthemen aufschreiben und diese auch
  - der Vertrauensperson mitteilen.
✎ Der Patient sollte die Liste gut sichtbar angebracht haben bzw. sie immer bei sich tragen.

Der Patient erhält so eine Liste mit Aktivitäten an die Hand, mit denen er seine Schmerzen vermindern, d.h. kontrollieren kann. Durch die erfolgreichen Selbstkontrollversuche des Patienten wird die Lebensqualität im Laufe der Zeit erheblich gesteigert. Es erscheint in diesem Zusammenhang auch sinnvoll, daß der Patient sich über einen längeren Zeitraum selbst beobachtet und von Zeit zu Zeit so überprüft, ob er im Alltag nicht intuitiv neue Schmerzbewältigungs-strategien angewendet hat.

Aktivitäten, bei denen meine Schmerzen gering sind:

_____

_____

_____

_____

_____

Protokollblatt 2: Notfallplan bei Schmerzspitzen

In diesem Zusammenhang ist es auch wichtig, mit dem Patienten den Unter-schied zwischen kurz- und langfristigen Konsequenzen von Verhaltensweisen zu besprechen. Kurzfristig ist es zumeist natürlich so, daß Aktivitäten zu-nächst zu einer Zunahme der Schmerzen führen. Langfristig führen sie jedoch zu einer Abnahme der Schmerzen, da

✎ der Trainingszustand verbessert wird
✎ die Verstärkerrate steigt
✎ neben den Nocizeptoren auch noch andere Rezeptoren gereizt werden.

Demgegenüber führt Schonhaltung kurzfristig zunächst zumindest nicht zu einer Zunahme der Schmerzen, langfristig leistet sie jedoch einer Chronifizierung Vorschub.

Als sehr effektiv haben sich Aktivitäten in Gruppen erwiesen, wodurch gerade auch der ältere Mensch aus seiner Isolation befreit wird. Die Erfahrung in Altenheimen oder Altenclubs, in denen ja häufig ein reichhaltiges Programm geplant und angeboten wird, zeigt jedoch, daß dieses oft nur widerwillig angenommen wird. Die Betreuten zeigen sich i.d.R. wenig dankbar, sind oft unzufrieden, streitbar und wenig interessiert. Bei dem Versuch, ältere Menschen zu Gruppenaktivitäten zu motivieren, sollten deshalb einige wichtige Punkte beachtet werden:

✎ Die Gruppen sollten nicht zu groß sein. Bei vielen Veranstaltungen sind Gruppengrößen von 50 bis 80 Personen keine Seltenheit. Ideal erscheinen Gruppengrößen von 5 bis maximal 15 Personen, da hier so etwas wie ein Gruppengefühl entstehen kann und ein persönlicher Austausch möglich ist. Weiterhin ist in einer kleinen Gruppe auch für den Einzelnen die Hemmschwelle geringer, etwas zu sagen. Wer hat schon den Mut, vor 50 Leuten etwas zu sagen? Bei einer Gruppe von 5 Personen spricht es sich da schon leichter. Auch ist der Zusammenhalt in einer kleinen Gruppe größer. Es fällt eher auf, wenn eine Person fehlt. Die restlichen Gruppenmitglieder sind eher motiviert, nach der fehlenden Person zu fragen. Das Schicksal des Einzelnen ist nicht mehr egal.

✎ Die Gruppenmitglieder sollten in hohem Maße - nämlich soweit sie es können - für die Organisation und Durchführung ihrer Aktivitäten selbst verantwortlich sein. Sicher ist es oft notwendig, daß eine Pflegekraft die Gruppe leitet. D.h. aber nicht, daß sie den Gruppenmitgliedern alles abnehmen soll. Die Selbständigkeit des Einzelnen soll gefördert werden. Die Gruppenmitglieder sollten möglichst viel Raum für eigene Entscheidungen haben. Der Leiter sollte so aktiv wie unbedingt nötig und so passiv wie möglich sein.

✎ Der für die Gruppe verantwortliche Pfleger sollte sich bei allen Aktivitäten der Gruppe anpassen - und nicht umgekehrt. Das gilt z.B. für die Geschwindigkeit, mit der die Veranstaltung durchgeführt wird. Wichtig ist in diesem Zusammenhang auch, daß der Pfleger wohlwollende Geduld bewahrt, so daß sich der Einzelne nicht gehetzt fühlt.

✎ Bei der Auswahl der Aktivitäten sollte man sich an den Bedürfnissen der Gruppenmitglieder orientieren. Der ältere Mensch sollte von den Pflegekräften dort abgeholt werden, wo seine Interessen liegen. Die Interessen von jüngeren und älteren Menschen können sich oft erheblich unterscheiden.

3. Schritt: Aufmerksamkeitsablenkung

Aktivitäten führen aber nicht nur aus den o.g. Gründen der Verbesserung des Trainingszustands, Steigerung der Verstärkerrate und Reizung der Rezeptoren zu einer Abnahme der Schmerzen. Ein weiterer wichtiger Grund für die Wirksamkeit dieser Aktivitäten ist die damit verbundene Aufmerksamkeitsablenkung. Bei Aktivitäten wird die Aufmerksamkeit des Patienten weg vom Schmerz und hin auf ein äußeres Objekt, z.B. Musik, Buch, Film, Gespräch, gelenkt. Man spricht in diesen Fällen deshalb auch von äußerer Aufmerksamkeitsablenkung. In einigen Situationen, z.B. nachts, ist die Zahl äußerer aufmerksamkeitsablenkender Objekte sehr gering oder gar gleich Null. In diesen Situationen hat sich eine weitere Technik der Aufmerksamkeitsablenkung bewährt, die der inneren Aufmerksamkeitsablenkung. Innerlich ablenken kann man sich, indem man seine Phantasie zu Hilfe nimmt. Ziel ist auch hier, seine Aufmerksamkeit weg von seinen Schmerzen, hin zu inneren Vorstellungsbildern zu lenken. Nach einiger Zeit des Übens erfordern die inneren Vorstellungsbilder die gesamte Informationsverarbeitungskapazität, so daß keine Kapazitäten mehr für die Wahrnehmung und Verarbeitung von Schmerzreizen vorhanden sind. "Innere Phantasiebilder, die die Aufmerksamkeit fesseln, sind mächtige Helfer, um den Schmerz aus dem Zentrum der Wahrnehmung in den Hintergrund zu drängen und ihn dort zu halten" (Rehfisch u.a., 1989, S.129).

Es gibt mehrere Möglichkeiten, die Aufmerksamkeit vom Schmerz weg und hin auf innere Phantasiebilder zu lenken. Allen ist jedoch gemeinsam, daß sie einiger Übung bedürfen, bis sie auch unter starken Schmerzen erfolgreich angewandt werden können. Denn starke Schmerzen sind eine extreme Streßsituation, und ein Merkmal von Streßsituationen ist, daß man in ihnen nur (hoch) geübte Verhaltensweisen anwenden kann (näheres dazu in Kap. 2.5). Deshalb ist es wichtig, dem Patienten zu vermitteln, daß es in der Natur der Sache liegt, daß die angewandten Techniken erst nach einiger Zeit des Übens wirken werden, Rückschläge in Übungsphasen normal sind und eine eventuelle Unwirksamkeit somit weniger auf eine generelle Unwirksamkeit der Technik noch auf die generelle Unfähigkeit des Patienten zurückzuführen ist als vielmehr auf ein noch zu geringes Maß an Übung.

Beispielhaft sei hier eine Übung zur inneren Ablenkung dargestellt, die Übung "Ort der Ruhe und Entspannung":

Machen Sie es sich bequem; wenn Sie können, schließen Sie Ihre Augen. Wenn nicht, so halten Sie sie noch offen und schließen Sie sie einfach dann, wenn es an der Zeit ist. Beginnen Sie dann langsam auf Ihren Atem zu achten, ohne jedoch den Atem dabei zu kontrollieren. Achten Sie auf das Ein- und Ausatmen und auf das damit verbundene Heben und Senken der Bauchdecke. Heben beim Ein- und senken beim Ausatmen. Und vielleicht spüren Sie schon - ein klein wenig - diese angenehm entspannende Wirkung des Ausatmens; wie ihr Körper mit jedem Ausatmen schon ein klein wenig von seiner Spannung abgibt;

Sie sich mit jedem Ausatmen ein klein wenig mehr in diesen angenehmen Zustand von langsam einsetzender und sich langsam vertiefender Entspannung begeben. Wie mit jedem Ausatmen in dem Maße, in dem Sie ihren Atem spüren, sich die Entspannung langsam und immer weiter vertieft.

Und stellen Sie sich dann langsam einen Ort vor. Einen Ort der Ruhe und Entspannung. Einen Ort den Sie vielleicht schon von irgendwo her kennen, z.B. aus einem Urlaub. Oder ein Ort, der jetzt ganz neu auftaucht. Aber egal, ob bekannt oder unbekannt - spüren Sie die Ruhe und Entspannung, die von diesem Ort ausgeht. Stellen Sie sich diesen Ort einmal ganz genau vor. Achten Sie genau darauf, was Sie alles sehen. Schauen Sie sich alles ganz genau an. Achten Sie, während die Entspannung immer weiter zunimmt und sich immer weiter vertieft auch darauf, was Sie alles hören, was Sie riechen, spüren und schmecken. Achten Sie auf jedes Detail, nehmen Sie alles mit jeder Faser ihres Körpers wahr und genießen Sie, solange Sie möchten, dieses angenehme Gefühl der Ruhe und Entspannung, das mit diesem Ort verbunden ist. Und kommen Sie dann langsam mit Ihren Gedanken wieder hierhin zurück, räkeln sich einmal, atmen einmal tief ein und aus und öffnen Sie dann wieder Ihre Augen.

In der Entwicklung neuer Übungen sind der Phantasie der Therapeuten, aber auch der der Patienten keine Grenzen gesetzt. Wichtig ist lediglich, daß generell die folgenden Regeln bei der Durchführung derartiger Übungen beachtet werden:

✎ Sie müssen oft geübt werden.
✎ Nehmen Sie eine bequeme Haltung ein. Setzen oder legen Sie sich so, daß möglichst viele Muskelpartien unterstützt werden oder aufliegen können.
✎ Achten Sie auf eine angnehme Zimmertemperatur. Es sollte weder zu warm noch zu kalt sein. Auch Zugluft sollte nicht vorhanden sein.
✎ Oft ist es zu Beginn der Übung hilfreich, so wie oben beschriebenen, auf seinen Atem zu achten, um so schon ein gewisses Maß an Entspannung herbeizuführen.
✎ Versuchen Sie innerhalb der Übungen sich die Empfindungen auf allen Sinneskanälen vorzustellen. So z.B. bei der Vorstellung eines Strandes: Was sehen Sie (Wasser, Strand, Sonne, attraktive Männer/Frauen), hören Sie (Rauschen der Wellen, Gesprächsfetzen, Möwengeschrei), fühlen Sie (Wärme der Sonne auf der Haut, Sand unter den Füßen), riechen Sie (Geruch des Meeres, Sonnenöl), schmecken Sie (salziger Geschmack des Meeres auf den Lippen)?

Weitere Motive, die sich bei Phantasiereisen bewährt haben, sind:

✎ Bootsfahrt
✎ Ballonreise
✎ Bergwandern
✎ auf der Wiese liegen
✎ Waldspaziergang

Es hat sich jedoch auch gezeigt, daß der Patient für diese Art der Ablenkung eine ausreichende Vorstellungsfähigkeit besitzen muß. Nach Untersuchungen besitzen ca. 90% der Bevölkerung eine ausreichende Vorstellungsfähigkeit. Anhand des folgenden Tests läßt sich dabei vorab die Vorstellungsfähigkeit des Patienten leicht überprüfen (nach Rehfisch u.a., 1989):

> Ich möchte nun einen kurzen Test mit Ihnen durchführen. Schließen Sie einmal bitte kurz Ihre Augen und atmen Sie tief ein und aus, ohne dabei jedoch das Atemtempo zu verändern. Entspannen Sie sich langsam. Achten Sie darauf, wie Sie mit jedem Ausatmen ein klein wenig mehr von Ihrer Anspannung abgeben, sich mit jedem Ausatmen ein klein wenig mehr entspannen. Stellen Sie sich nun eine Blume vor. Irgend- eine Blume, die Ihnen gerade in den Sinn kommt. Schauen Sie sich die Blume genau an. Was für eine Farbe hat ihre Blüte, sehen Sie sich auch die Farbe und Form ihrer Blätter an. Vielleicht können Sie auch den Geruch wahrnehmen und auch die Blätter und den Stiel fühlen. Gut - beenden Sie nun die Übung und öffnen Sie wieder Ihre Augen.

Befragt man den Patienten anschließend und er gibt an, daß er eine Blume - oder ein spontan anderes Bild - vor seinem geistigen Auge gut sehen konnte, so ist dies ein sicherer Indikator dafür, daß seine Vorstellungfähigkeit aus- reicht. Berichtet er darüber hinaus, daß er sich auch Gerüche und Berührungen vorstellen konnte, so wird er umso besser mit den Vorstellungsübungen zurechtkommen.

4. Schritt: Bewertung

Wie bereits oben dargestellt, spielt auch die Bewertung des Schmerzes eine große Rolle innerhalb des Schmerzgeschehens. Oft führen falsche Vor- stellungen über die zugrundeliegende Erkrankung zu einer unnötigen Ver- schlimmerung der Schmerzsymptomatik. Deshalb muß hier der erste Schritt eine umfassende Aufklärung über die zugrundeliegende Erkrankung sein. In diesem Zusammenhang kann es eine wichtige Aufgabe des Altenpflegers sein, den älteren Patienten dazu zu ermutigen, sich bei eventuell vorhandenen Unklarheiten an den behandelnden Arzt zu wenden. Denn gerade ältere Menschen finden oft nicht den Mut, bei einer in Arztpraxen teiweise bestehen- den Massenabfertigung genügend Raum und Zeit für ihre Fragen einzufordern.

Häufig sind den Patienten die mit den Schmerzen verbundenen Bewertungen und Gedanken jedoch gar nicht bewußt. Oft sind es bei Schmerzen immer wieder auftretende Gedanken der Hoffnungslosigkeit, Verzweiflung oder Aufgabe. Diese Gedanken führen dazu, daß die Schmerzen umso bedrohlicher und schwerer wahrgenommen werden (versuchen Sie sich einmal vorzustellen, was für einen Unterschied es macht, ob Sie bei einem Schmerz einerseits denken, daß dieser niemals mehr weggeht oder andererseits glauben, daß er nach ein paar Minuten vorbei ist). In diesem Falle ist es Aufgabe des Therapeuten/Altenpflegers, dem Patienten bei der Identifizierung seiner automatischen (unbewußten) Gedanken zu helfen und ihn zu einer systematischen Selbstbeobachtung anzuleiten. Zunächst erscheint es sinnvoll, dem Patienten alltagsnah das Konzept der automatischen Gedanken zu erklären (zum Konzept der automatischen Gedanken und seiner Erklärung siehe Kap. 2.5) und ihn anschließend zur Selbstbeobachtung anhand der Spaltentechnik anzuleiten. Der Patient wird angewiesen, in Situationen, in denen er besonders starke Schmerzen verspürt, seine Gedanken und die damit verbundenen Gefühle anhand des Protokollblatts 3 aufzuschreiben.

Situation	Schmerzstärke	Gedanken	Gefühle
_____	_____	_____	_____
_____	_____	_____	_____
_____	_____	_____	_____
_____	_____	_____	_____
_____	_____	_____	_____

Protokollblatt 3:
Selbstbeobachtung unangemessener schmerzbezogener Gedanken

In einem nächsten Schritt wird der Patient zu einer Realitätstestung seiner Gedanken angeleitet. D.h. der Patient soll überprüfen, ob seine Befürchtungen innerhalb der Situation eingetroffen sind. Stimmt es wirklich, daß "der Schmerz niemals mehr nachläßt", "ich dem Schmerz hilflos ausgeliefert bin", "es immer schlimmer wird", "ich das nicht mehr aushalten kann" etc. Ausgehend von den Ergebnissen dieses Realitätstests soll der Patient nun in einem nächsten Schritt den negativen Äußerungen entgegenstehende positive Gedanken formulieren und aufschreiben. Diese positiven Gedanken soll der Patient bei der nächsten Zunahme seiner Schmerzen immer wieder zu sich selbst sagen. Diese Technik wird deshalb auch positive Selbstverbalisation genannt (siehe dazu auch Kap. 2.5 und 3.3). Letztendlich entscheidend ist, daß der Patient diese positiven Gedanken nicht stumpfsinnig formelhaft wiederholt, sondern daß er von der Richtigkeit seiner Gedanken überzeugt ist. Deshalb ist es sinnvoll, mit dem Patient immer wieder Alltagssituationen zu erarbeiten, in denen sich seine positiven Gedanken bestätigt haben. Dies ist für den Therapeuten oft ein mühsames Unterfangen, da die negativen automatischen Gedanken oft tief verwurzelt sind. Umso wichtiger ist es, im Umgang mit dem Patienten nicht ungeduldig zu werden, sondern kontinuierlich auch kleinste Fortschritte zu verstärken. Einige positive Selbstverbalisationen sind in der folgenden Abbildung 30 wiedergegeben (nach Rehfisch).

Wichtig ist in diesem Zusammenhang, daß der Patient seine positiven Selbstverbalisationen aufschreibt und diese immer bei sich trägt, damit er sich - zumindest anfangs noch - seine positiven Gedanken im Notfall schwarz auf weiß vor Augen führen kann. Die Gedanken sollten dabei immer positiv, d.h. ohne Verneinung, formuliert sein (denken Sie an das Beispiel mit dem Eisbären aus Kap. 2.5).

✎ "Ich kann gegen meine Schmerzen selbst etwas tun."
✎ "Andere schaffen das auch."
✎ "Ablenkung hilft am besten."
✎ "Letztes mal habe ich es auch geschafft."
✎ "Entspannung tut gut und hilft."
✎ "Tief durchatmen und ruhig bleiben."

Abbildung 30: Beispiele für positive Selbstverbalisationen bei Schmerzen

5. Schritt: Lernprozesse - Bewältigungsverhalten verstärken und alternatives Verhalten erlernen

In dem Abschnitt über die Bedeutung psychologischer Faktoren bei der Entstehung und Aufrechterhaltung von Schmerzen wurde auch auf die Rolle von Lernprozessen eingegangen. Gerade in der Arbeit mit älteren Menschen erscheinen hier zwei Punkte besonders bedeutsam:

1. Ältere Menschen "holen" sich einen großen Teil der Zuwendung und Kontakte, die sie brauchen, über das Äußern von Krankheitssymptomen wie z.B. Schmerzen. Die erste Reaktion der Umwelt auf Schmerzäußerungen ist dabei natürlich Zuwendung. Dadurch wird das Äußern von Schmerzen verstärkt und dessen Auftretenswahrscheinlichkeit erhöht (s.o.).
2. Ältere sind, oft aufgrund körperlicher Gebrechen (z.B. Schwerhörigkeit) oder auch einfach aufgrund mangelnden Trainings, häufig im sozialen Umgang sehr unsicher. Soziale Situationen werden mehr und mehr gemieden. Die Folge ist eine zunehmende soziale Unsicherheit. Kommt es dann zu sozialen Kontakten, sind diese aufgrund der Unsicherheit sehr streßbesetzt. In streßbesetzten Situationen greift man nun i.d.R. auf die Verhaltensweisen zurück, die am höchsten geübt sind. Und die bestgeübteste

Verhaltensweise in sozialen Situationen ist bei älteren Menschen häufig das Äußern von Schmerzen. Hier hat der ältere Mensch ja relativ rasch gelernt, daß er daraufhin Zuwendung erhält. Dieser Mechanismus führt, bis zum Exzeß betrieben, zu folgender Situation, die den meisten von uns aus eigener Erfahrung bekannt sein dürfte:

Ab einer gewissen Häufigkeit von Schmerzäußerungen beginnt nämlich die Umwelt, genervt zu reagieren und sich etwas zurückzuziehen. Um dem Rückzug entgegenzuwirken, wird der Schmerzpatient in seinem berechtigten Bedürfnis nach Zuwendung vermehrt seine Schmerzen äußern. Dies führt auf der anderen Seite wieder zu einer Verstärkung der Rückzugstendenz, dies wiederum zu einer Erhöhung der Rate der Schmerzäußerungen usw. Dieser Kreislauf läßt sich mühelos bis zu dem Punkt fortsetzen, an dem die Enkelkinder erklären, daß sie "nicht mehr mit zur Oma fahren, weil die ja sowieso nur über ihre Krankheiten redet" oder der Altenpfleger dem Patienten schon mit Widerwillen begegnet, bevor er diesen überhaupt sieht.

Um diesen Teufelskreis aufzulösen, sind folgende Wege zu beschreiten, wenn möglich parallel:

✎ Zuwendung auf jeden Fall, aber richtig. D.h. der ältere Mensch muß die Erfahrung machen, daß der Kontakt zu ihm nicht von seinen Schmerzen abhängt. Zuwendung sollte deshalb niemals auf Schmerzäußerungen hin erfolgen, sondern auf das Bewältigungsverhalten. Konkret bedeutet dies im Rahmen des oben beschriebenen Kreislaufes: Wenden Sie sich dem älteren Menschen nicht dann zu (weder verbal noch nonverbal), wenn er Schmerzen äußert. Geben Sie ihm dann Ihre Aufmerksamkeit, wenn er Äußerungen darüber macht, daß bzw. wie er gerade seinen Schmerz bewältigt. Wichtig ist in diesem Zusammenhang jedoch auch: Schmerzverhalten nicht verstärken heißt trotzdem, die Schmerzen des Patienten ernstnehmen! Gehen Sie immer davon aus, daß der Patient auch Schmerzen hat, wenn er Schmerzen äußert. Wenn der Patient merkt, daß Sie seine Beschwerden nicht ernst nehmen, können Sie keine therapeutische Beziehung aufbauen. Spannungen zwischen Ihnen werden die Folge sein. D.h. somit: **den Schmerz nicht nicht ernstnehmen, sondern richtig mit ihm umgehen!**

✎ Loben Sie ihn nach Intervallen, in denen er nichts über seinen Schmerz gesagt hat derart, daß Sie seinen Umgang mit den Schmerzen loben. Aber nicht nur einmal loben, sondern häufiger. Aber Achtung: dabei nicht aufgesetzt und ungeduldig wirken. Denken Sie in diesen Augenblicken daran, daß der Patient in diesem Augenblick eine für ihn wirklich große Leistung vollbracht hat. Nur der Vollständigkeit halber und um Mißverständnisse zu vermeiden sei erwähnt, daß bei akutem Schmerz gerade das Pflegepersonal aufmerksam nachschauen sollte, wo die Ursachen für die Schmerzen liegen, um gegebenenfalls eine medizinische Behandlung einleiten zu können.

✎ Sprechen Sie mit dem Patienten auch über andere, nicht schmerzbesetzte Themen.

✎ Mit dem unsicheren älteren Menschen sollte ein Selbstsicherheitstraining durchgeführt werden, in dessen Rahmen seine sozialen Kompetenzen wieder auftrainiert werden und er so lernt, auf flexible Art und Weise wieder Kontakt zu seiner Umwelt aufzunehmen. Zur genauen Durchführung eines solchen Trainings sei auf das entsprechende Kapitel 3.3 in diesem Buch hingewiesen.

6. Schritt: Gefühle - Die Wirkung der Entspannung

Wie bereits oben im Abschnitt beschrieben, können verschiedene Gefühle zu einer Verstärkung der Schmerzproblematik führen. Vermittelnder Mechanismus zwischen Gefühl und Zunahme/Chronifizierung des Schmerzes ist dabei häufig körperliche Anspannung (siehe den Teufelskreis der Schmerzentstehung), da viele Gefühle - wie z.B. Angst und Streß - mit einer Erhöhung des Muskeltonus verbunden sind. Entspannungtraining ist somit eine wirksame Technik zur Durchbrechung des o.g. Teufelskreises.

Bei der progressiven Muskelentspannung werden die verschiedenen Muskelpartien nacheinander zunächst angespannt und dann entspannt, bis der gesamte Körper entspannt ist. Der Entspannungszustand tritt dabei als Reflex auf das Lösen der Anspannung ein. Die einzelnen Muskelpartien (Armmuskeln, Beinmuskeln usw.; genauere Beschreibung in der Anleitung im Anhang von Kapitel 2.5) werden nur so weit angespannt, daß die Patienten keinen Schmerz verspüren. Die schmerzhaften Muskelpartien sollten nicht bzw. nur so stark angespannt werden, daß sich die bestehenden Schmerzen nicht verstärken! Wichtig ist somit, die Muskeln nicht zu stark, sondern nur deutlich spürbar anzuspannen. Die Patienten werden angewiesen, sich nach dem Loslassen der Anspannung auf das langsam eintretende Gefühl der Entspannung zu konzentrieren und auf den Unterschied zwischen der vorangegangenen An- und der sich jetzt einstellenden Entspannung zu achten. Die Übung kann sowohl im Liegen als auch im Sitzen durchgeführt werden. Achten Sie als Leiter darauf, daß die Patienten eine bequeme Sitzhaltung einnehmen. Eine solche Sitzhaltung wird erreicht, indem sich der Patient weit nach hinten in einen Stuhl setzt. Der Rücken sollte angelehnt und die Körperhaltung gerade sein. "Die Füße stehen ca. 20 cm weit auseinander flach auf dem Boden, die Fußspitzen zeigen leicht nach außen. Die Oberschenkel liegen soweit wie möglich auf der Sitzfläche auf. Die Hände liegen flach und bequem auf den Oberschenkeln. Die Schultern hängen locker nach unten. Der Kopf wird eher etwas nach hinten genommen, damit er nicht so weit nach vorne fällt. Die Augen sind am besten geschlossen." (Rehfisch u.a., 1989, S.98). Teilen Sie den Patienten mit, daß die Sitzhaltung während der Entspannungsübung nicht perfekt sein muß, sondern nur bequem, und daß sie diese auch während der Entspannungsübung verändern können.

Die Dauer der Anspannung sollte für jede Muskelpartie ca. 5, die der Entspannung ca. 20 Sekunden betragen. Achten Sie darauf, daß die Patienten
auch während der Anspannung ruhig und gleichmäßig weiteratmen ohne dabei
jedoch den Atem zu kontrollieren.

Die Anweisung für die Langform des Trainings finden Sie im Anhang. Die
gesamte Übung dauert zunächst ca. 30 Minuten. Die Anweisungen können
auf eine Cassette aufgenommen werden, nach der die Patienten auch alleine
üben können. Die Patienten werden dabei bemerken, daß sie sich mit zunehmender Übung mehr und mehr von der Cassette lösen und eine eigene Trainingsform entwickeln.

Die Übung wird in der Folge durch ein gemeinsames Anspannen der
verschiedenen Muskelpartien schrittweise verkürzt, bis (dies erfordert jedoch
kontinuierliches Training) ein einmaliges Anspannen des Körpers reflektorisch
binnen von Sekunden zu einem tiefen Entspannungszustand führt. Da ein
kontinuierliches Training die Voraussetzung für die Wirksamkeit der Methode
ist, erarbeiten Sie mit den Patienten einen festen Platz für das Training in
dessen Tagesablauf (z.B. jeden Tag nach dem Mittagessen, abends vor dem
Einschlafen etc.).

3.5.3 Studien zur Wirksamkeit psychologischer Schmerztherapie

In einer Vielzahl von Studien wurde die Wirksamkeit psychologischer Behandlungsmethoden bei akuten und chronischen Schmerzen nachgewiesen
(z.B. Köhler 1982; Bradley u.a., 1987; Basler u.a., 1990); die Erfolgsquote
liegt bei ca. 60%. Der Erfolg liegt dabei jedoch weniger in der Heilung des
Schmerzes als vielmehr in dessen besserer Bewältigung. Mit den Worten eines
Patienten ausgedrückt heißt das: "Ich habe zwar immer noch Schmerzen, aber
ich habe hier gelernt, wesentlicher besser damit zu leben."

Nach Rehfisch u.a. (1989) haben sich psychologische Interventionsprogramme mit den folgenden Inhalten als besonders effektiv erwiesen:

✎ Aufklärung über die Erkrankung, Vermittlung von krankheitsrelevanten
   Informationen
✎ Vermittlung von Bewältigungsstrategien zur Schmerzbewältigung (z.B.
   positive Selbstverbalisation, Selbstsicherheitstraining, Streßbewältigungs-
   training)
✎ Erlernen imaginativer Techniken
✎ Erlernen einer Entspannungstechnik

3.5.4 Indikation und Kontraindikation psychologischer Interventionen bei Schmerz

Nach Birbaumer (1986) sind psychologische Behandlungsverfahren bei folgenden Erkrankungen indiziert:

- bei psychosomatischen Störungen (in Verbindung mit medizinischen Maßnahmen)
- bei psychogenem Schmerz (z.B. in Zusammenhang mit Angst oder Depression)
- bei Schmerzen ohne nachweisbaren Organbefund
- bei Schmerzen mit Organbefund, wenn
  - die medizinischen Behandlungsmaßnahmen keine oder nur geringe Linderung brachten
  - medizinische Behandlungsmaßnahmen zu solch starken körperlichen und/oder psychischen Nebenwirkungen führen würden, daß diese in keinem Verhältnis zur Grunderkrankung stehen
  - neben einem Organbefund für die Schmerzen auch depressive Verstimmungen und/oder Angststörungen vorliegen.

Kontraindikationen sind nicht bekannt. Es sei jedoch nochmals erwähnt, daß bei Vorliegen einer Grunderkrankung diese auf jeden Fall primär medizinisch zu behandeln ist.

3.5.5 Weiterführende Literatur

Basler, H.D., Franz, C., Kröner-Herwig, B., Rehfisch, H.P., Seemann, H. (Hrsg) (1990). *Psychologische Schmerztherapie*. Berlin: Springer.

Bradley, L.A., Young, L.D., Anderson, K.O u.a. (1987). Effects of psychological therapy on pain behaviour of rheumatoid arthritis patients. *Arthritis Rheum. 30*: 1105 - 1114.

Birbaumer, N. (1986). Psychologische Analyse und Behandlung von Schmerzzuständen. In M. Zimmermann & H.O. Handwerker (Hrsg.), *Schmerz. Konzepte ärztlichen Handeln* (S. 124 - 153). Springer: Berlin.

Köhler, H. (1982). *Psychologische Schmerzbewältigung bei chronischer Polyarthritis*. Psychol. Dissertation, Universität Tübingen.

Rehfisch, H.P. (1989). *Psychologische Schmerzbehandlung bei Rheuma*. Berlin: Springer.

3.6 KOGNITIVES TRAINING FÜR ÄLTERE
(Bettina Schmidt)

Im Allgemeinverständnis wird davon ausgegangen, daß die kognitive Leistungsfähigkeit mit zunehmendem Alter schwindet. "Mein Gedächtnis läßt nach" oder "Ich kann nicht mehr so gut lernen wie früher" sind gängige Aussagen über die eigenen angeblich nachlassenden Fähigkeiten. Untersuchungen im Rahmen gerontologischer Forschung belegen allerdings, daß unter bestimmten Bedingungen die Merk- und Lernfähigkeit bis ins hohe Alter hinein konstant bleibt und Teile der Intelligenz einem steten Wachstum unterworfen sein können. Ausreichende Motivation, ein positives Selbstbild, die Kenntnisse verschiedener Lernstrategien und vor allem eifriges Üben sind notwendig, wenn die intellektuelle Leistungsfähigkeit während des gesamten Lebens aufrechterhalten bleiben soll. Wie auch hinsichtlich körperlicher Gesundheit und Beweglichkeit, gilt im kognitiven Bereich ebenfalls: "Wer rastet, der rostet".

In diesem Kapitel wird ein Trainingsprogramm vorgestellt, mit dessen Hilfe Altenpflegerinnen und Altenpfleger dazu beitragen können, den Abbau kognitiver Fähigkeiten von Altenheimbewohnern zu verhindern, bzw. ihre Kompetenzen zu steigern. Dieses Training verhilft den alten Menschen dazu, die eigenen Gedächtnis- und Lernfähigkeiten zu stärken.

Hiervon sind positive Konsequenzen für die alten Menschen aber auch für das Altenpflegepersonal zu erwarten, da die Mehrarbeit aufgrund von "Vergeßlichkeit" der Bewohner (immer wieder muß in allen Ecken die Brille von Frau M. gesucht werden, da sie diese ständig verlegt) verringert wird. Ein kognitives Training verbessert weiterhin die Fähigkeit zur allgemeinen Alltagsbewältigung, beispielsweise, sich nach dem morgendlichen Waschen die Kleidung in der richtigen Reihenfolge anzuziehen, oder sich eigenständig an alle festgelegten Termine zu erinnern. Außerdem verbessern die wachsenden Fähigkeiten die Lebenszufriedenheit der alten Menschen, was sich positiv auf das allgemeine Arbeitsklima auswirkt. Es ist sinnvoll, ein Training dieser Art bereits mit Beginn des Heimaufenthaltes durchzuführen, um möglichen Abbauprozessen vorzubeugen.

Im Anschluß an das Kognitive Training, das auf weniger schwer beeinträchtigte Menschen ausgerichtet ist, wird in knapper Form das Realitätsorientierungstraining (ROT) dargestellt, eine spezielle Form des kognitiven Trainings für demente Menschen.

Im folgenden Abschnitt sollen grundlegende Kenntnisse vermittelt werden, sofern sie für das kognitive Training von Bedeutung sind. Hierbei wird der Schwerpunkt auf die Bedeutung und Funktionsweise des Gedächtnisses gelegt. Ein weiterer bedeutsamer Bereich, das Lernen, wird ausführlich im Kapitel 2.2 erörtert und aus diesem Grunde hier vernachlässigt.

3.6.1 Das Gedächtnis

Das Gedächtnis ist von großer Bedeutung für die unterschiedlichen geistigen Prozesse, die den Menschen betreffen. Für das Lernen, Denken, Erinnern, das Wiedererkennen, Schlußfolgern oder Problemlösen ist die Fähigkeit notwendig, Dinge zu behalten und sich später noch daran zu erinnern. Unter Gedächtnis wird in der Psychologie die Fähigkeit der Menschen verstanden, Informationen aufzunehmen und sie zu einem späteren Zeitpunkt wieder abrufen zu können, d.h. sich daran zu erinnern.

Beispielsweise ermöglicht das Gedächtnis, Fakten, die für eine Klausur gelernt wurden, in der Arbeit auch tatsächlich reproduzieren zu können. Allerdings werden nicht nur Kenntnisse im Gedächtnis gespeichert, sondern auch Fertigkeiten und Erfahrungen. Sowohl die Fertigkeit des Blutdruckmessens als auch die Erfahrungen mit Bluthochdruck-Patienten werden im Gedächtnis gespeichert und können bei Bedarf abgerufen werden.

Das Gedächtnis ist eine Art Informationsverarbeitungsspeicher und besteht aus drei Teilsystemen. Im *Ultrakurzzeitgedächtnis* (Sensorisches Register) werden alle wahrnehmbaren Informationen aus der Außenwelt aufgenommen. Hier werden sie nur für kurze Zeit gespeichert, die Speicherdauer beträgt etwa eine Sekunde. In das *Kurzzeitgedächtnis* gelangen die Informationen aus dem Ultrakurzzeitgedächtnis, die mit Aufmerksamkeit bedacht werden. Die Kapazität des Kurzzeitgedächtnisses ist stark begrenzt, nur sieben Einheiten können etwa verarbeitet werden. Mit Hilfe verschiedener Techniken, etwa dem Gruppieren von Informationen, kann die Speicherkapazität vergrößert werden. Informationen können etwas länger, bis zu zwanzig Sekunden, gespeichert werden. Einige Informationen aus dem Kurzzeitgedächtnis gelangen unter bestimmten Bedingungen in das *Langzeitgedächtnis*. Dieses beinhaltet das gesamte Weltwissen einer Person. Wissen, Erfahrungen, Fertigkeiten, Gefühle werden hier gespeichert und bei Bedarf erinnert. Die Kapazität des Langzeitgedächtnisses ist praktisch unbegrenzt. Informationen, die einmal hier gespeichert wurden, verbleiben dort ein Leben lang.

In der Psychologie wird nicht davon ausgegangen, daß weit zurückliegende Erinnerungen einfach verblassen und verschwinden, also aus diesem Grunde vergessen werden. Wenn man sich das Langzeitgedächtnis als eine Art riesige Bücherei vorstellt, ist es einfacher, die Gründe für das Vergessen zu verstehen. Bücher können z.B. nicht gefunden oder Informationen nicht erinnert werden, wenn sie schlecht sortiert sind und deshalb nicht wiedergefunden werden, obwohl sie noch vorhanden sind *(Mißlingen des Abrufs)*. Ein Beispiel hierfür ist der Versuch, sich an einen Namen zu erinnern, der scheinbar mit "E" anfängt. Nach einigen Tagen kann man sich plötzlich wieder an den Namen erinnern, dessen zweiter Buchstabe ein "e" ist. Es wurde also unter einem falschen Stichwort gesucht, und deshalb konnte der Name nicht erinnert werden.

Ebenso können Bücher nicht gefunden oder Informationen nicht abgerufen werden, wenn sie einen hohen Ähnlichkeitsgrad besitzen und deshalb nicht auseinander gehalten werden können *(Interferenz)*. Das Lernen der Krankheitsbilder, "Alzheimer-Demenz" und "Vaskuläre Demenz" zum Beispiel, erweist sich als schwierig, da zwischen beiden teilweise große Ähnlichkeiten bestehen.

Aus dem Vorangegangenen wird deutlich, daß die Erinnerungsfähigkeit und das Vergessen nicht davon abhängig sind, ob man ein schlechtes Gedächnis hat, oder ob bestimmte Potentiale nachlassen. Von zentraler Bedeutung ist neben eifrigem Training die Fähigkeit, Informationen sinnvoll zu strukturieren und zu organisieren. Nur so können sie schnell und effektiv abgerufen und früher Gelerntes auch zu einem viel späteren Zeitpunkt erinnert werden.

Das Gedächtnis im Alter

Zahlreiche Studien beschäftigen sich mit dem Gedächtnis im Alter. Hierbei geht es zum Beispiel um die Aufnahmekapazität, die Gedächtniskapazität, die Verarbeitungsgeschwindigkeit oder das Vergessen, wobei speziell die Altersveränderungen untersucht werden. Diese Studien belegen, daß Gedächtnisveränderungen im Alter zu beobachten sind. Zugleich zeigen sie aber auch Möglichkeiten, diese Veränderungen auszugleichen.

Sowohl die Gedächtniseinheiten als auch die Weiterleitung von einer Gedächtniseinheit zur anderen weisen Veränderungen im Alter auf. Aufgrund möglicher sensorischer Defizite im Alter kann die Anzahl der Informationen, die in das Sensorische Register gelangen, begrenzt sein. Die Informationen verbleiben dort teilweise längere Zeit als bei jungen Menschen. Das hat zwar den Vorteil, daß mehr Zeit bleibt, um die Informationen ins Kurzzeitgedächtnis weiterzuleiten; es hat aber den Nachteil, daß sehr viel mehr Zeit erforderlich ist, um über diese Gedächtniseinheit wieder für neue Informationen zu verfügen. Der schnelle Umgang mit großen Informationsmengen ist dadurch beeinträchtigt. Zudem erschweren im Alter häufig Konzentrationsmängel und Aufmerksamkeitsschwierigkeiten die Überleitung der Informationen in das Kurzzeitgedächtnis.

Die Menge der Informationen, die im Kurzzeitgedächtnis gespeichert werden kann, wird geringer. Es ist also wichtig, Informationen so vorzugeben, daß sie leicht gruppiert werden können.

Die Geschwindigkeit, mit der neue Informationen in das Langzeitgedächtnis übertragen werden, sinkt ebenfalls. Das liegt darin begründet, daß Informationen nicht mehr so schnell verarbeitet (verstanden und mit bereits vorhandenem Wissen verbunden) werden können. Oftmals reicht es also nicht, Informationen nur einmal vorzugeben und davon auszugehen, daß diese dann auf Dauer verstanden und behalten werden. Eine altersangemessene Form der Informationsvorgabe gewinnt hier an Bedeutung. Möglicherweise werden Informationen aus dem Langzeitgedächtnis auch nicht mehr so systematisch abgerufen, wie dies noch in jungen Jahren der Fall ist. Wenn Ereignisse also in früherer Zeit einmal systematisch im Langzeitgedächtnis gespeichert wurden, fehlt nun möglicherweise der Zugang zu der Systematik von früher.

Aus den genannten Gründen steigt die Bedeutung eines gezielten Trainings, um möglichen Altersveränderungen vorzubeugen und entgegenzuwirken.

3.6.2. Das kognitive Training

Im folgenden wird ein Training vorgestellt, mit dessen Hilfe Altenpflegerinnen und Altenpfleger in die Lage versetzt werden, alte Menschen bei dem Erhalt und der Förderung ihrer kognitiven Fähigkeiten zu unterstützen. Das Training soll die Fähigkeiten der alten Menschen zur Bewältigung vieler alltäglicher Aufgaben verbessern, ihre Lebenszufriedenheit steigern und somit die Tätigkeit des Altenpflegepersonals in einigen Teilen erleichtern.

In Abbildung 31 wird ein Überblick über das Training gegeben, welches sich in drei Abschnitte gliedert, mit teilweise einzelnen Unterpunkten.

Dieses Training kann als Einzeltraining durchgeführt werden. Ein Mitglied des Pflegepersonals, idealerweise die Bezugsperson, führt mit einem Bewohner zu einem festgelegten Zeitpunkt (beispielsweise dienstags und freitags von 10.30 Uhr bis 11.15 Uhr) Schritt für Schritt dieses Training durch.

Zweckmäßig erscheint auch ein Gruppentraining, in dem sich maximal acht Bewohner regelmäßig unter Anleitung eines Altenpflegers treffen. Die Erfahrung, daß auch andere alte Menschen unter Schwierigkeiten und Selbstwertzweifeln leiden, läßt die eigenen Probleme in einem günstigeren Licht erscheinen. Außerdem verbessert ein solches Training die sozialen Kontakte zwischen den Bewohnern. Nicht zuletzt kann so auch der zu leistende Arbeitsaufwand gering gehalten werden.

Auch bei diesem Training sind die Aufgaben so formuliert, daß sie die Bewohnerinnen und Bewohner direkt ansprechen. Sie können also bei Bedarf vom Personal direkt vorgelesen werden.

Das Trainingsprogramm im Überblick

I. Reflexion über die eigenen kognitiven Fähigkeiten
II. Informationen über allgemeine Grundlagen und Altersveränderungen
III. Übungsteil
    III.1 Aufmerksamkeits- und Konzentrationstraining
    III.2 Behaltenstraining
    III.3 Problemlösungstraining
    III.4 Gedächtnisstützen

Abbildung 31: Überblick

Angebracht ist es, die Übungszeit auf den Vormittag zu legen, da dann die Erschöpfung am geringsten ist. Außerdem sollte ein Zeitraum von 45 Minuten nicht überschritten werden, um die Belastung der Bewohner zu begrenzen.

I. Reflexion über die eigenen kognitiven Fähigkeiten

Zu Beginn des Trainings ist es sinnvoll, daß Sie eine eigene realistische Einschätzung Ihrer kognitive Leistungsfähigkeit bekommen. Hierzu ist es notwendig, Listen anzufertigen, in denen Sie Ihre bestehenden Fähigkeiten und ihre Schwierigkeiten notieren.

1. Aufgabe:
Fertigen Sie eine Liste von Dingen an, die Sie gut behalten können. Vermerken Sie außerdem, in welchen Situationen Sie sich gut konzentrieren und gut lernen können. Verwenden Sie dazu das Protokollblatt 1.

Beispiel:

✏ Dinge, die Sie gut behalten können:
   Namen von Freunden und Verwandten, wichtige Termine, Gedichte, die ich früher gelernt habe, Inhalt eines Buches.

✏ Situationen, in denen Sie gut lernen und sich gut konzentrieren können:
   Alleine im Zimmer, ohne Zeitdruck, morgens, bei interessanten Themen, in geräuscharmer Umgebung.

Dinge, die Sie gut behalten können:

Situationen, in denen Sie sich gut konzentrieren und gut lernen können:

Protokollblatt 1

2. Aufgabe:
Fertigen Sie eine Liste von Dingen an, die Sie schlecht behalten können.
Vermerken Sie außerdem, in welchen Situationen sie sich schlecht konzentrieren und schlecht lernen können. Verwenden Sie dazu das Protokollblatt 2.

Beispiel:

✐ Dinge, die Sie schlecht behalten können:
Gesichter von entfernten Bekannten, Namen von Schwestern
und Pflegern, Radionachrichten, Orte, an denen die Brille o.ä.
abgelegt wurde, langweilige Informationen, ob die Kaffeemaschine ausgestellt ist.

✐ Situationen, in denen Sie schlecht lernen und sich schlecht konzentrieren können:
Bei Ermüdung, wenn andere Menschen mich beobachten, beim
Arzt, wenn zuviel auf mich einströmt, bei vielen Nebengeräuschen, bei zu geringer Lautstärke.

Dinge, die Sie schlecht behalten können:

Situationen in denen Sie sich schlecht konzentrieren und schlecht
lernen können:

Protokollblatt 2

Bevor im Anschluß nun Informationen vermittelt werden über die Bedingungen
von Gedächtnis und Lernen und auch die Veränderungen, die mit dem Älterwerden einhergehen, sollte eine Einschätzung der eigenen Fähigkeiten vorgenommen werden. Es ist wichtig, sich über die eigene Meinung hinsichtlich
der verbliebenen Potentiale im klaren zu sein. Wenn der Bewohner ausreichen-

de Kenntnisse über Gedächtnis und Lernen erhalten hat, erkennt er möglicherweise bereits, daß seine Leistungen sehr viel besser sind, als ursprünglich
angenommen, oder daß seine Erwartungen in seine Fähigkeiten zu hoch sind.
Es ist sehr schwierig, sich in lauten Räumen zu konzentrieren oder bei Erschöpfung zu lernen oder sinnloses Material zu behalten. Deshalb ist es nicht
verwunderlich, wenn der alte Mensch unter diesen Bedingungen Schwierigkeiten verspürt.

3. Aufgabe:
Beschreiben Sie Ihre persönliche und deshalb auch subjektive Einschätzung
Ihrer aktuellen Leistungsfähigkeit. Vergleichen Sie Ihre Fähigkeiten mit früheren Zeiten und vergleichen Sie Ihre Fähigkeiten außerdem mit anderen Personen aus Ihrem Umkreis. Verwenden Sie dazu Protokollblatt 3.

Beispiel:

✐ Subjektive Einschätzung Ihrer Leistungsfähigkeit im Vergleich zu
früheren Zeiten und anderen Menschen:

Meine Gedächtnisleistung hat in den letzten 20 Jahren nicht
merklich abgenommen, allerdings kann ich mich schlechter
konzentrieren und schlechter lernen als früher. Ich bin jedoch
über das politische Tagesgeschehen besser informiert als meine Enkelin.

Subjektive Einschätzung Ihrer Leistungsfähigkeit im Vergleich zu früheren Zeiten und anderen Menschen:

Protokollblatt 3

II. Informationen über allgemeine Grundlagen und Altersveränderungen

Bevor mit den praktischen Übungen zur Steigerung der kognitiven Fähigkeiten
begonnen wird, sollten dem alten Menschen grundlegende Informationen über
die Funktionsweisen und Bedingungen von Gedächtnis und Lernen vermittelt
werden.

Das Gedächtnis

✎ Im Gedächtnis werden Informationen aufgenommen, gespeichert und zu einem späteren Zeitpunkt wieder abgerufen.

✎ Das Gedächtnis besteht aus drei verschiedenen Teilsystemen:
- dem Ultrakurzzeitgedächtnis,
- dem Kurzzeitgedächtnis,
- dem Langzeitgedächtnis.

✎ Im Ultrakurzzeitgedächtnis werden permanent alle einströmenden Informationen aufgenommen, aber nur für etwa eine Sekunde behalten.

✎ Informationen, die die Aufmerksamkeit erregen, gelangen ins Kurzzeitgedächtnis, in dem sie etwa 20 Sekunden aufbewahrt werden können. Das Kurzzeitgedächtnis hat einen sehr begrenzten Umfang. Nur etwa sieben Einheiten können hier verarbeitet werden.

✎ Durch Gruppierung können die zu behaltenden Einheiten vergrößert werden und somit auch die begrenzte Kapazität erhöht werden.

✎ Durch Wiederholen können Informationen ins Langzeitgedächtnis übertragen werden.

✎ Das Langzeitgedächtnis besitzt eine nahezu unbegrenzte Kapazität. Es beinhaltet das gesamte Weltwissen (Fertigkeiten, Kenntnisse und Ereignisse) einer Person, das sich im Laufe ihres Lebens angesammelt hat. Im Langzeitgedächtnis sind alle Informationen nach bestimmten Kriterien sortiert, so daß gewünschte Erinnerungen auch abgerufen werden können.

Merkblatt 1

Mit Unterstützung der hier aufgeführten Merkblätter zum Gedächtnis und zum Lernen, die für die Bewohner gut lesbar in Kopie vorliegen sollten, können wesentliche Kenntnisse vermittelt werden. Die ausführliche Darstellung der Funktionsweisen der einzelnen Gedächtnissysteme und mögliche Atersveränderungen können dem Kapitel 3.6.1 entnommen werden. Informationen über das Lernen und die Lernfähigkeit, sowie über diesbezügliche Veränderungen im Alter, werden in diesem Artikel nicht mehr gesondert aufgeführt, da sie ausführlich im Kapitel 3.2 dargestellt werden. Mit Unterstützung der Kenntnisse, die der betreuende Altenpfleger zum Gedächtnis und zum Lernen besitzt, sollen die einzelnen Merkblätter mit den alten Menschen bearbeitet werden.

Das Gedächtnis im Alter

✎ Die Gedächtnisleistung im Alter kann in einzelnen Bereichen Einschränkungen unterworfen sein:

✎ Ultrakurzzeitgedächtnis:
- Defizite im Bereich der Sinnesorgane erschweren die Aufnahme von Informationen,
- die Verweildauer von Informationen ist teilweise erhöht.

✎ Beeinträchtigung im Kurzzeitgedächtnis durch:
- mangelnde Übung und Konzentration,
- geringere Aufnahmekapazität,
- langsamere Verarbeitung.

✎ Beeinträchtigung im Langzeitgedächtnis durch:
- unsystematische Speicherung,
- unsystematischen Abruf,
- fehlende Gedächtnisstützen.

✎ Ausgleichende Maßnahmen ermöglichen den Erhalt und auch die Steigerung der Gedächtnisleistung:
- Die Nutzung verschiedener Sinneskanäle gleicht das Nachlassen der einzelnen Sinnesorgane aus,
- häufiges Trainieren steigert die geistige Aktivität und die Konzentrationsfähigkeit,
- die Bildung größerer Merkeinheiten (Gruppierung) gleicht die geringere Aufnahmekapazität aus,
- ausreichend zur Verfügung stehende Zeit und Geduld gleicht die langsame Verarbeitung aus,
- die sinnvolle Strukturierung von Informationen ermöglicht eine verbesserte Aufnahme,
- zweckmäßige Gedächtnishilfen unterstützen die Merkfähigkeit.

Merkblatt 2

Lernen

⬦ Lernen ist der Vorgang, mit dem neue Verhaltensweisen und Kenntnisse erworben werden.

⬦ Die Fähigkeit zu lernen wird nicht nur benötigt, um lesen und schreiben zu können, Schillers "Glocke" zu rezitieren oder die wichtigsten geschichtlichen Daten Deutschlands zu kennen. Außerdem müssen die Menschen lernen, sich die Schuhe zuzubinden, sich in bestimmten Situationen angemessen zu verhalten oder einen Busfahrplan zu verstehen.

⬦ Von Geburt an beginnt der Mensch zu lernen und während seines gesamten Lebens muß er immer wieder neue Verhaltensweisen und Kenntnisse erwerben, um sein Leben in angemessener Form bewältigen zu können.

⬦ Verschiedene Formen ermöglichen dem Menschen zu lernen.

  - Lernen durch Erfahrung, bzw. Lernen durch Versuch und Irrtum,
  - Lernen durch Beobachtung,
  - Lernen durch Einsicht und
  - Lernen durch Regeln

sind wichtige Methoden, um Kenntnisse und Fähigkeiten zu erwerben.

⬦ Auch Lernen will gelernt sein. Aufmerksamkeit und Konzentration, Lernstrategien, regelmäßiges Üben, Selbstvertrauen in die eigenen Fähigkeiten und ausreichendes Interesse sind einige Faktoren, die gelernt werden können und die persönliche Leistung verbessern.

Merkblatt 3

Es ist wichtig, daß die Bewohner die Inhalte der einzelnen Merkblätter genau verstehen. Nur so können sie sich ein Bild darüber machen, wie das Gedächtnis funktioniert oder wie sinnvoll das Lernen auch im hohen Lebensalter ist. Diese Kenntnisse bilden die Voraussetzung für das Wissen darüber, welche Veränderungen im Alter auftreten können und daß diese Veränderungen oder Einschränkungen kompensiert werden können.

Lernen im Alter

✍ Die Lernfähigkeit im Alter kann durch verschiedene Bedingungen eingeschränkt sein:
- Das Lernen von neuen, schwierigen oder komplexen Informationen ist erschwert,
- sinnloses, schlecht gegliedertes Material wird schlechter gelernt,
- mangelnde Übung und mangelnde Lerntechniken erschweren das Lernen,
- für das Lernen wird mehr Zeit benötigt,
- Unsicherheit und mangelnde Motivation behindern die Lernleistung.

✍ Ausgleichende Maßnahmen ermöglichen den Erhalt und die Steigerung der Lernfähigkeit im Alter:
- Minderleistungen der Sinnesorgane ausgleichen (Großdruck, laute und deutliche Verständigung),
- neu zu Lernendes mit bereits vorhandenem Wissen verbinden,
- Lerninhalte in kleine sinnvolle Merkinhalte gliedern,
- das Verstehen des neu Gelernten gewährleisten,
- ausreichende Pausen machen,
- regelmäßig üben,
- verschiedene Lernformen verwenden (Video, Tonband, Texte), um verschiedene Sinneskanäle anzusprechen,
- Erwerb und Nutzung verschiedener Lernstrategien,
- häufiges Wiederholen zur Festigung des Gelernten,
- ausreichend Zeit nehmen (individuelles Lerntempo berücksichtigen),
- lernfreundliche Umgebung schaffen,
- Unsicherheit und Versagensangst abbauen,
- Interesse und Lernmotivation aufbauen und stabilisieren,
- Verstärkung/Belohnung für erfolgreiches Üben geben.

Merkblatt 4

Aufgabe 4:
Bearbeiten Sie diese vier Merkblätter gemeinsam mit einem Altenpfleger oder anderen Mitgliedern Ihrer Übungsgruppe. Versuchen Sie, alle Einzelheiten zu verstehen. Bitten Sie um Hilfe, wenn Sie einzelne Abschnitte nicht sofort verstehen.

III. Übungsteil

Das grundlegende Wissen über die Bedingungen von Gedächtnis und Lernen und ein Überblick über die eigenen Fähigkeiten ermöglichen nun ein konkretes Vorgehen, ohne an zu hohen Erwartungen oder am Glauben der Unveränderlichkeit zu scheitern. Der dritte Teil dieses Lernprogramms beinhaltet praktische Übungen zum Erhalt und zur Steigerung der Konzentration, der Behaltensleistung und der Fähigkeit, Probleme zu lösen. Außerdem werden noch verschiedene praktische Gedächtnisstützen empfohlen, die die Alltagsbewältigung erleichtern.

Die verschiedenen Aufgabenstellungen wurden in Anlehnung an unterschiedliche Gedächtnistrainings entwickelt, insbesondere die von Schwank, Seidel und Tormin, Platz und Weyerer sowie Gose und Levi.

Die Aufgaben sind so gestaltet, daß sie mit nur wenigen Hilfsmitteln angewandt werden können. Aufgabe des Pflegepersonals ist es bei einigen der Aufgaben, die benutzten Gegenstände mit geringem Aufwand vor Beginn der Übungseinheit herzustellen. Hierzu gehört beispielsweise das Beschriften von Karteikarten, das Erstellen von Plakaten oder die Aufnahme von Kassetten. Vielleicht können diese notwendigen Materialien auch innerhalb einer Bastelgruppe von anderen Bewohnern selbst hergestellt werden.

Die meisten Aufgaben sollen innerhalb der Gruppe vorgenommen werden. Einige Aufgaben sprechen ganz gezielt die tägliche Lebensbewältigung an (Aufgaben 13,15,16) und sind deshalb in verschiedenen Alltagssituationen anzuwenden, d.h., als eine Art Hausaufgabe zu leisten.

III.1 Aufmerksamkeits- und Konzentrationstraining

Aufgabe 5:
An einer Wand hängen gut sichtbar ca. 15 Karteikarten, auf denen verschiedene Begriffe (Schrank, Apfel, Vogel, Liebe, Auto...) stehen. Sie haben eine Minute Zeit, die Begriffe zu lesen. Dann werden die Karten umgedreht und Sie notieren die Gegenstände, an die sie sich noch erinnern.

Es ist wichtig darauf hinzuweisen, daß in der Regel nur etwa sieben Informationen erinnert werden können, damit keine Enttäuschung entsteht, falls nicht alle Gegenstände erinnert werden können.

Um verschiedene Sinneskanäle anzusprechen, ist es zweckmäßig, die Vorgehensweise zu variieren. Eine Möglichkeit besteht darin, die Begriffe einmal langsam und deutlich vorzulesen. Eine andere Möglichkeit besteht darin, Karten oder Plakate zu erstellen, auf denen verschiedene Gegenstände abgebildet sind. Außerdem können auch wirkliche Gegenstände (Schere, Kaffeetasse, Bettuch...) eine Minute dargeboten werden, bevor sie mit einem Laken verdeckt werden. Es kann auch ein Bild von einem Ereignis gezeigt oder eine kurze Geschichte vorgelesen werden, die dann in Einzelheiten wiederholt werden soll. Außerdem kann ein abstraktes Gemälde gezeigt werden, das die Bewohner nach kurzer Einprägungsphase nachzuzeichnen versuchen.

Aufgabe 6:
Versuchen Sie sich vorzustellen, wie Sie täglich ihr Frühstück einnehmen. Sie sollen jeden einzelnen Schritt bedenken (Sie setzen sich an den gedeckten Tisch, falten die Serviette auseinander, legen sie auf den Schoß...). Notieren Sie genau die einzelnen Punkte bis zum Ende der Mahlzeit.

Auch diese Aufgabe kann vielfältig variiert werden. Beispielsweise ist es sinnvoll, sich das morgendliche Aufstehen, Waschen und Anziehen genau vorzustellen, falls hier erste Schwierigkeiten auftreten. Die entstandenen Notizen können bei Bedarf gemeinsam korrigiert werden und dienen dann dem Bewohner als Checkliste beim täglichen Aufstehen. Mit Hilfe dieser Liste kann er sich dann alleine waschen und anziehen, ohne einzelne Vorgänge zu vergessen oder sich erst zu spät daran zu erinnern.

Solche Übungen funktionieren auch bei der Vorstellung des Weges vom Zimmer in den Speisesaal. Dabei sollen alle größeren Gegenstände (Pflanzen, Anzahl der Türen, Bilder...) notiert werden, an denen man vorbeikommt.

Eine andere Variante kann darin bestehen, daß sich jeder Bewohner schriftlich daran erinnert, was er am gestrigen Tag von früh bis spät getan hat, wobei hier ein weniger detailliertes Vorgehen sinnvoll ist.

Aufgabe 7:
Ein Gruppenmitglied verläßt die Gruppe. Die übrigen Gruppenmitglieder haben nun Zeit, den Abwesenden zu beschreiben (Haarfarbe, Augenfarbe, Größe, Kleidung, Haltung, Schmuck...).

Aufgabe 8:
In einer vorgegebenen Buchstabenreihe sollen alle "E" angestrichen werden.

Auch diese Aufgabe kann in unterschiedlicher Form dargeboten werden. Beispielsweise können zwei untereinander stehende Buchstabenreihen miteinander verglichen werden und die in beiden Reihen vorkommenden Buchstaben angestrichen werden. Oder alle Vokale müssen angestrichen werden. Eine Möglichkeit besteht auch darin, alle "E" aus einem sinnvollen Text anzustreichen. Selbstverständlich kann diese Konzentrationsübung auch mit Zahlenreihen durchgeführt werden, in denen etwa alle ungeraden Zahlen angestrichen werden sollen.

Um nicht nur das Sehen und Hören zu schulen, ist es außerdem zweckmäßig Tast-, Geruchs- und Geschmackssinn zu trainieren. So können mögliche Schwächen in einem Bereich unter Zuhilfenahme anderer Sinneskanäle ausgeglichen werden.

Aufgabe 9:
Versuchen Sie, 20 unter einem Laken oder in einer Kiste versteckte Gegenstände (Wecker, Kamm, Gabel, Büroklammer, Knopf usw.) durch Abtasten zu erkennen

Diese Aufgabe kann auch mit Hilfe einer Augenbinde erledigt werden, falls hier nicht zu großes Unwohlsein hervorgerufen wird.

Aufgabe 10:
Versuchen Sie, verschiedene Flüssigkeiten (Pfefferminzöl, Rumaroma, Essig, Nelkenöl, Bier, Putzmittel, Fruchtsaft, Salbeitee, Parfüm), die sich in kleinen Fläschchen befinden, anhand ihres Geruchs zu benennen.

Hierzu eignet sich der Gebrauch leerer und ausgewaschener Medizinfläschchen. Diese Aufgabe läßt sich variieren, indem mit verbundenen Augen an verschiedenen Gegenständen (Seife, Rose, Streichholz, Bienenwachskerze usw.) gerochen wird. Außerdem besteht die Möglichkeit mit verbundenen Augen wohlschmeckende und bekömmliche Nahrungsmittel (Apfel, Rosine, Gurke, Honig, Nudel, Tee, Malzbier, Milch...) zu kosten. Das Training des Geschmacks- und Geruchssinns ist von elementarer Bedeutung, um zum Beispiel zu gewährleisten, daß eine verdorbene Speise erkannt oder Brandgeruch bemerkt wird.

III.2 Behaltenstraining

Zunächst ist es wichtig, sich beim Behalten nicht so schnell ablenken zu lassen, sondern sich auf das Wesentliche konzentrieren zu können. Auch das kann mit Hilfe von Übungen trainiert werden. Hierbei ist es zum Beispiel möglich, den Mitgliedern der Trainingsgruppe eine mehrstellige Ziffer, einen bestimmten Begriff, einen Namen o.ä. zu nennen. Durch inneres Wiederholen sollen sich die Bewohner die Zahlen oder Begriffe einen bestimmten Zeitraum lang einprägen. Während dieser Zeit des Wiederholens sollen die Bewohner gleichzeitig abgelenkt werden, etwa indem über das Wetter gesprochen wird oder eine Frage an sie gerichtet wird. Dies soll dazu führen, daß trotz Ablenkung Dinge behalten werden können.

Aufgabe 11:
Sie bekommen vom Pfleger eine mehrstellige Zahl genannt, die Sie einen Zeitraum von zwei Minuten behalten sollen. Versuchen Sie, sich diese Zahl durch inneres Wiederholen genau einzuprägen.

Möglicherweise ist es nach einiger Zeit zweckmäßig, den Schwierigkeitsgrad der Aufgabe zu erhöhen, zum Beispiel mit Hilfe größerer Zahlen, komplizierterer Namen, der Verlängerung des Zeitraums auf 10 Minuten bei gleichzeitigem Lösen einfacher Rechenaufgaben.

Es ist einfacher, sich etwas zu merken, wenn das, was erinnert werden soll, mit Bedeutung versehen wird. Beispielsweise ist die Telefonnummer 2 46 80 leichter zu erinnern, wenn sie nicht nur auswendig gelernt wird, sondern entdeckt wird, daß es sich um die Reihe gerader Zahlen 2,4,6,8,(1)0 handelt. Auch Namen sind leichter zu erinnern, wenn sie mit einem bedeutungshaltigen Inhalt verknüpft werden. Beispielsweise heißt ein neuer Pfleger Brink mit Familiennamen; dies ist der verkürzte Name des Chefarztes in einer beliebten Fernsehserie.

Aufgabe 12:
Lernen Sie zunächst die Namen aller Gruppenteilnehmer, indem Sie diese Namen mit irgendeiner Bedeutung versehen.

Aufgabe 13:
Versuchen Sie immer, wenn Ihnen eine neue Person mit Namen vorgestellt wird, diesen Namen mit Bedeutung zu versehen.

Der Name einer sehr dünnen Frau, die Düre heißt, ist sicherlich leichter zu behalten, wenn ihr Name mit ihrer äußeren Erscheinung verknüpft wird. Diese Methode kann bei vielen verschiedenen Informationen angewandt werden, etwa bei dem Geburtsdatum des Enkels, der mit einer bekannten Telefonnummer übereinstimmt, oder bei einem neuen Medikament, das ähnlich klingt wie der Name einer Stadt.

Eine scheinbar vor allem für ältere Menschen sehr wirkungsvolle Form, Dinge zu behalten ist es, sich diese Dinge ganz plastisch vorzustellen. Wenn zum Beispiel eine Bewohnerin während eines Stadtbummels einen Schirm kaufen möchte, ist es sinnvoll, sich einen Schirm genau vorzustellen, bevor die Wohnung verlassen wird. Es soll ein genaues Bild entstehen, wie der Schirm aussieht, wenn er aufgespannt und geschlossen ist, welche Größe und Farbe er besitzt und wie er als Stock benutzt wird. Diese Vorstellung erhöht die Wahrscheinlichkeit, während des Stadtbummels daran zu denken, einen Schirm zu kaufen.

Aufgabe 14:
Versuchen Sie, sich verschiedene Gegenstände genau vorzustellen. Betrachten Sie ihre Größe, ihre Form und ihre Farbe. Versuchen Sie außerdem, sich das Gewicht des Gegenstandes genau vorzustellen und auch, ob möglicherweise ein Geruch von dem Gegenstand ausgeht. Beschreiben Sie dann den Gegenstand, um anderen ein möglichst genaues Bild davon zu geben.

Diese Übung ist außerdem dazu geeignet, die Phantasie anzuregen und die geistige Aktivität zu steigern.

Eine andere Variante, sich Dinge zu merken besteht darin, die Anfangsbuchstaben wichtiger Worte miteinander zu verknüpfen und daraus ein neues Wort zu bilden. Beispielsweise ist es leichter, den vollständigen Namen einer Partei zu erinnern, wenn die Anfangsbuchstaben der einzelnen Namensteile zu einem neuen Namen verknüpft wurden. Auf den Alltag bezogen, können mit dieser Methode beispielsweise die Endhaltestellen verschiedener Buslinien behalten werden:

Die **B**uslinie **A**cht fährt bis zum **S**chwimmbad, die **B**uslinie **E**ins nur bis zur **P**ost. Um nicht ständig die Busnummern zu verwechseln ist es einfacher, sich das Wort **BASBEP** zu merken und darüber Rückschlüsse auf die Haltestellen zu ziehen.

Eine gute Möglichkeit, um sich bestimmte Dinge zu merken, ist es auch, das zu Merkende in Reimform zu bringen. Ein bekanntes Beispiel zum leichteren Einprägen der fünf Kontinente ist:

Europa, Asien, Afrika,
Australien und Amerika.

Ein Beispiel für das Behalten eines kurzen Einkaufszettels wäre:

Milch, Wasser, Obst, Kaffee,
tut dem Geldbeutel nicht weh.

Aufgabe 15:
Versuchen Sie, wichtige Informationen in ein Wort zu fassen oder in Versform zu bringen, um sie sich leichter einprägen zu können.

Dies gelingt sowohl beim Auswendiglernen der Kontinente und dem Erinnern eines Parteinamens oder einer Einkaufsliste, aber ebenso gut auch beim Behalten des nächsten Arzttermins, der richtigen Buslinie, des Hochzeitstags Ihrer Tochter und dem Familiennamen der neuen Schwester.

Auch wenn den Bewohnern diese Übungen zunächst lächerlich und sinnlos erscheinen, werden sie bei der Anwendung schnell bemerken, wie hilfreich die Methoden sein können.

Um nicht immer wieder vor der Frage zu stehen, ob die Kaffeemaschine ausgeschaltet, die Zimmertür abgeschlossen oder die Medikamente eingenommen wurden, ist es überaus hilfreich, diese wichtigen Tätigkeiten ganz bewußt vorzunehmen, sie sogar vor sich hinzusprechen. "Ich schalte nun die Kaffeemaschine ab" oder "Ich schließe jetzt das Fenster und ziehe die Gardine vor" führen dazu, daß diese Vorgänge ganz bewußt geschehen und auch zu einem späteren Zeitpunkt erinnert werden können.

Aufgabe 16:
Machen Sie jede wichtige Handlung ganz bewußt. Konzentrieren Sie sich auf die Handlungsabfolge und begleiten Sie Ihr Tun mit lauten Äußerungen.

Es ist sinnvoll, solche Tätigkeiten immer in gleicher Weise vorzunehmen, damit die Handlungen zwar bewußt geschehen, jedoch außerdem selbstverständlich werden. Hierzu gehört beispielsweise vor dem Verlassen des Zimmers immer in gleicher Reihenfolge die Kaffeemaschine zu kontrollieren, die Fenster zu schließen, den Schlüssel vom Schlüsselbrett zu nehmen und nach dem Verlassen das Zimmer abzuschließen. Sinnvoll ist es auch, die Brille immer an den selben Ort zu legen und dies mit Worten zu begleiten ("Wie immer lege ich meine Brille auf die Ablage neben den Fernseher").

III.3 Problemlösungstraining

Abgesehen von Konzentrations- und Behaltensübungen ist es wichtig, das logische Denken und das Abstrahieren zu trainieren, um in der Lage sein zu können, Alltagsprobleme zu lösen und sinnvolle Entscheidungen zu treffen. Eine Vielzahl von Rätseln in Zeitschriften beziehen sich genau auf eine solche Art des kognitiven Trainings. Zahlen werden mit Symbolen vertauscht und durch eifriges Knobeln soll herausgefunden werden, welche Zahl sich hinter welchem Symbol versteckt. Eine andere Rätselform, die die Problemlösefähigkeit trainiert, besteht in Kriminalgeschichten, in denen der Leser herausfinden muß, wer der Mörder ist.

An dieser Stelle werden keine konkreten Übungen zur Steigerung der Problemlösefähigkeit vorgestellt, sondern nur Vorschläge gemacht, die in beliebiger Weise variiert werden können. Es wird empfohlen, sich weitere Anregungen aus den entsprechenden Zeitschriften zu holen. Diese Aufgabe kann auch von den Bewohnern übernommen werden, die so die Möglichkeit haben, z.B. konzentriert eine Zeitung nach solchen Rätseln zu durchsuchen. Außerdem ist davon auszugehen, daß einige der Bewohner solche Rätsel kennen, die dann gemeinsam in der Gruppe bearbeitet werden können.

Eine klassische Übung zur Steigerung der Problemlösefähigkeit besteht darin, eine Zahlenreihe, die nach einem bestimmten System geordnet ist, um eine weitere Zahl zu ergänzen. Die Reihe 3-4-6-9-13-18-24 muß um die Zahl 31 ergänzt werden. Diese Übung ist in vielfältiger Art zu variieren, Zahlen, die nach einem anderen Regelsystem organisiert sind, Buchstabenreihen, Tiere, die nach ihrer Körpergröße oder Wörter, die nach Anzahl ihrer Buchstaben sortiert werden u.v.m.

Viele Übungen dieser Art bestehen aus Wörtern, bei denen die Buchstaben durcheinander geraten sind und die wieder zu einem sinnvollen Wort zusammengesetzt werden müssen, z.B. hyopiycegehns.

Eine weitere Form der Problemlösung besteht darin, Rätsel zu lösen. Ein ganz klassisches Beispiel hierfür:
Welches Lebewesen geht am Morgen auf vier an Mittag auf zwei und am Abend auf drei Beinen? (Der Mensch - als Kind krabbelt er auf allen Vieren, als Erwachsener geht er aufrecht und im Alter benötigt er einen Stock).
Hier ist es sinnvoll, die Teilnehmer der Trainingsgruppe nach solchen Rätseln zu befragen, die dann von den anderen Mitgliedern gelöst werden. Das regt die eigene Aktivität an und fördert den sozialen Kontakt innerhalb der Gruppe.

Eine weitere Möglichkeit besteht darin, daß ein Bewohner sich einen Begriff, eine bekannte Person, ein Sprichwort o.ä. überlegt. Die anderen müssen mit Hilfe von Fragen, die nur mit "ja" oder "nein" beantwortet werden dürfen, diesen Begriff, die Person oder das Sprichwort erraten.

III.4 Gedächtnisstützen

Gedächtnisstützen

✐ Machen Sie sich eine Liste von allen Dingen, die Sie nicht vergessen wollen. Schreiben Sie eine Einkaufsliste, notieren Sie vor dem Arztbesuch die Fragen, die Sie stellen wollen, notieren Sie die Fernsehsendung, die Sie nicht verpassen wollen, und erstellen Sie eine Liste mit allen wichtigen Telefonnummern. Legen Sie diese Liste an einen passenden Ort, die Telefonliste neben das Telefon, die Einkaufsliste vor die Zimmertür und die Arztliste an den Badezimmerspiegel.

✐ Kaufen Sie sich einen kleinen Terminkalender. Tragen Sie ihn immer bei sich und notieren Sie darin alle wichtigen Geburtstage und jeden Termin, am besten sofort. Vermerken Sie darin sowohl Arzttermine als auch die Daten, an denen Rechnungen bezahlt werden müssen oder Ihre Familie zu Besuch kommt. Notieren Sie dort ebenfalls, wann Sie den Brief an eine Freundin schreiben oder ein Telefonat machen wollen.

✐ Schaffen Sie für jeden Gegenstand einen eigenen festen Platz. Die Brille liegt immer neben dem Fernseher, der Schlüssel hängt immer am Schlüsselbrett, unbezahlte Rechnungen liegen immer mitten auf dem Tisch, der Kalender liegt immer direkt neben dem Telefon, wichtige Unterlagen kommen immer in den grünen Ordner usw. Versuchen Sie, diese Ordnung selbstverständlich werden zu lassen, indem Sie ganz bewußt die Dinge nach Gebrauch an den dafür vorgesehenen Ort zurücklegen. Sprechen Sie Ihr Tun dabei laut aus.

✐ Benutzen Sie Ihren Wecker, wenn Sie am Tage zu einer bestimmten Zeit etwas erledigen wollen, beispielsweise jemanden anrufen, einen Arzttermin wahrnehmen oder eine Radiosendung hören. Stellen Sie den Wecker so ein, daß Sie ausreichend Zeit haben, die vorgesehene Aktivität zu verrichten. Er sollte so laut sein, daß Sie ihn überall gut hören können.

Merkblatt 5

Nachdem nun die Konzentration, das Gedächtnis und die Problemlösefähigkeit trainiert wurde, werden zuletzt noch einige praktische Strategien vorgeschlagen, die recht unabhängig von den persönlichen kognitiven Fähigkeiten funktionieren, aber den Alltag erleichtern. Diese Tips erscheinen vielleicht zu selbstverständlich, können jedoch sehr wirkungsvolle Maßnahmen sein.

Es ist nicht notwendig, alle Termine, Vorhaben, Telefonnummern oder Geburtstage im Kopf zu haben, sondern völlig ausreichend, sich mit Hilfe von externen Gedächtnisstützen einen Überblick über alle wesentlichen Dinge zu verschaffen. Das Merkblatt 5 sollte für die Bewohner kopiert und von ihnen abgeschrieben werden, um Denkanstöße zu liefern oder auch die Scheu vor externen Hilfsmitteln zu nehmen.

Die während des Trainings vermittelten Informationen über die Bedingungen von Gedächtnis und Lernen im Alter führen dazu, die eigenen nachlassenden Fähigkeiten zu akzeptieren. Erst die Akzeptanz ermöglicht die Nutzung verschiedener ausgleichender Strategien (z.B. gut sichtbare Checklisten oder Zeichen), die wiederum zur besseren Alltagsbewältigung führen.

Abgesehen von tatsächlichen Leistungssteigerungen ermöglichen die übergreifenden kognitiven Lernprogramme die Steigerung der allgemeinen geistigen Aktivität und des Vertrauens der Teilnehmer in die eigenen intellektuellen Fähigkeiten.

3.6.3 Wirksamkeit

Die Wirksamkeit von kognitiven Trainings dieser oder ähnlicher Art ist erst in einigen Untersuchungen bestätigt worden. In Teilbereichen kognitiver Fähigkeiten existieren allerdings bereits fundierte Kenntnisse.

Es scheint beispielsweise gesichert, daß die Leistungen der flüssigen Intelligenz noch bis ins hohe Alter durch Training gefördert werden können. Auch Gedächtnisleistungen können mit Hilfe spezieller Gedächtnistrainings verbessert werden. Nach dem Absolvieren können zum Beispiel Namen und Gesichter besser erinnert und Routine-Aufgaben leichter verrichtet werden.

Weiterhin kann mit solchen Programmen die Gedächtnisspanne erweitert und die Verarbeitungsgeschwindigkeit von Gedächtnisprozessen gesteigert werden.

Das Kurzzeitgedächtnis kann mit bestimmten Methoden gefördert werden, und auch die Speicherungs- und Abruffähigkeit des Langzeitgedächtnisses wird mit Hilfe verschiedener Übungen unterstützt.

Kognitive Programme zur Leistungssteigerung vermitteln bestimmte Gedächtnisstrategien, die bei sinnvoller Anwendung die individuellen Leistungen verbessern.

Ein weiterer Bereich, der mit Hilfe von kognitiven Trainings unterstützt wird, ist der flexible und effektive Umgang mit Alltagsproblemen.

Trainings im stationären Bereich in Kombination mit bedarfsgerechter Heimgestaltung führen zu zahlreichen Verbesserungen. Die Verringerung des Psychopharmakagebrauchs, die Verlangsamung von Krankheitsverläufen, die Steigerung der Selbständigkeit und die teilweise Umwandlung geschlossener in offene Stationen sind Kennzeichen integrativer Ansätze, die u.a. kognitive Trainings beinhalten.

Die Effektivitätsuntersuchungen solcher Programme werden in der Regel mit Hilfe von Fremdbeurteilungen, zum Beispiel durch Ärzte, durch Selbstbeurteilungen, d.h. anhand eigener Einschätzungen zu der persönlichen Leistungsfähigkeit und mittels spezieller Tests durchgeführt. Leistungen von Personen vor und nach solchen Trainings erlauben genaue Aussagen über die erreichbaren Leistungssteigerungen.

Insgesamt erscheinen kognitive Trainings ausgesprochen zweckmäßig und sinnvoll zur Stabilisierung und Verbesserung der intellektuellen Leistungsfähigkeit. Sowohl das allgemeine Wohlbefinden als auch die Fähigkeit zur Alltagsbewältigung kann mit Hilfe solcher Trainings verbessert werden.

3.6.4 Indikation und Kontraindikation

Das kognitive Training eignet sich zur Stabilisierung und Steigerung von kognitiven Fähigkeiten, die aufgrund mangelnder Motivation und Übung oder auch einem negativen Selbstbild geringer geworden sind. Bei diesem kognitiven Übungsprogramm wird die Konzentration, das längerfristige Behalten und das Lösen von Problemen geübt.

Mit dem Training sollen alltägliche Schwierigkeiten erleichtert werden, beispielsweise das ständige Verlegen der Brille oder das Vergessen wichtiger Termine. Diese Art von Programmen befreit alte Menschen von der ständigen Angst, etwas Wichtiges zu vergessen. Außerdem stärkt es das Selbstwertgefühl und die allgemeine Zufriedenheit, da das eigene Erleben nicht von Abbau und nachlassenden Fähigkeiten gekennzeichnet ist.

Dieses Programm ist nicht geeignet bei alten Menschen mit hirnorganischem Psychosyndrom. Auch bei Personen mit fortgeschrittenen dementiellen Erkrankungen besteht nicht viel Hoffnung auf eine Besserung des Gesundheitszustands nach Teilnahme an einem solchen Training, obwohl zu Beginn der Erkrankung sehr wohl Besserungen oder zumindest eine Verlangsamung zu erwarten ist. Das Kapitel 3.6.5 allerdings stellt ein Training (ROT) dar, das für diese Personengruppe durchaus angemessen ist.

Weiterhin sind bei Trainings, die als Gruppenprogramme konzipiert sind, Personen mit schweren psychischen Störungen dann nicht tragbar, wenn sie den gesamten Gruppenablauf stören.

3.6.5   Das Realitätsorientierungstraining (ROT)
(Achim Bongers)

Das Realitätsorientierungstraining (ROT) wurde in den 60er Jahren in den USA entwickelt und ist inzwischen das in der Therapie Dementer am häufigsten angewandte aktivierende Verfahren, dessen Wirkung inzwischen gut erforscht ist. Die nachfolgenden Abschnitte orientieren sich an den Ausführungen von Noll & Haag (1992) zum Realitätsorientierungstraining.

Bei dem Realitätsorientierungstraining handelt es sich um ein aktivierendes Trainingsprogramm für demente (verwirrte alte) Menschen in Heimen. Es basiert auf lerntheoretischen Grundlagen und beinhaltet eine spezielle Haltung des Pflegepersonals gegenüber den alten Menschen sowie spezielle Trainingssitzungen in Kleingruppen. Das ROT umfaßt somit die folgenden drei Bereiche:

✎ Das Training des Pflegeteams.
✎ Das 24-Stunden-ROT.
✎ Strukturierte Trainingssitzungen in Kleingruppen.

Die Ziele des ROT sind dabei:

✎ Training und Verbesserung der Gedächtnisleistungen und damit auch der Orientierung,
✎ Anregung zu und Verstärkung von Kommunikation der älteren Menschen,
✎ Verbesserung der sozialen Interaktion und Kompetenz,
✎ Erhaltung der persönlichen Identität.

Praktische Durchführung

Wie bereits eingangs erwähnt, umfassen die Trainingsmaßnahmen des ROT drei Bereiche, die im folgenden kurz beschrieben werden sollen.

I. Das Training des Pflegeteams
Voraussetzung für die Wirksamkeit des Trainings ist, daß das gesamte Pflegeteam mit dem ROT vertraut ist. Aus diesem Grund ist es sinnvoll, eine oder mehrere Fortbildungsveranstaltungen anzuregen bzw. durchzuführen, in denen den Mitgliedern des Teams von qualifizierter Seite die Grundlagen des ROT vermittelt werden.

Es hat sich als bedeutsam erwiesen, daß das gesamte Team in Theorie und Durchführung des ROT geschult wird. Mit der Bezeichnung "gesamtes Team" ist hier auch das gesamte Team gemeint. D.h. nicht nur das Pflegepersonal, sondern auch Psychologen, Ärzte, Ergotherapeuten, Krankengymnasten, Sozialarbeiter usw. sollten in das ROT integriert sein. Die Konsistenz des Vorgehens ist innerhalb des ROT eine wichtige Variable, da der verwirrte alte Mensch nicht noch zusätzlich durch widersprüchliche Verhaltensweisen innerhalb des ihn betreuenden Teams verwirrt werden soll. In der Fortbildungs-veranstaltung sollten Informationen vermittelt werden über:

✎ die Grundgedanken des ROT sowie die im ROT enthaltenen lerntheoreti-schen Grundlagen,
✎ die theoretischen Grundlagen und die praktische Durchführung (Einübung) des 24-Stunden-ROT,
✎ die allgemeinen Richtlinien für die ROT-Gruppen und deren Einübung,
✎ die Ziele und Grenzen des ROT,
✎ die Einbettung des ROT in die bestehende Lebensumwelt.

Um auf die älteren Patienten optimal eingehen zu können, ist es weiterhin wichtig, daß die Teammitglieder jeweils genügend Informationen (Biographie, aktuelle Familienverhältnisse und Ereignisse, Vorlieben, Abneigungen) über die einzelnen Bewohner besitzen.

II. Das 24-Stunden-ROT

Das 24-Stunden-ROT ist gekennzeichnet durch den speziellen täglichen Umgang mit verwirrten alten Menschen und der auf besondere Weise ange-paßten Umgebung und beinhaltet somit zwei Komponenten. Die erste Kompo-nente betrifft den Umgang mit dem verwirrten alten Menschen, die zweite die Gestaltung der Umgebung im Rahmen des 24-Stunden-ROT.

Die Grundhaltung der einzelnen Mitglieder des Pflegeteams im Umgang mit dem älteren Patienten sollte wie folgt aussehen:

Das ROT ist im weitesten Sinne ein grundlegender Ansatz einer be-stimmten Art der Kommunikation ... Dabei ist es ganz wichtig, pflegebe-dürftige alte Menschen als individuelle Persönlichkeiten zu betrachten, die neben körperlichen auch emotionale Bedürfnisse besitzen. Man muß die Persönlichkeit der alten Menschen respektieren, die Interaktion sollte von Erwachsenem zu Erwachsenem geführt werden (Noll & Haag, 1992, S. 223).

Bei der konkreten Kommunikation mit verwirrten alten Menschen hat sich die Beachtung der folgende Punkten als hilfreich erwiesen:

✎ Bestehende Kommunikationsbarrieren ermitteln (z.B. Schwerhörigkeit, eingeschränkte Sehfähigkeit) und berücksichtigen sowie über die Benut-zung anderer Kommunikationskanäle möglichst umgehen.
✎ Zur optimalen Aktivierung des Bewohners möglichst alle Sinne ansprechen.
✎ Auf die eigene nonverbale Kommunikation achten; Blick- und Körperkontakt sowie ein Lächeln erleichtern die Kontaktaufnahme.

✎ Auch auf die Gestik und Mimik des Bewohners achten; sieht dieser z.B. ängstlich aus? Sprechen Sie die von Ihnen beobachteten Gefühlsäußerungen ruhig an. Beachten Sie in diesem Punkt jedoch, daß Gestik und Mimik bei älteren Menschen "verarmt" sein können. D.h. das nonverbale Verhalten bei ihnen ist oft wesentlich weniger deutlich ausgeprägt als bei jüngeren Menschen.

✎ Benutzen Sie kurze, einfache Sätze, da die Gedächtnis- und Aufmerksamkeitsspanne bei Dementen beeinträchtigt sind und sie deshalb nicht mehr in der Lage sind, langen Sätzen, wie z.B. diesem hier, zu folgen.

✎ Bieten Sie Informationen wiederholt an. Dies mag für Sie ermüdend sein und penetrant wirken. Für den Bewohner ist es jedoch aufgrund seiner Gedächtnisschwäche eine große Erleichterung.

✎ Ermutigen Sie den Bewohner zu Antworten.

✎ Nehmen Sie Ereignisse aus der Vergangenheit des Bewohners als Brücke zur Gegenwart.

✎ Sprechen Sie über möglichst konkrete Dinge wie das Wetter oder das Essen.

✎ Sprechen Sie den Bewohner häufig mit seinem Namen an, sprechen Sie über den Ort, an dem er sich befindet und über das jeweilige Datum.

✎ Kommentieren Sie jeweils das, was Sie gerade tun, damit die Aufmerksamkeit des Bewohners gefordert und somit gefördert wird.

✎ Vernachlässigen Sie, auch wenn es manchmal schwer fällt, den Humor nicht.

✎ Belassen Sie den Bewohnern ein Höchstmaß an Selbständigkeit. Lassen Sie ihm in möglichst vielen Bereichen Wahlmöglichkeiten. Lassen Sie die Bewohner z.B., wenn möglich, zumindest teilweise selbst für sich kochen.

✎ Vermitteln Sie den alten Menschen das Gefühl der Nützlichkeit. Übertragen Sie ihnen Aufgaben für die Allgemeinheit, wie z.B. Tische abräumen und säubern, einkaufen, Staub wischen etc., auch wenn diese Arbeiten dann etwas länger dauern.

Als besonders schwieriges Thema in bezug auf verwirrte ältere Menschen erweist sich der Umgang mit unzusammenhängenden, konfabulatorischen Äußerungen. Hilfreich hat sich in diesem Zusammenhang das folgende Vorgehen erwiesen:

✎ Bei weniger wichtigen Bereichen: taktvoll korrigieren. Hier handelt es sich z.B. um Äußerungen über Person, Zeit und Ort.

✎ Bei sensiblen Bereichen: das Gesprächsthema wechseln und etwas Konkretes besprechen.

✎ Erkennen und eingehen auf die dahinterstehenden Gefühle und ignorieren des jeweiligen Inhaltes.

Durch eine günstige Umgebungsgestaltung läßt sich der Tagesablauf für den verwirrten älteren Menschen erheblich erleichtern und angenehmer gestalten. Im Rahmen des ROT wird die Umgebung nach den folgende Prinzipien gestaltet:

- Orientierung durch Schilder erleichtern (z.B. Namensschild an der Zimmertür, Tischkarten im Essensraum) und Hinweiszeichen (z.B. bei nicht mehr erhaltener Lesefertigkeit Symbole aus dem Alltag verwenden). Hierbei ist zu beachten, daß die Schilder und Hinweiszeichen klar gestaltet und gut erkennbar angebracht sein sollten. Die Türen zu wichtigen Bereichen (z.B. Toilette) können auch in einer bestimmten Farbe gestrichen werden.
- Wohnliche Gestaltung des Tagesbereiches. Die Möbel so anordnen, daß für die Bewohner eine Kleingruppenbildung möglich ist.
- Verwendung von privaten Möbeln in den eigenen Zimmern.
- Sowohl Personal als auch Bewohner sollten gut lesbare Namensschilder tragen, um den Bewohnern die Kontaktaufnahme zu erleichtern.
- Kennzeichnung persönlicher Sachen (z.B. Kleidung) durch Namensschilder oder Symbole.
- Anregende Gegenstände im Rahmen der stationären Umgebung anbieten (z.B. Zeitungen, Zeitschriften, Aquarium, Spiele, Bücher, Haustiere).

Es ist wichtig, die älteren Menschen immer wieder auf den Gebrauch und die Bedeutung der verschiedenen Orientierungshinweise aufmerksam zu machen. Verstärken Sie auch den richtigen Gebrauch. Loben Sie den Patienten dafür - und das nicht nur einmal, sondern immer wieder.

III. Strukturierte Trainingssitzungen in Kleingruppen
Bei dem ROT-Gruppentraining handelt es sich um strukturierte Sitzungen von 30 bis maximal 60 Minuten Dauer. Es stellt eine Ergänzung zum 24-Stunden-ROT dar und sollte möglichst fünfmal wöchentlich durchgeführt werden. Die Gruppenstärke sollte drei bis sechs Personen betragen und von einem oder zwei Mitgliedern des Pflegeteams geleitet werden. Die Gruppenmitglieder sollten in ihrem Leistungsvermögen relativ ausgeglichen sein. Die Leistungsfähigkeit von alten Menschen läßt sich nach Zgola (1989) anhand der folgenden Fragen einschätzen:

- Was kann der alte Mensch tun?
- Was tut der alte Mensch?
- Wie macht er es?
- Welche Aufgaben kann der alte Mensch nicht übernehmen?
- Warum kann er diese Aufgaben nicht übernehmen?
- Wo kommt er am besten zurecht?
- Wann kommt er am besten zurecht?

Nach Holden und Woods ist eine Einteilung in drei Schwierigkeitsstufen sinnvoll:

✎ Die *Basisgruppe* für alte Menschen, die stark verwirrt sind und bei denen der intellektuelle Abbau ausgeprägt ist.
✎ Die *Standardgruppe* für Bewohner, die weniger verwirrt sind und die noch Interesse für Mitbewohner und ihre Umgebung zeigen.
✎ Die *Fortgeschrittenengruppe* für noch weitestgehend selbständige Bewohner.

Für alle drei Gruppen gelten die gleichen Ziele:

✎ Vermittlung von Erfolgserlebnissen und dadurch Aufbau von Selbstbewußtsein.
✎ Wecken von Interesse und Anteilnahme an der Umgebung sowie Förderung des Realitätsbezugs.
✎ Förderung der Kommunikation und gegenteiliger Anteilnahme.

Bei der Durchführung der ROT-Gruppen ist auf die folgenden Punkte zu achten:

✎ Ständige Anregungen sind notwendig, da die Aufmerksamkeits- und Gedächtnisspanne verwirrter älterer Menschen kurz ist.
✎ Beziehen Sie alle Bewohner so früh wie möglich in die Gruppenaktivitäten mit ein.
✎ Setzen Sie innerhalb der einzelnen Gruppe sich und den Bewohnern realistische Ziele.
✎ Sprechen Sie über die Vergangenheit, denn diese wird von den Bewohnern noch gut erinnert, und schlagen Sie von dort Brücken zur Gegenwart.
✎ Die Gruppensitzungen sollten in einem festen Raum stattfinden. Der Raum sollte gemütlich eingerichtet und auf Gruppenbelange abgestimmt sein. Störungen von außen während der einzelnen Sitzungen sollten vermieden werden.
✎ Im Gruppenraum sollte eine Tafel vorhanden sein, um die wichtigsten Informationen anschreiben zu können.

Wirksamkeit, Indikation und Kontraindikation
In einer Vielzahl von Studien konnte die Wirksamkeit des ROT nachgewiesen werden. Allerdings ist in diesem Zusammenhang zu bedenken, "daß bei dementiell erkrankten Patienten, die ROT erhalten, kaum Veränderungen im Sinne einer Steigerung bzw. spürbaren Verbesserung zu erwarten sind. Es ist bereits als Erfolg zu bewerten, wenn keine Verschlechterung auftritt bzw. die Verschlechterung geringer ausfällt oder langsamer vor sich geht, als dies ohne das ROT zu erwarten wäre." (Noll & Haag, 1992, S. 226) Die Wirksamkeit

des ROT erstreckt sich dabei, wie in den Untersuchungen festgestellt, sowohl auf die Ebene der kognitiven Funktionen als auch auf die Verhaltensebene.

Das ROT läßt sich sowohl im stationären als auch im tagesklinischen Setting bei verwirrten älteren Menschen anwenden. Der Grad der Verwirrtheit ist dabei nicht ausschlaggebend. Es ist lediglich darauf zu achten, daß homogene Gruppen gebildet werden. Kontraindikationen sind nicht bekannt.

3.6.6 Zusammenfassung

In diesem Kapitel wurden ein kognitives Training und das Realitätsorientierungstraining vorgestellt, anhand dessen Altenpfleger und Altenpflegerinnen in die Lage versetzt werden, die intellektuelle Leistungsfähigkeit von alten Menschen zu stabilisieren und zu verbessern.

Zunächst erfolgte eine Einführung, die die Bedeutung von kognitiver Leistung für das Leben eines alten Menschen darstellt. Daraufhin wird grundlegendes, für diesen Bereich notwendiges Wissen vermittelt, sofern dies nicht bereits in anderen Kapiteln dieses Buches erarbeitet wurde. Der Übungsabschnitt gliedert sich in drei Teile, 1. Reflexion über die eigene Leistungsfähigkeit, 2. Kenntnisvermittlung und 3. praktische Übungen. Das Kapitel wird durch eine besondere Darstellung eines speziellen kognitiven Trainings (Realitätsorientierungstraining, ROT) für demente alte Menschen ergänzt. Abschließend wurden Wirksamkeit sowie Indikation und Kontraindikation solcher Trainings besprochen.

3.6.7 Weiterführende und ergänzende Literatur

Gose, K. & Levi, G. (1992). *Wo sind meine Schlüssel*. Reinbeck: Rowohlt.

Holden, U.P. & Woods, R.T. (1988). *Reality orientation. Psychological Approaches to the 'confused elderly.* New York: Churchill Livingstone.

Noll,P. & Haag, G. (1992). Das Realitätsorientierungstraining - eine spezifische Intervention bei Verwirrtheit. *Verhaltenstherapie, 2(1992)*, 222-230.

Platz, S. & Weyerer, S. (1990). Gedächtnistraining im Alter. *Zeitschrift für Gerontologie, 23*, 197-204.

Schwank, E., Seidel, E. & Tormin, D. 1986). *Lern- und Gedächtnishilfen im Alter*. Frankfurt: Päd. Arbeitsstelle.

Zgola, J.M. (1989). *Etwas tun! Die Arbeit mit Alzheimerkranken und anderen chronisch Verwirrten*. Bern: Huber.

Bücher für die Arbeit
mit alten Menschen

Huub Buijssen/Rolf Hirsch (Hrsg.)
Probleme im Alter
Diagnose, Beratung, Therapie, Prävention
1995. ISBN 3-621-27291-7

Huub Buijssen
Senile Demenz
Eine praktische Anleitung für den Umgang mit Alzheimer-Patienten
1993. ISBN 3-621-27181-3

Howard Gruetzner
Alzheimersche Krankheit
Ein Ratgeber für Betroffene und Angehörige
1992. ISBN 3-621-27129-5

Rainer Hornung/Judith Lächler
**Psychologisches und soziologisches Grundwissen
für Krankenpflegeberufe**
Ein praktisches Lehrbuch
6., neu ausg. Aufl. 1994. ISBN 3-621-27213-5

K. Maier/G. Ambühl-Caesar/R. Schandry
Entwicklungspsychophysiologie
Körperliche Indikatoren psychischer Entwicklung
1994. ISBN 3-621-27160-0

Rolf Oerter/Leo Montada (Hrsg.)
Entwicklungspsychologie
Ein Lehrbuch
3., vollst. überarb. Aufl. 1995
Broschiert ISBN 3-621-27244-5
Gebunden ISBN 3-621-27250-X

Jörg von Scheidt/Marie-Luise Eikelbeck
Gerontopsychologie
Eine Einführung in die Pflege alter Menschen
1995. ISBN 3-621-27268-2

Martin Trebert
Psychiatrische Altenpflege
Ein praktisches Lehrbuch
3., überarb. Aufl. 1995. ISBN 3-621-27184-8

Kurt Wirsing
Psychologisches Grundwissen für Altenpflegeberufe
Ein praktisches Lehrbuch
4., neu ausg. Aufl. 1993. ISBN 3-621-27168-6

D. Windemuth/R. Schweer/B. Schmidt/Achim Bongers
Psychohygiene
Ein Lehrbuch für die Altenpflege
1996. ISBN 3-621-27318-2